U0397219

DR. ATKINS' AGE-DEFYING

DIET

抗衰老饮食

阿特金斯医生的营养饮食计划

［美］罗伯特·C. 阿特金斯（Robert C. Atkins） 著

仝雅青 译

北京联合出版公司
Beijing United Publishing Co.,Ltd.
阳光博客

特此说明

　　本书中的相关观点，尽管基于作者从治疗成千上万的患者中获得的经验，但是不能替代你私人医生的建议和意见。虽然推荐的内容适用于大多数人，基于每个人不同的健康状况对医疗会有不同的需求。没有任何模式适用于所有的人。

∧

CONTENTS

目录

第 1 章　抗衰老计划 / 001

挑战流行的信条 / 002

两面出击 / 003

第 2 章　我们所处时代的衰老疾病 / 005

疾病的"西化" / 006

20 年法则 / 007

饮食的区别 / 008

第 3 章　探讨心脏 / 010

胡编乱造的高昂代价 / 011

饮食与心脏 / 013

第 4 章　血液中的营养与心脏病 / 017

导致心脏病发作的因素 / 018

血脂形态 / 019

高密度载脂蛋白：好的胆固醇 / 020

甘油三酯 / 020

高水平甘油三酯／低水平高密度载脂蛋白：

致命组合 / 021

载脂蛋白（A）/ 023

同型半胱氨酸：隐藏的心脏危害 / 024

第 5 章　我们为何衰老：胰岛素的联系 / 029

心脏病和糖尿病 / 030

胰岛素和衰老的联系 / 033

如此甜美的酸味 / 035

老龄化快车道 / 037

糖如何导致我们衰老 / 038

高血压 / 041

脱氢表雄酮的干扰 / 041

处理胰岛素和血糖的困境 / 042

第 6 章　我们为何衰老：自由基理论 / 044

衰老的自由基理论 / 045

理解自由基 / 046

自由基损伤 / 047

自由基的其他来源 / 049

反击 / 049

打破链条：抗氧化剂救援 / 050

抗氧化酶和生命营养物 / 051

食物和补充物 / 053

第 7 章　为何不能进行卡路里限制 / 054

实验室里的老鼠和猴子 / 055

饥饿的人类 / 056

没有饥饿的节食 / 057

第 8 章　抗氧化物是"重要的"营养素 / 059

最好的抗氧化剂 / 061

行动与互动 / 061

预防心脏病 / 062

保护大脑 / 065

预防癌症 / 066

用抗氧化剂挽救视力 / 069

免疫和抗氧化剂 / 069

选择抗氧化剂 / 070

第 9 章　抗氧化酶 / 073

超氧化物歧化酶、过氧化氢酶和谷胱甘肽 / 073

提高酶水平 / 075

氨基酸 / 075

矿物质和维生素 / 078

辅酶 Q10 / 078

褪黑激素：幕后的抗氧化褪黑素 / 080

第 10 章　为何需要类胡萝卜素 / 083

类胡萝卜素 / 084

胡萝卜素 / 085

番茄红素 / 090

叶黄素和玉米黄质 / 092

阿特金斯医生的胡萝卜素处方 / 093

第 11 章　生物类黄酮的好处 / 095

绿茶：一杯茶中的抗氧化剂 / 096

受益的心脏 / 097

茶的其他好处 / 097

槲皮素 / 098

大蒜 / 100

寡聚原花青素：强劲的抗氧化剂 / 101

葡萄酒怎么样 / 102

银杏 / 102

多吃蔬菜！保持平衡 / 103

第 12 章　逆转降低的激素水平 / 105

激素的作用 / 106

激素使用注意事项 / 106

激素乐团 / 108

脱氢表雄酮：激素的母体 / 109

脱氢表雄酮和心脏病 / 110

脱氢表雄酮增强免疫力 / 111

癌症和脱氢表雄酮 / 111

脱氢表雄酮强壮骨骼 / 112

服用脱氢表雄酮 / 112

与皮质醇的联系 / 113

脱氢表雄酮剂量 / 114

孕烯醇酮：激素祖母 / 115

第 13 章　永葆青春之激素 / 118

雄烯二酮和天然雄性激素 / 119

关于雄性激素 / 120

女性雄性激素 / 123

黄体酮建造骨骼 / 127

生长激素 / 128

生长激素缺乏综合征 / 129

生长激素治疗方法 / 130

不利因素 / 131

如何提高类胰岛素生长因子 -1 水平 / 132

如何花钱 / 133

脱氢表雄酮和生长激素 / 133

褪黑激素和睡眠的重要性 / 134

刺激生长激素：甲状腺功能、氨基酸 / 135

喜德镇和生长激素 / 136

提升生长激素 / 137

饮食和生长激素 / 137

第 14 章　好脂肪和真正的坏脂肪 / 138

饱和点 / 139

好脂肪 / 141

必需脂肪酸的作用 / 142

ω-3 族脂肪酸和心脏 / 143

必需脂肪酸预防癌症 / 145

必需脂肪酸的其他好处 / 145

替代药物 / 146

ω-6 族脂肪酸和 γ - 亚油酸 / 146

怎样获益于脂肪酸 / 147

在饮食中添加必需脂肪酸 / 148

地中海饮食 / 149

最坏的反式脂肪酸 / 150

第 15 章　提高你的免疫力 / 153

有益于提高免疫力的饮食 / 154

免疫与癌症 / 155

有益于增强免疫力的生命营养物 / 156

植物免疫增强剂 / 161

谷氨酸：免疫系统的动力 / 163

胸腺支持 / 163

第 16 章　给身体解毒 / 165

减少与有毒物质的接触 / 166

你是在毒害自己吗 / 167

帮助肝脏 / 170

排铅和其他重金属 / 172

螯合排毒的关键 / 173

螯合试剂绕过搭桥手术 / 175

汞的解毒 / 176

汞和心脏 / 178

第17章　锻炼 / 179

为健康的心脏进行锻炼 / 179

锻炼的好处 / 180

更大的画面 / 181

做出抉择 / 182

健美操与力量训练 / 183

走出更好的健康 / 183

伸展真相 / 186

做的多得到的少 / 186

从现在开始 / 187

启动锻炼计划 / 188

第18章　提高大脑活力 / 189

为什么要保护大脑 / 190

如何帮助大脑 / 192

大脑的食物，大脑的锻炼 / 192

大脑的生命营养物 / 193

银杏 / 194

磷脂酰丝氨酸 / 195

胆碱 / 197

二十二碳六烯酸（DHA）/ 197

乙酰左旋肉碱 / 198

孕烯醇酮 / 199

B 族维生素 / 199

"智能药物"和同样的承诺 / 202

第 19 章　创建抗衰老饮食 / 204

抗衰老饮食计划 / 207

消除已有的破坏 / 207

理解糖类食物 / 208

使血糖不稳定的糖类 / 209

脂肪的事实 / 210

选择安全食物 / 211

多从膳食中获取 / 212

变化是健康的调味品 / 213

避免食物过敏 / 213

评估过去的饮食 / 214

第 20 章　抗衰老饮食的基础知识 / 215

目标：稳定的血糖 / 216

抗衰老饮食的成分 / 217

饮料 / 223

我应该吃多少 / 224

第 21 章　抗衰老的饮食生活 / 226

理想的糖类水平 / 227

平衡糖类 / 228

喜人的水果 / 231

清点类胡萝卜素 / 234

水果和蔬菜的价值 / 238

全谷物的故事 / 239

建议菜单 / 241

菜单和食谱 / 241

菜　单 / 243

食　谱 / 249

第 22 章　抗衰老的生命营养物计划 / 263

基本的生命营养物 / 264

生命营养物解决方法 / 266

心血管健康 / 267

高胆固醇 / 268

高血压 / 269

血糖失衡 / 270

超重和肥胖 / 272

脑营养 / 273

更年期综合征 / 273

预防和治疗骨质疏松症 / 275

前列腺保护 / 276

第 23 章　总结 / 277

与医生合作 / 277

改变健康的世界 / 278

最后的话 / 279

附录：常见食物的升糖指数 / 281

第 1 章

∨

抗衰老计划

随着年龄的增长，人们精神和体能的衰退被认为是无法避免的。假如可以不受年龄增长带来的影响，不必屈从于这种衰退该有多好。

其实你可以做到，这种衰退并不是无法避免的，在健康长寿的生命中保持生理和精神的良好状态是可能的。

我是怎么得知的呢？我做了四十多年的全职医生，在这期间，我在纽约市的阿特金斯医疗中心已经治疗了超过六万五千名病人。很多患者都有因衰老引发的各种退化性疾病：骨质疏松症、视力衰退、心脏病、糖尿病等。通过挑战传统观念，中心做了许多为传统观念所不屑的医疗创新，这给很多老年患者带来了新生。这些患者变得"年轻"，这里的"年轻"并不是指年龄上，而是针对很多常见的医学检测指标来说的，毕竟没有谁能够让时间倒流。这些患者的后期检测结果以及生理和精神状况的测试都显示，他们比初次来中心检查时有了很大改善。这也意味着，这些患者因年老而遭遇各种问题的步伐得以放缓，而且是大幅度减缓。

在 21 世纪的今天，对抗衰老影响的知识就掌握在我们的手中，各种科学突破日新月异地汹涌袭来。证据确实就摆在眼前，即使医学主流一直在固执地摒弃证据并忽视它，要么认为需要进行更多的研究来确认。

我们所谓的衰老在大多数情况下就是疾病的一种表现，普遍存在的慢性疾病不断地侵蚀我们的身体，使我们普遍地接受这种衰退是"变老"的结果。但事实胜于一切，许多常见的疾病是可以预防或减少的。

是什么因素导致了这些疾病？是什么加速了老化进程？在后面的章节中，我们将仔细审视这些所谓的衰老疾病的特征和产生的根本原因。

我们可以看到，有很多特殊的原因使某些疾病在 20 世纪后半期变得十分普遍，特别是心血管疾病和糖尿病，而这些疾病在以前是不常见的。我们会看到诱发这些疾病的衰老因素到底是如何产生作用的。

我们知道了遭受疾病折磨及疾病产生的根本原因，才有可能制定抗击疾病的策略和抗衰老计划，无论我们有多老。

＜ 挑战流行的信条 ＞

关于抗衰老，你可以了解的远远多于所被告知的。关于生活健康和长寿方法的证据往往是在现代科学的声讨中被认知的，当科学发现的主流给我们提供了对抗衰老需要的突破信息时，经济利己主义逆流令人们难以突破现实的屏障，并阻止这些突破广泛使用和得到应有的认可。

例如在营养学领域，维生素和矿物质抵抗疾病、挑战衰老的潜力说明了这一点。自从 1920 年维生素被发现，在以后的八十年里，越来越多的营养物质被发现，它们都具有保持和恢复健康的作用和功能。现在，大量的科学研究已经表明，这些物质在克服和预防疾病方面的效果往往比药物更好。医学界早在 20 世纪初，就已经专注于制药治疗体系，在他们的惯用配方中没有这些营养物的立足之地。维生素和矿物质被摒弃在医学院抵御疾病的课程之外，直到今天依旧如此，只有个别的特例。

天然的草药也是如此，它们作为药物使用可以追溯到几个世纪以前，但对于草药为何与如何产生疗效的科学分析是在最近几年才开展的。对于许多草药减缓或逆转衰老影响的能力，相关分析给出了引人注目的证据。但在主流医学界依旧找不到它们应占有的一席之地。

同样的反对意见可以在激素平衡、益生菌平衡、螯合治疗法、解毒和更多的抗衰老方法中发现，我们会在本书的后续章节中加以介绍。这些都已经得到了各种科学研究的支持，但还是没有被普遍使用。

今天，在改善健康方面，我们有了一个特别的机会。当营养研究的突破性成果从实验室里如洪流般涌出的时候，当你利用勇敢有创新精神的科学家为我们提供的知识的时候，你需要知道的是：这个体系何时将有助于抗衰老，以及何时调动这个系统将有助于实现你的目标。

本书的抗衰老计划提供了这种可能性，它包含了那些起作用的，即可以挑战衰老影响的一系列方法和实践以及营养学方面的建议，无论这些知识是来自于坚持占优势观点的人，还是挑战流行观点的人。对于没有太多时间浪费的人，本书中的观点将会把你从科学抉择的旋涡中解救出来，并将其证据的归属权抓在我们的手中。

< 两面出击 >

基本上有两种途径可以抗衰老。一种是通过应用促进健康的方法，使生命之钟逆转。当你保持良好的健康状态，才能更好地挑战与衰老相关的疾病，在其萌芽初期就将其扼杀。另一种是逆转可能出现的疾病进程，特别是我们这个时代的产物——心血管疾病。

我在本书中介绍的计划就包括这两种途径。

这两种途径的关键是饮食。不管是逆转疾病进程还是武装自己消除早期的疾病隐患，饮食都是强有力的武器。我不是很严谨地使用

"饮食"一词，毕竟，作为一个有效饮食减肥方式的倡导者，我已经享有盛誉。本书的目的并不是告诉你如何用豪华的阿特金斯方式来减肥，当然，如果你需要，它肯定会帮到你的。抗衰老饮食是整体的抗衰老营养计划，旨在消除你生活中的老化因素，同时优化身体在未来抵抗它们的能力。

但是，仅仅靠饮食调节还是不够的。近几年来，一直有许多关于维生素、矿物质、氨基酸、脂肪酸、草药、激素和其他形式的天然营养物的发现，我把这些物质称为生命营养物（Vitanutrients）。vita 是拉丁语"生命"的意思，当然，生命营养物确实可以滋养和维持生命。药物抑制正常的身体机能，生命营养物是促进人体自然生理活动的激活剂，比较安全、有效和廉价，可以替代药物和主流医疗机构常用的侵入性的治疗方法，这可能是主流医疗机构会趋向于摒除生命营养物，认为其不重要的原因。但是，就像我在本书后面讨论的那样，证据表明用生命营养物补充饮食在消除衰老的许多疾病方面是非常重要的。

你以前可能听说过锻炼身体是十分重要的，本书会告诉你如何进行锻炼以及锻炼可以战胜衰老的原因。

抗衰老饮食方式结合了三种抗衰老的武器：饮食、补充营养物和锻炼身体。我会教你优化组合来清除体内的毒素，使老化的器官变得年轻，恢复你的消化道中健康的细菌，优化你的大脑功能，以及更多其他的好处。达到上述效果的方法都在这里，易于操作而且是行之有效的。所谓的"权威们"可能会告诉你不要这样做，但权威有时候也是会受到质疑的。

你是否意识到自己正在衰老？是时候进行彻底的改变了，让我们从现在开始吧。

第 2 章

∨

我们所处时代的衰老疾病

我们现在的生老病死和过去不同，一个世纪以前，人们往往在很年轻的时候就经受席卷而来的传染病感染而英年早逝。

有些疾病已经成为历史的尘埃。20 世纪的科学发现消灭了流感、天花、肺结核、小儿麻痹症，这些疾病在地球上基本消失了（尽管有些又死灰复燃）。在我看来，这些科学发现是人类在坚持不懈地延续寿命的斗争中取得的最大突破。我敢打赌没有任何一个世纪，甚至几个世纪，对人类延长寿命的影响可以和 20 世纪相提并论。20 世纪科技的进步使传染性疾病得到了控制，使人类摆脱了困扰自身几千年的导致早亡的传染性疾病。

这一切都要归功于各方面的共同努力，贡献源自专注于科研的科学家，致力于控制疾病传播的公共卫生官员，以及那些改进各种治疗手段，使那些危及生命的疾病成为只是小麻烦的杰出医务人员。

这个成就的重要性显而易见：20 世纪初，人类的平均预期寿命是 45 岁，据最近的统计，人类平均寿命已经延长到 76.5 岁。1900 年以前，75% 的美国人在 65 岁之前死亡；今天，我们有 70% 的人寿命超过了 70 岁。在短短一个世纪中，人类的寿命能够有如此显著地提升，这不能不说是一个奇迹。

但 20 世纪同样留给我们很多未解的难题：我们攻克了 19 世纪的许多疾病，新的疾病又随之而来，我们并没有真正实现健康长寿的目标。心脏病、糖尿病、高血压、癌症、阿尔茨海默病和其他 20 世纪才出现的各种疾病，至少在 20 世纪就已经流行了，在 21 世纪变得更加普遍。当我们在对抗个别疾病的过程中取得进展的同时，其他疾病又会将我们击败，年老的人还会在相同的时间一步步走向衰老。

到底是怎么回事？是我们做了一个世纪前的前辈们没有做过的事情，还是我们比他们少做了些什么？难道是我们高度工业化、技术先进的西方文明的什么特征导致了这些特殊的疾病？具有讽刺意味的是，20 世纪不仅产生了这些疾病，也提供了导致这些疾病的线索和根除它们的科学发现。

＜ 疾病的"西化"＞

早在 1974 年，一个名叫 T.L. 克利夫（T.L.Cleave）的杰出医生出版了一部名为《糖的疾病》的流行病学研究著作，从中我们可以了解到认识当代疾病本质的重要线索。他当时是英国皇家海军上校外科医生和海军医学研究所的前医学研究主任。我非常推崇这本书，认为这是 20 世纪关于卫生方面最好的书，遗憾的是现在不再出版发行了。

克利夫仔细研究了第三世界的国家，尤其是非洲国家的医院病历，观察到当地几乎没有一例过度肥胖、糖尿病、结肠癌、胆结石、憩室炎或心脏病等疾病的病例。这些在发达的西方世界肆虐的疾病，在他调查的地方不常见，甚至根本不存在。

如同克利夫了解的那样，他总结说，由于西方社会和当地的饮食文化存在极大的差异，因此，20 世纪种种"西方"的疾病与饮食是息息相关的，这只是他结论的一部分。

他的同事丹尼斯·伯基特博士（Dennis Burkitt）分析了同类型的数据后得出结论，认为当地食物中高含量的食物纤维保护人们不会患上这些疾病。但是克利夫的看法恰好相反。他的观点我是认可的，我们都认为第三世界国家人们的饮食中没有加工过的糖类，从而使他们避免了在20世纪西方世界经历的各种疾病。

＜ 20 年法则 ＞

克利夫认为一旦当地人的饮食中引入精制的糖类（Carbohydrate，旧称碳水化合物）替代本地饮食，那么在20年内糖尿病和心脏疾病将出现在当地人群中。而且在40年内，这些疾病将广泛存在。克利夫提出了他的20年法则，我看到这个法则一再被证实。

例证一：在冰岛，在食糖成为当地主要膳食成分的20年后，糖尿病和冠心病死亡病例出现。

例证二：按照传统方式生活的也门犹太人从没听说过糖尿病。这些曾经游牧的犹太人移居以色列，放弃他们传统的非精制的糖类饮食，青睐于更西化的高糖类食物。20年后的1977年，以色列研究表明，他们的糖尿病和葡萄糖耐受性比率达到11.8%，冠心病开始出现。

例证三：在沙特阿拉伯，精制的糖类和西化饮食成为标准后，糖尿病与心脏病的出现也刚好是20年的时间。在如今的沙特阿拉伯，糖尿病困扰城市人口男性和女性的比例分别达到12%和14%。在年龄在51岁到60岁之间的城市女性，糖尿病的患病率惊人得高达49%。在农村，因为人们保留着部分传统的饮食习惯，男性和女性的糖尿病发病比率分别为7%和7.7%，虽然低于城市人口，但还是偏高。沙特阿拉伯已经从一个在1970年前从未有过糖尿病病例的国家变为一个世界糖尿病发病率最高的国家。

克利夫的观点是正确的，他的 20 年法则在日本、印度、墨西哥还有其他许多国家都一再得到了验证。在我看来，其最大的价值在于预言能力：它可以预测糖尿病、糖尿病引起的心脏病，以及一系列相关的情况在何时会呈现爆发性流行性的发展。

〈 饮食的区别 〉

这一法则也有助于回答被反复提到的问题：为什么在 20 世纪 50 年代的日本，心血管科只是一个小的医学专业，现在是一个主要的必需专业？为什么亚洲变成一个新的糖尿病流行的温床，有超过 1 亿的病例发生？为什么世界卫生组织预计在 2025 年之前，发展中国家的糖尿病患者人数会从 8400 万人增加到 2.2 亿人，增长率高达 170%？为什么在世界范围内的糖尿病患者人数预计会增加 122%，从 1.35 亿增加到 3 亿？为什么在 1995—2025 年之间，印度的糖尿病患者数量会翻番？

所有问题的答案都是相同的：上述这些特定疾病的爆发正是西方文明侵袭的产物，这在生物学上指接受精制糖类饮食。克利夫的发现，奠定了理解遍及世界各地的现代疾病的基础。

这些发现可能是超前的。也就是说，在找到科学解释之前我们首先观察到了现象。但又是显而易见的，有如此多的证据已经把糖和精制糖类食物与胰岛素的分泌失常联系起来，进而联系到心脏病、高血压、中风。在我看来，有权制定公共卫生政策的医学咨询机构的成员对这件事保持沉默，无疑是一种渎职行为。简而言之，如果医学界的成员继续推荐糖衣麦片作为有益心脏健康的食品的话，也许他们真的需要找辩护律师咨询了。

众所周知，心脏病是西方世界危害健康的头号杀手。心脏病如此臭名远扬，在很大程度上，是由于部分健康权威人士错误地判断并固执地拒绝改正。在我看来,现在大部分危害健康和生命的疾病的产生和难以消除,根本上是由于这些错误的判断极大地阻碍了人类理想寿命的目标的达成。

20 世纪结束时,我们已经掌握了根除这些疾病的知识。这归功于科技先锋们卓有成效的努力,他们的成果清楚地表明这些疾病与饮食相关的因素。现在使我们误入歧途的是政治和经济因素,而不是科学因素。这就是为什么要仔细全面地审视与饮食有关的疾病,要分析这个原因,没有比探索我们的头号杀手心脏病更好的研究目标了。

第 3 章

∨

探讨心脏

　　动脉粥样硬化（Atherosclerosis）这个词来自希腊语中的两个单词：athero 和 sclerosis，它们分别表示"黏稠状"和"硬化"。动脉粥样硬化由脂肪沉积物、胆固醇、细胞废物和其他物质积聚在动脉内壁，积聚硬化后形成斑块，最终将部分或完全阻塞动脉血管中的血液流动。

　　动脉粥样硬化是 20 世纪和 21 世纪的典型疾病，如果能够根治的话，科学家估计我们的整体寿命将增加 6~8 年，甚至十几年。那将是健康的新纪元，人们将不再受因为变细无法正常工作的血管导致的慢性疾病和行动不便与衰老的影响。

　　我们能根除它吗？答案是肯定的。我们只需要回到过去的时间点，具有讽刺意味的是，一个世纪以前，动脉粥样硬化性心血管疾病是前所未闻的，现在却成为与年龄相关的主要疾病。在这种情况下，我们不就能发现关于这一流行病形成的精确条件吗？毋庸置疑，事实上，这个答案已经被"发现"一段时间了。那么，为什么这种疾病没有被根除？

　　回答这个问题有点儿难。我相信，让你认同我的结论不是件简单的事情。我几十年前就得出了这个结论，我帮助了数以千计的患者返老还童，恢复了青春活力。但是人们很久以来一直被关于心脏病的谎言所误导，诚实的学术研究者也丝毫没有怀疑，不断重复这些谎话。

所以，在了解心脏病可以减缓和逆转的原因之前，我们必须忘掉长期以来医疗机构灌输的所谓"智慧"，这意味着美国心脏病学会组织的福音。

＜ 胡编乱造的高昂代价 ＞

医学界多年来一直提倡的有关心脏健康的信息不乏胡编乱造，如果你统计研究的成本，如此高昂的代价还无法证实这些消息的可靠性，可以说这胡编乱造的成本是相当高的。如果再计入因此付出的疾病和早亡的损失，就是一个代价相当高昂的胡编乱造了。

在我看来，它是充满经济私利主义，不是为了国民健康考量的编造行径。一旦我们意识到这一点，就可以从中解脱出来，从而发现老龄化疾病产生的真正原因，找到抗衰老的有效途径。

这与美国医学协会、美国糖尿病协会、美国政府和国家胆固醇教育计划组织与美国心脏病学会组织（AHA）带来的福音相似。所有的人都坚信，个人想实现心脏健康的话，就必须坚持以下的信念：

> 所有的膳食脂肪必须受到限制，特别是饱和的脂肪。
> 饮食中的胆固醇必须被淘汰。
> 人造黄油及其他多聚不饱和脂肪是健康的，超过黄油和其他饱和脂肪，应取代它们。
> 白面粉组成的糖类食物应作为健康饮食的基础。
> 每天吃十匙的糖是绝对健康的。

主流医学界从不留意任何反对上述信念的新的科学信息，即使是刊登在知名期刊上的信息。例如，最近的研究指向明确地指出反式脂肪酸的有害影响，却很少受到关注。反式脂肪酸是部分氢化处理的食用油，在加工过的蛋糕、薯条、爆米花和人造黄油等食品中使用比较普遍。研究显示心脏的伤害可以通过精制的垃圾糖类食物引起，但我们根本没有注意到。一直以来我们对问题提出的质疑都被医学界顽固地拒绝了，这肯定是有什么原因的。从经济学的角度来看，我认为原因是医疗行业和食品加工业存在的经济利益关系。

美国心脏病学会的"有益心脏健康"的标签都贴在高糖、零卡路里的食物上，这就更加明显地表明了他们之间存在着经济利益的关系。你可以从很多无价值的食品上，包括谷物早餐和低脂馅饼等甜点上看到贴着"有益心脏健康"的标签，这些食物往往只有大量精制的糖类，有的甚至可能含高达 50% 的糖，但是每份中含有少于 3 克的脂肪，所以美国心脏病学会说这是很好的食物。美国心脏病学会想传达的信息是：只要给我们提供资助，我们就会推荐你的低脂食品，根本不会考虑你的食品是否有益于健康。

难怪绝大多数注重营养的市民相信低脂的饮食准则和生活，他们认为四十年的科学研究已经证明了这一点，这是毫无疑问的。

但是我认为：当我重新为病人制定了新的饮食和营养清单后，他们的病情明显好转了，有的已经彻底康复，这一结论成为最好的证明，没有比事实更能说明问题的了。

当然你也可以不接受我的意见，事实是，为了支持摄入脂肪会导致心脏病的假设，投入几十亿美元的研究，却得到一个完全相反的结果，研究一次次证明低脂肪饮食是一个失败的策略，整个饮食－心脏假说正不断被质疑。

事实胜于雄辩，可以让数据来说话：20 世纪心脏病发作非常少见，第一例心脏病的案例描述出现在 1912 年。在 1930 年，美国心脏病发作导致不超过 3000 人死亡。

看到这个数字，我们有必要问一下美国人在 20 世纪初都吃什么食物。那个世纪前 30 年的时候，人们每天摄入的脂肪要比现在还要多，现在却是心脏病大规模的发病期。在当时，我们的先辈主要摄入的脂肪有三种：分别是猪油、黄油和牛油。根据今天医学界的标准，无论是脂肪的数量还是脂肪的种类，都会导致这些人死于心肌梗死、暴尸街头，但他们没有死于心肌梗死，那时医生甚至从来没有见过心脏病发作的病人。

这些事实不需要解释吗？你永远不会从美国心脏病学会那里得到解释，还是让我来告诉你为什么今天官方的饮食建议是危害健康的。让我们从仔细地审视饮食和心脏假说的历史开始。

＜ 饮食与心脏 ＞

著名的营养研究学家安塞勒·基斯（Ancel Keys），负责给美国士兵搭配营养需求和设计满足这些需求的便携式膳食。K 配给（美国士兵"二战"中战地食物配给）一词的"K"就来自他姓氏中开头的英文字母。是否他还负责决定每份配给中包括一支香烟，我就不知道了。

然而，随着战争的结束，他把注意力转向于对七个国家的研究，就是世界的饮食和健康调查。结果，他在 20 世纪 50 年代早期，发现食用高饱和脂肪食物国家的人们有较高的心脏病发病率。这里的谬误是：当时的可用数据是二十个国家，他只选定了七个国家证明他的观点。如果他选了其他国家，脂肪的罪名可能就会被免除。他的名声是如此之大，以至于医学界立即接受了他的结论。

基于基斯对七个国家的研究和其他类似错误的研究，美国心脏病学会发起一场运动，用人造黄油、玉米油和麦片来代替黄油、猪油和牛油。1956 年此项运动达到顶峰，医学界一再宣扬"当心饱和脂肪"的口号。

有一个例外，哈佛的首席心脏病专家、总统艾森豪威尔的医生保罗·杜德利·怀特博士（Paul Dudley White）指出，他从1921年到1928年之间在哈佛没有发现一例冠心病的病例。在与其他医生的电视小组讨论上，怀特宣称："早在1920年没有心肌梗死的时候，人们摄入的脂肪是黄油和猪油，我认为我们都会从这些食物中受益。"他的明智建议是根据多年的临床经验得出的，而不是流行病研究，但还是被人们忽视了。

十年后，尽管事实上仍然没有真正证实饮食–心脏假说，生产万岁牌（Mozola）玉米油和人造黄油的厂商就开始散发关于这个假说的书籍，让人们按此生活。杰瑞麦亚·斯坦穆乐（Jeremiah Stamler）医生是美国心脏病学会的领导，他曾断言饮食–心脏理论："足以叫人们在最终证明前就改变某些饮食习惯。"

为了试图发现那个难以捉摸的证据，诺曼·乔立夫（Norman Jolliffe）博士设计了他称为"谨慎饮食"的试验，并招募了一些中年商人去试验他的饮食。谨慎饮食组以玉米油、人造黄油和麦片为主要食物，对照组只吃肉、土豆和黄油。结果在谨慎饮食组有八人死于心脏病，而对照组中无一人死于心脏病。

即便如此，饮食–心脏假说也已经根深蒂固，难以动摇。农产品商已过多地投资于植物油、玉米、小麦和高利润的加工食品中，不允许任何人持反对意见，他们用金钱和政府的影响力威吓反对者。食品工业界与医学界相联合努力压制反对意见，反对意见来自伊利诺伊大学教授弗莱德·库默罗（Fred Kummerow）博士、恩尼格合作公司营养科学部主任玛丽·恩尼格（Mary Enig）博士和范德比大学教授乔治·V.曼博士（George V. Mann）这样杰出的科学家。1973年，我发表的低糖类饮食的论文遭到完全无理的攻击，这种攻击现在看来是医学界和食品生产商联合起来惯用的手段。

由于"谨慎饮食"试验并没有达到预期证明的结果，那股势力又进行弗雷明汉（Framingham）心脏研究。根据早期的研究结果，总胆固醇水平较高的人有轻微的"心脏问题"，这并没有明确证实饮食中饱和脂肪和高胆固醇之间的联系。事实上，在 1992 年，这项研究的最早领导者威廉·卡斯泰利（William Castelli）博士就揭露了弗雷明汉心脏研究的内幕，指出血清胆固醇最低的人群是那些吃了饱和脂肪和胆固醇最多并摄入卡路里最多的人。

由于这项心脏研究并未完成任务，又有数十亿的投资进行研究调查，想要努力证明谷物、玉米油、人造黄油对心脏健康是有益的，我们大多数人都是降胆固醇药物的候选人。他们明确的目标是确保人们接受饮食 - 心脏假说。

饮食 - 心脏假说确实获得了认可，直至今天仍然是被人们广泛接受。饮食 - 心脏假说的倡导者引用从 1950—2000 年之间心血管疾病的死亡率下降 6% 的数据作为权威证明，按他们的说法，死亡率下降的原因是限制了饮食中的脂肪摄入。

这无疑是真实的，在 1950 年，心脏疾病死亡率是每 10 万人中有 307.4 人，到 1996 年，下降到了每 10 万人中 134.6 人。在过去近 50 年中，心脏疾病死亡率的整体下降是很好的消息，但饮食 - 心脏假说有一个明显的缺陷，几乎所有的下降率都可以归功于吸烟者数量的显著下降（1970 年有 42% 的成人吸烟），更好地控制血压和心脏病发作的治疗。国家对低脂饮食的努力明显不成功，对降低心脏病死亡率的作用也是微不足道的。

此外，死亡率的下降只是其中的一部分。虽然很多人都是从第一次致命的心脏病发作中挽救过来的，我们却经历着心力衰竭的流行病。原因很简单，心肌梗死和衰弱逐渐让心脏工作效率越来越低。

在许多情况下，这样的心力衰竭是常规治疗的医生用降胆固醇的斯达汀类药物治疗第一次心脏不适延迟的结果。实际上，这些药物阻滞一个必需物质在你的细胞中产生能量，特别是心脏细胞，这物质被称为辅酶 Q10。缺少这种物质会使衰弱的心脏变得更衰弱，最终无法工作，我会在第九章中详细说明。

无论是什么原因，从 1989—1999 年的十年中，心力衰竭患者的数量翻了近一倍。因此，和 50 年前相比，即使你更有可能存活于一次心脏病发作，但是比起过去 20 年，你能再活五年的概率几乎没有变化。大约会有 24% 的男人和 42% 的女人会在患上心肌梗死一年内死去；21% 的男人和 30% 的女人会在首次心脏病发作后六年内再次发作。虽然心脏疾病的死亡率在不断下降，每两个男人中的一个，和三个女人中的一个仍然有患上心脏病的风险。

这是否听起来好像我们已经征服了心脏病的伤害？仿佛不是。是不是可以认为美国心脏病学会、美国医学学会、美国糖尿病学会和美国政府宣扬的关于饱和脂肪饮食 - 心脏假说是错误的？这种可能确实存在，但医疗界似乎不愿考虑，尽管证据是所有科学家的指路明灯。

更糟糕的是医疗界加剧了对人们的误导，提供给我们的只是他们心脏 - 饮食假说的一个推论："万能的饮食方案"的信念。

很显然，这是一种脱离常识的信念，更别提它关于我们对科学领导层智慧能力期望的贬低了。你相信我们每个人都应该遵循相同的饮食吗？胖子和瘦子，年轻人和老年人，糖尿病患者和心脏病患者，杰克·斯普特拉和他的妻子都是吃完全一样的食物？如果你和我一样很难接受这个，那么毫无疑问你应该拒绝这个饮食理念和其他错误，特别是当你考虑到一个心照不宣的前提——一种饮食就包含所有的营养。

这是伪科学与坏建议，我们应该从医疗界得到更好的建议。也许现在你可以理解为什么我说抵抗衰老要从抵抗传统的错误教导开始了。要了解怎么才能学会抗拒衰老，你首先需要了解我们为什么会衰老。这就是我下面将要解释的。

第 4 章

∨

血液中的营养与心脏病

1900 年，早在心脏病成为死亡的主要因素之前，美国人的饮食中就有很多的糖类，只是相对较小部分是精加工过的。那时，谷物还没有被研磨成营养虚无的东西，即使人们吃了大量的糖，也是以未加工的形式摄入，是丰富的铁和维生素的来源。最重要的是，我们的先辈吃的脂肪主要是黄油和猪油，我们加工过的食品中含有的反式脂肪酸还没有发明出来。动脉粥样硬化症尚未发现，要么就是这种病在老年人中不普遍，甚至根本不存在。

一个世纪后，美国人每天消耗将近一磅糖（约 0.45 千克）、玉米糖浆和精制谷物。我们吃大量部分氢化的植物油，让心脏病成为流行病的杀手。

你不认为美国心脏病的流行是克利夫的营养与疾病关联理论的另一个简单的例子吗？特别是当你考虑到我的患者通过改变营养方式为低糖类饮食后，就减少了与衰老相关的心脏疾病的发生。

显然，动脉粥样硬化症没有什么"正常"可说。这就是为什么与动脉粥样硬化症进行斗争为我们找到了通向减缓衰老过程的道路的机遇。

我们要做到这一点，就必须首先理解是什么原因造成了与衰老相关的疾病。答案就在血液里。

〈 导致心脏病发作的因素 〉

给心脏输送血液的动脉和其他器官逐渐被阻塞是一个长期的过程，心脏病发作是最终结果。它最终的表现形式是，这种堵塞阻碍了向心脏供血动脉的血液流动，其结果是心肌梗死的心脏病。

导致这种堵塞最初的原因是什么呢？不存在单一的原因，可以肯定地说，没有单一的方法可以预防它。你最好能发现可能使你心脏问题变得脆弱，符合自身情况的危险因素。

首先，检查你的血液，发现所有可能导致心脏病的危险因素。实验室测试结果不是很有用，除非有医生分析这个结果，并且医生承认很多因素都能导致心脏病。今天大部分医生只是看你的胆固醇一项指标，甚至对其他检测结果置若罔闻。

这是非常容易导致错误的。胆固醇总指标实际上是两项指标的总和：一个好的，高密度（HDL）胆固醇；一个坏的，低密度(LDL)胆固醇。你想让高密度胆固醇尽可能高而低密度胆固醇尽可能低。所以胆固醇总指标并不能说明问题，能说明问题的是两种胆固醇的比例。

完整的血液化验结果应该从血脂肪形态评估开始，因此，应该看你血液中不同种类脂肪的数量，而不仅是胆固醇，还包括甘油三酯、极低密度载脂蛋白（VLDL）、载脂蛋白（A）。这些脂肪形态测量数据表明的情况是不同的，同样告诉我们一些重要的东西。

＜ 血脂形态 ＞

胆固醇是一种类似脂肪的醇，身体用它制造性激素和肾上腺激素、细胞膜和神经鞘。身体中约 85% 的胆固醇是在肝脏和小肠细胞中制造的，其余的来自饮食。

胆固醇是蜡状的，这意味着它不溶于水。血液的主要成分是水，身体用蛋白质把胆固醇覆盖后在血流中输送。这些蛋白质载体被称为载脂蛋白（Lipoproteins），lipos 来源于希腊语"脂肪"。胆固醇颗粒上覆盖的蛋白质越多，颗粒的密度越大。血液循环中大约 65% 的载脂蛋白是低密度载脂蛋白。低密度载脂蛋白运送胆固醇到细胞中，是坏的胆固醇。血液循环中 20% 载脂蛋白是高密度载脂蛋白，这些较小的胆固醇颗粒从细胞中提取胆固醇把它带回到肝脏做进一步的处理，是好的胆固醇。

甘油三酯是不同于胆固醇的危险因素。它们是非常小的、轻的脂肪颗粒，只有一点点蛋白质附在上面。身体会输送一些甘油三酯作为肌肉能量，但大部分的甘油三酯会作为身体的脂肪储存起来。

甘油三酯在肝脏中合成，在那里它们转换成极低密度载脂蛋白，极可能是血液中潜伏的祸根。极低密度载脂蛋白水平随着甘油三酯水平的升高而升高，可能与低密度载脂蛋白同样危险，部分是因为这些颗粒会随着血液循环变得致密，直到变成低密度载脂蛋白——坏的胆固醇。

载脂蛋白（A）是另一类胆固醇颗粒，重要的功能是修复血管。我们现在知道高水平的载脂蛋白（A）是心脏病的先兆，但原因不同于其他载脂蛋白，下面几页我会进行更详细的介绍。

现在，让我们来看下血脂形态能告诉我们的关于心脏病和营养方面的知识。

⟨ 高密度载脂蛋白：好的胆固醇 ⟩

几十年来，主流心脏病专家都意识到，并认同了高密度载脂蛋白胆固醇的有益作用。每个用来表示心脏病风险的比值都用它作为分母，无论是总胆固醇值、高密度载脂蛋白胆固醇值、低密度载脂蛋白和极低密度载脂蛋白胆固醇值，或是非常重要的甘油三酯值，都除以高密度载脂蛋白值，当医生担心这个数值上升的时候，结论就是你期望高密度载脂蛋白值尽可能地高。

如何才能提高并保持高密度载脂蛋白在一个较高的水平呢？这不能靠低脂饮食。恰恰相反，低脂肪饮食会降低高密度载脂蛋白水平，不是因为禁止了脂肪摄入，而是因为伴随制约脂肪的摄入增加了糖类的摄入。对于保持理想的高水平高密度载脂蛋白状态，应该保持低糖类饮食的摄入。

⟨ 甘油三酯 ⟩

今天我们过分强调胆固醇是心脏病的单一病因，意味着你的医生可能没有过多注意，除非甘油三酯水平异常高。

否则，你可能会因为医生的疏忽而付出生命的代价。长期被忽视的高甘油三酯已被证明是心脏病的一个独立的危险因素，和肥胖、吸烟、高血压一样危险。当然，简单地说，甘油三酯水平越高，心脏病发作的概率就越大。尤其是女性，一项调查显示，大约75%的女性心脏病发作与甘油三酯水平升高有关。女性需要降低甘油三酯水平的另一个重要原因是高甘油三酯水平意味着患乳腺癌的高风险，高甘油三酯可能引发雌激素水平的上升，这是患乳腺癌极其危险的因素。

什么导致甘油三酯对心脏有如此大的危害？大量的甘油三酯会使人体血液黏稠，使血液不能轻松通过血管。太多的甘油三酯会使本应该像水一样流动的血液变得浑浊黏稠，形成凝块阻塞血管。产生的后果就是向心脏输送血液的动脉被阻塞，从而导致心脏病发作。

很多传统的医生遵循在医学院告知的错误信息，他们会告诉你，甘油三酯在 250~500 毫克 / 分升的水平是完全正常的。这种说法是错误的，他们的疏忽会使病人付出生命的代价。即使 200 毫克 / 分升也是过高的。当甘油三酯超过 100 毫克 / 分升时，你就需要关注自己的心脏健康了。超过 100 毫克 / 分升时，患上致命心脏病的风险是低于此数值人群的两倍。

〈 高水平甘油三酯 / 低水平高密度载脂蛋白：致命组合 〉

高甘油三酯就已经够糟糕的了，高水平甘油三酯和低水平高密度载脂蛋白的组合却是致命的，它极大地提高了心脏病发作的风险。在 20 世纪 80 年代，通过对德国曼斯特（Muenster）地区男子的数年研究，虽然只有 4% 的研究对象有高甘油三酯、低水平高密度载脂蛋白结合的情况，但有 25% 的心脏病发作事实发生在这部分人中。

1997 年，我们在哈佛大学迈克尔·盖兹阿努（Michael Gaziano）和他同事们的一项研究中发现，甘油三酯和高密度载脂蛋白的比值可以十分准确地预测心脏病。在哈佛的研究中，参与者根据甘油三酯和高密度载脂蛋白的比值被分为四组：最高、中高、中低、最低。比值最高的那组心脏病发作的可能性是最低组的 16 倍，这样的数字是令人惊讶的，因为没有其他数值能更精确地预测心脏病。如果你的比值在最高组，假设甘油三酯水平是 190，高密度载脂蛋白是 37，即使胆固醇值是理想的 180，你的身体也存在很大的风险。但如果你的甘油三酯水平不高于高密度载脂蛋白胆固醇水平，即使总胆固醇值达到 300，意味着患心脏病的风险也是非常小的。

　　显而易见，甘油三酯与高密度载脂蛋白胆固醇的比值，对心脏健康极为重要。理想的情况是比值接近 1∶1，甘油三酯低于高密度载脂蛋白水平。如果比值是 2∶1，甘油三酯水平高于高密度载脂蛋白水平，处于正常值的边缘。如果比值高于 2∶1，甘油三酯水平超过 100 毫克 / 分升时，情况就开始严重了，你可能有心脏方面的问题，简单的饮食调整可以帮助你避免这个问题。

　　改观情况如何呢？我的许多患者都改换低糖类饮食，结合维生素营养物如 ω-3 脂肪酸和维生素 C，几周后他们的甘油三酯水平下降了 60% 甚至 80%。这种饮食改变并不是来源于我，早在 1966 年，哈佛的 P.K. 阮塞尔（P.K.Reissell）研究组就发表了关于这个主题的论文，这是众所周知的，即使结论在很大程度上被忽略了。这项研究表明，采用类似阿特金斯饮食的低糖类饮食，严重升高的甘油三酯水平会得到明显改善。

　　原因与升糖指数（Glycemic Index）有关，升糖指数是用来衡量糖类食物提高血糖和胰岛素水平能力的标准数值。关于胰岛素的更多讨论会在下一章中说明。血糖指数以一片白面包为标准食品，数值是 100。这个数值越低，食物的升糖指数就越低。例如豆类和小扁豆比面包、糖果、土豆等在等级上低很多，但肉类、鸡蛋、鱼和家禽等食物的升糖指数几乎为零。

　　升糖指数高的食物主要是精制或简单的糖类食物，如果没有蛋白质或脂肪类食物缓冲它们的反应，会导致胰岛素过度分泌，进而提高甘油三酯水平。1999 年的一项研究证实了这一事实。

　　我也证实了这一点：长期按照阿特金斯饮食方式，以升糖指数低的食物为主，可以持续升高高密度载脂蛋白水平，并降低甘油三酯水平。

　　一定要注意，你去做甘油三酯检查的时间很重要，不像胆固醇检查不受进食的影响，甘油三酯水平会在进食之后急剧上升。所以你应该把甘油三酯检查放在其他事情的前面，并且在检查前 10~12 个小时内不要吃任何东西或喝除了白开水以外的任何其他饮料。

为什么甘油三酯升高与低水平高密度载脂蛋白相结合比不结合时更容易导致心脏病呢？我无法给出肯定回答，理论推断的原因相当复杂，可能与高密度载脂蛋白胆固醇的合成有关。

无论最终结果如何，我的事实依据是在阿特金斯医疗中心三万多限制进食糖类患者前后血脂形态的变化。那些高甘油三酯的人甘油三酯水平下降了 60%~80%，同时高密度载脂蛋白水平增加了 15% 到 30%。我的数据仅仅是进行回顾，比科学实验的结果价值要小一些，之后的某一天有人会认证我的这个发现，任何一项研究都会得到相同的结果，我对此深信不疑。可以得到证明：高甘油三酯和低水平的高密度载脂蛋白，都是因为摄入了过多的糖类食物，通过对糖类的限制就可以改善这两项数值。

＜ 载脂蛋白（A）＞

载脂蛋白（A）和高甘油三酯都可以准确地预测心脏病，是需要加以重视的血液脂肪。载脂蛋白（A）实际上是一种非常黏的低密度载脂蛋白胆固醇。载脂蛋白（A）的分子附着在血液中的低密度载脂蛋白颗粒上，造成双重打击。因为它们特别黏稠，载脂蛋白（A）可以产生动脉血栓，造成血管堵塞。更糟糕的是，会导致血纤维蛋白溶酶原不能正常工作，它是身体中溶解血液凝块的酶，这意味着凝块可能会对动脉造成更大伤害，甚至引发心脏病。

正常水平的载脂蛋白（A）数值是 20 毫克 / 分升。20 至 30 毫克 / 分升之间是正常的边缘，超过 30 毫克 / 分升的数值那就太高了。如果载脂蛋白（A）偏高，这可能是遗传基因造成的，也可能是饮食造成的升高。我们知道，造成载脂蛋白（A）水平升高的一个主要原因，是进食了大量氢化和部分氢化的脂肪，也就是可怕的反式脂肪，我会在第十四章详细讨论这一点。我们也知道，降低载脂蛋白（A）水平的一个好办法是食用更多的饱和脂肪。如果你把人造黄油改成黄油，那会是降低载脂蛋白（A）水平一个很好的开始。

你可能会奇怪为什么身体会制造像载脂蛋白（A）这样有潜在危害的东西，这样有什么好处呢？伟大的化学家，两次诺贝尔奖的获得者莱纳斯·鲍林（Linus Pauling）也问过自己同样的问题。他的回答很有趣，鲍林认为，人类和其他灵长类动物，以及以水果为食的蝙蝠和豚鼠，是少数不能自己合成维生素 C 的动物，必须从食物中获得维生素 C。这些也是血液中有载脂蛋白（A）的特殊动物。鲍林注意到，正常数量的载脂蛋白（A）可以保持血管强劲，保护动脉免受伤害，而且有助于修复受损的动脉，和维生素 C 的作用一样，在身体里还有其他许多重要的作用。为此，鲍林连同他的同事马蒂亚斯·拉思（Mathias Rath）博士提出的观点，认为载脂蛋白（A）是当身体缺乏维生素 C 的时候的一种退而求其次的机制。

为了证明他们的理论，鲍林和拉思先让豚鼠患上动脉粥样硬化病，然后不让它们得到维生素 C。在缺少维生素 C 的情况下，动脉血管壁里产生了含有载脂蛋白（A）的沉积物。但是，当给豚鼠喂食充足的维生素 C 后，它们的动脉中就不再产生类似的沉积物了。

鲍林和拉思的理论表明每天食用高达几毫克的维生素 C，可以抑制载脂蛋白（A）的合成。结合低反式脂肪和高饱和脂肪的饮食，以及一些其他维生素营养物，如烟酸和 N- 乙酰 – 半胱氨酸，你可以自然地降低载脂蛋白（A）的水平。

＜ 同型半胱氨酸：隐藏的心脏危害 ＞

如果血脂形态包含了最重要和普遍的心脏风险，还有另一个重要的风险需要进行讨论。它也许是最不必要的风险：一个叫同型半胱氨酸的异常蛋白质水平的升高。

同型半胱氨酸是蛋氨酸这种氨基酸代谢的正常副产物，通常在它损害动脉前就被快速地从血液中清除了。但有些人的同型半胱氨酸水平升高变得异常危险，大多数心脏病病因的研究似乎都同意约 10% 的冠心病死亡，更高比例中风的死亡都可以直接归因于异常高水平的同型半胱氨酸。这就是说，美国每年有超过 10 万人死亡，他们很多人有完全良好的血脂，也没有关于心脏病方面的其他危险因素。

更准确地说，同型半胱氨酸可能是导致衰老的一个直接原因。澳大利亚研究员迈克尔·芬内奇 (Micheal Fenech) 采用测量人体淋巴细胞微核技术作为细胞染色体的损伤指标（一个普遍被人们接受的衰老的原因），他发现同型半胱氨酸水平的升高会导致染色体损害程度增加。

同型半胱氨酸不是来自摄入的鸡蛋或饱和脂肪，事实上，它不是来自食物。原因在于你没吃的东西。简单地说，同型半胱氨酸的升高是一种维生素缺乏症。它是因为血液中 B 族维生素的水平没有达到理想的标准，特别是叶酸、维生素 B_6 以及维生素 B_{12}。你需要这些维生素合成能从身体中清除同型半胱氨酸的酶。美国人在营养充足的情况下，还短缺这些重要的 B 族维生素，医生也忽略了他们的同型半胱氨酸水平测试，这些政策制定者拒绝接受科学的论证，真是令人愤怒。

几十年来，美国政府的食品药品监督管理局严格限制维生素胶囊中叶酸的合法剂量，尽管大量的科学研究已经表明叶酸是北美人最缺乏的维生素，表明它是控制同型半胱氨酸重要的营养物质，可以有效预防先天缺陷，但食品药品监督管理局依旧没有废除那些无任何科学依据的限制。直到今天，叶酸还是唯一有剂量限制的维生素。

具有讽刺意味的是，补充足量的叶酸能够预防因为同型半胱氨酸升高导致的死亡。他们为什么不做呢？我们强烈呼吁公众的关注。

在 20 世纪 60 年代末，由基尔默·麦卡利（Kilmer McCully）博士首次提出这个问题。他指出这种化合物不仅会损坏血管，导致致命的心脏病发作，依靠摄取足量的叶酸和维生素 B_6、维生素 B_{12}，它可以一直维持在正常水平。

想一想上述精心进行的研究带来的影响。这导致心脏病死亡的主要原因使人们不再出售玉米油、谷物食品、人造黄油或药物，而将出售维生素。

于是，逆流们开始付诸行动。麦卡利被从病理学家的职务上赶走，他的成果被打上了无意义的标签。当无数研究证实了麦卡利的工作，并发现以前认为是正常的同型半胱氨酸水平能够导致两倍的心脏病发病率的时候，已经过去了 15 年，在这期间，估计有 150 万美国人死于与同型半胱氨酸相关的血管疾病。现在我们仍然不知道同型半胱氨酸是如何损害动脉的，但可以肯定的是它确实存在破坏作用。

最近的两项研究表明，保持同型半胱氨酸在低水平是多么重要。1997 年，一项欧洲研究发现，在低于 60 岁的男性和女性中，血液的同型半胱氨酸水平在正常范围前 1/5 的人比在后 4/5 的人患冠心病和其他血管疾病的风险高 2.2 倍。这种风险独立于其他因素，但在吸烟者和患高血压的人群中更加明显。

即使同型半胱氨酸水平轻度升高也会增加你由于其他原因导致死亡的可能性，不仅仅是心脏病。在一项对西耶路撒冷近 2000 名居民的长期研究中，同型半胱氨酸水平最高的人群死亡的风险比最低水平的人群高出两倍，稍高或中等同型半胱氨酸水平的人群死亡的风险比最低水平的人群高 30%~50%。

不是所有被忽视了的有利于我们活得更轻松的科学观点都这样显而易见。但在同型半胱氨酸中有真正的反面角色。服用适当剂量的多种维生素和足够的叶酸可以消除所有人同型半胱氨酸产生的问题。然而，美国心脏病协会和相关利益集团从未动摇过自己的立场，他们的观点是维生素应该来自我们吃的食物而不应从补充剂中获得。为了证明我的观点，这里有美国心脏病协会对同型半胱氨酸的官方指导意见，引用如下："虽然缺乏对降低同型半胱氨酸水平好处的证据，但是强烈建议高风险患者遵循确保摄入足够的叶酸、维生素 B_6 和维生素 B_{12} 的完整的饮食方案。"同时，在美国和加拿大的调查可以表明叶酸缺乏是所有维生素缺乏中占第一位的。

故事中的另一个反面角色是有着 50 年反对叶酸的历史的，限制叶酸的合法剂量为 0.8 毫克，这个剂量对纠正同型半胱氨酸的升高往往是不够的，当然，我说的是美国食品药品监督管理局。感谢这个机构，使一个精明的人每天服用多种维生素不可能获得足够的叶酸来抵制同型半胱氨酸对身体的损伤，因为食品药品监督管理局的法规中禁止在维生素中加入足够的叶酸。似是而非的理由是，服用大剂量的叶酸可能会掩盖维生素 B_{12} 的缺乏。如果这是一个问题的话，可以很容易地通过在开始服用叶酸之前检测维生素 B_{12} 的水平来解决。每天都有数百名每日服用维生素的人来我这里治疗同型半胱氨酸水平升高，只有让他们服用强力叶酸制剂才可以使同型半胱氨酸水平恢复正常。

我希望这些反对美国食品药品监督管理局限制叶酸剂量的意见能被采纳：每个人都应该服用足够剂量的叶酸以预防心脏疾病。

让我汇总下讨论过的问题，看看心脏病和营养方面的知识向我们传达了什么。

我们了解到，无论何种原因造成了目前心脏病的流行趋势，在八十多年前它是不存在的。可以肯定地说，心脏病是产生于西方世界或者说西方文化环境里的一种现代现象。

我们知道"克利夫的 20 年法则"和他的警告，只要精制的糖类食物成为文明的一个重要组成部分，那么冠心病和糖尿病就会在 20 年后发生。

我们知道，高水平甘油三酯和低水平高密度载脂蛋白胆固醇的组合，是最有可能导致心脏病发作的血脂形态的比例。

我们知道，造成心脏疾病的其他两种关键因素是高水平的载脂蛋白（A）和高水平的同型半胱氨酸，它们可以简单地通过摄入维生素来改善。

所有这些重要的事实有什么共同之处？对于改善心脏病能告诉我们什么吗？

我会在后面的章节花时间来解释，但所有这些事实都指向一个非常简单的想法：营养和使我们过早衰老的疾病之间有直接的联系。事实指出一个相当简单的解决方案：如果我们重新思考一下营养，包括我们吃的食物和补充的生命营养物质，我们也许可以根除疾病并有效延缓衰老。

要做到这一点，我们首先需要了解在衰老过程中真正的罪魁祸首——胰岛素所起的作用。如果你认为胰岛素是糖尿病才会涉及的东西，请继续往下读。

第 5 章

∨

我们为何衰老：胰岛素的联系

目前在美国有 1500 万糖尿病患者。也许还有四倍于这个数量的人属于前驱糖尿病患者，那就是说，他们的身体对胰岛素作用不能产生反应，或者不能产生正常反应，或者合成了过多或很少的胰岛素。这与衰老和我们如何对抗衰老有什么影响吗？是的，关系非常密切。

还记得克利夫的研究和他的发现吗？在典型的西方化饮食中，摄入的精制糖类食物会导致心脏病和糖尿病，以及一系列的其他变性疾病，即伴随衰老或器官衰竭而发生的疾病。现在需要进一步探索和学习，心脏病和糖尿病为什么是密不可分的？为什么是饮食把它们联系在一起，特别是高糖类的饮食？为什么精制糖类食物实际上是最大的尚未被承认的导致死亡的原因？

首先，我们看看糖尿病本身以及它是如何发展的。然后，我们将探讨它和胰岛素之间联系的原因以及方式，即胰岛素水平对人体自身功能、高血压和生产重要激素的影响。当你经历这一讨论时，请记住，我们典型的西方饮食中的糖类含量是这些影响的首要原因。到本章的最后，你就会知道，只有降低糖类的摄入，才可以避免和防止健康疾病和过早衰老。

⟨ 心脏病和糖尿病 ⟩

在美国的 1500 万糖尿病患者中，有 95% 受 Ⅱ 型糖尿病的影响，这种病也被称为成人型或非胰岛素依赖型糖尿病。另外可能受前驱糖尿病折磨的有 6000 万名美国人，无论他们是否知道自己的胰岛素有些失调。这些失调从胰岛素抵抗到诊断出糖尿病全面发作是逐步发展的。每个阶段都有特定的问题，每个阶段都向与衰老相关的退化疾病敞开了大门。所以对这一疾病各个阶段的讨论，会帮助我们了解糖类食物、疾病和衰老之间的密切联系。虽然这些讨论可能过于专业。

阶段一：胰岛素抵抗

胰岛素是一种在胰腺中合成的激素，主要作用是把多余的糖或葡萄糖转化成一种称为糖原的能量储存形式。糖原是一种人体必需的燃料，但是多余的糖原会转化为甘油三酯形式的储存脂肪。在第一阶段糖尿病中，产生胰岛素的胰腺细胞被破坏，结果是完全不能生产胰岛素，葡萄糖转化成糖原的基本工作也无法完成，这就是所谓的胰岛素抵抗。只要情况没有改善，它通常会导致第二阶段的疾病。事实上，因为在正常的医疗诊断中胰岛素抵抗是很难诊断的，要从病人腿上的动脉和静脉同时测量葡萄糖水平，所以我们通常只能从发现病人体重增加或出现第二阶段症状后，通过推论才能进行确诊。

阶段二：胰岛素过多症

在第二阶段中，问题不是胰岛素抵抗，而是过量的胰岛素——胰岛素过多症。这里还有一个故事。认识糖尿病过程中的一个重要突破是血清胰岛素水平测定技术。令人惊讶的是，人们很快就发现了 Ⅱ 型糖尿病患者与胰岛素依赖型的 Ⅰ 型糖尿病患者正好相反。Ⅱ 型糖尿病患者往往会分泌太多的胰岛素，往往比胰岛素瘤患者分泌的还多，而 I 型糖尿病患者因为胰腺的损坏，不能分泌胰岛素。

在这里，我们看到 20 世纪的逆流们又在作祟。科学论证清楚地表明，这两种都称为"糖尿病"的疾病是完全不同的疾病，I 型是胰岛素缺乏，II 型来自胰岛素抵抗。拒绝真相的逆流来自美国糖尿病学会，他们错误地坚持两者是同一疾病的变种，认为 II 型患者也应采用胰岛素或胰岛素释放的药物进行治疗。

发现胰岛素水平可以测量后不久，确定了第二阶段中的胰岛素过多症可以导致心脏病和其他疾病。斯坦福大学的杰拉尔德·科文（Gerald Reaven）博士是这一领域杰出的研究者，他总结了胰岛素过多症的影响是一系列称为 X 综合征的特征的集合：腹部肥胖（最突出的异常，我敢肯定你没有注意到）、高血压、各种血糖异常、高甘油三酯和低水平高密度载脂蛋白胆固醇这些心脏危险因素。

现在，如果你是喜欢阅读时就下结论的人，我敢打赌，你已经被所写的胰岛素的联系吓了一跳。随意说出你的想法："糖尿病和心脏病之间的联系是从糖尿病第二阶段开始的，糖尿病在被意识到是糖尿病之前就导致了心脏病！"恭喜你抓住了问题的关键。

阶段三：血糖异常

诊断很常见的第三阶段血糖异常需要做葡萄糖耐受试验，简称 GTT。这是一个重要的检查，阿特金斯医疗中心有超过四万名患者做过这项检查。患者口服葡萄糖，当胰岛素紊乱开始影响血糖对葡萄糖的反应时，葡萄糖耐受试验开始显示。有时，异常在测试开始时出现，随着血糖升高到比正常值高一点，这里的正常值通常被认为是 160 毫克／分升。更多的时候，异常出现在检测曲线下降的时候，这时，在胰岛素数量增加或作用增强的影响下，葡萄糖水平在以一个小时下降超过 50 点的速度快速下降，或总共下降 100 点。

解释葡萄糖耐受试验可能是一个相当主观的过程，但大多数时候，当结果超出正常标准很多时，解释就非常明显了。我总是结合病人症状来判断葡萄糖耐受试验的结果，因为对于诊断结果，注意到血糖不稳定和葡萄糖耐受试验是一样重要的。

这些症状包括每时每刻变化着的能量水平、情绪、大脑的功能和烦躁等，通常是由某种程度的饥饿带来的，往往可以通过食物或咖啡因得到缓解。患者对糖类食物的渴望、强烈的饥饿和过度疲劳也常被关注。

如果你的饮食习惯包括大量的精制糖类食物、果汁、咖啡因、糖果或酒精，你应该怀疑自己可能到了第三阶段，也是前驱糖尿病的最后阶段，这些症状有和葡萄糖耐受试验一样的确定能力。如果怀疑能让你改变错误的饮食方式，那么会阻止你进一步恶化到糖尿病的第四阶段。

前驱糖尿病的第三阶段是很常见的。我看到的葡萄糖耐受试验异常的病人比糖尿病病人多四倍，这说明三分之一的美国人都存在这个问题。一旦你意识到自己的问题，并采取改变饮食习惯和补充适量的生命营养物，你就可能不会发展到第四阶段。

阶段四：可识别的 Ⅱ 型糖尿病

第四阶段的 Ⅱ 型糖尿病和第三阶段的区别很难察觉，没有新的症状发展，超过 80% 体重过重的人，只有极小的体重变化，或根本没有变化，几乎心脏症状也不再恶化，只是现在的血糖每天一般性地升高，决定第一阶段到第三阶段的胰岛素抵抗和胰岛素过多症仍然存在。

这意味着能控制前驱糖尿病的低糖类饮食和生命营养物质对 Ⅱ 型糖尿病同样有效。否认这些科学依据的事实的逆流们如何呢？你的糖尿病专家肯定会继续推荐高糖类饮食，同时会继续开那些增加胰岛素水平的药物，根据 1970 年进行的研究，心脏病的发病率会因此增加 150%。

并不是所有的第四阶段糖尿病患者在患病期间都会继续产出过多的胰岛素，然而，他们的血糖确实继续升高，原因是Ⅱ型糖尿病的五个阶段都一样，特征都是胰岛素抵抗。直到糖尿病的最后阶段出现胰岛素不足，胰岛素不足将导致到达第五阶段。

阶段五：Ⅱ型糖尿病和低胰岛素

混淆了Ⅰ型和Ⅱ型糖尿病的糖尿病专家只有到了第五阶段才能发现自己的错误，Ⅱ型糖尿病患者到了这个时候，胰岛素分泌才会低于正常水平。

在阿特金斯医疗中心，我们经常在高糖类早餐前后检查Ⅱ型糖尿病患者的胰岛素水平。如果餐后胰岛素水平升高，只能来自有正常功能的胰腺。在我们的糖尿病患者中，只有 10% 的人胰岛素分泌水平低到必须补充胰岛素。

那些逆流们呢？糖尿病专家给约 44% 的Ⅱ型糖尿病患者开胰岛素药物。阿特金斯医疗中心的经验表明，他们中的大多数并不需要胰岛素药物。

＜ 胰岛素和衰老的联系 ＞

我告诉过你，我们的讨论会是偏向专业性的。然而，我认为理解为什么避免与糖尿病相关的疾病很可能是延缓衰老的最重要因素，这对于延缓衰老是很有帮助的。

简单地说，其中的原因是：我们刚刚已经看到Ⅱ型糖尿病成为糖尿病之前要经过前驱糖尿病的三个阶段。所有这些前驱糖尿病的阶段都与摄入糖类食物分泌过多的胰岛素相关。换句话说，它们都是胰岛素分泌过多症的阶段，胰岛素过多症的后果是生产高甘油三酯和低水平高密度载脂蛋白胆固醇。正如我们前一章中提到的，这种致命的组合是能预测动脉粥样硬化的危险因素，动脉粥样硬化是最主要的衰老疾病。胰岛素过多症或称前驱糖尿病，以及精制糖类食物，与人类寿命的缩短有非常紧密的联系。

我不是这个理论的第一个推崇者。这个荣誉属于在圣彼得堡的世界著名的俄罗斯科学家伏拉迪米尔·迪尔曼（Vladimir Dilman）博士，他在一系列的著作和科学论文中提出了一个综合性的理论：衰老的症状主要是由胰岛素分泌过多症引起的。他坚信胰岛素在衰老中的作用，二甲双胍（Metformin，抗糖尿病、降血糖药物）这个当时唯一可获得的药物，是他推荐的主要抗衰老的药物。二甲双胍是用来治疗胰岛素抵抗的口服药物。教授认为需要克服胰岛素抵抗及与其相伴的胰岛素分泌过多症，他对二甲双胍的成功研究成为其理论的基石。

迪尔曼教授是一个先驱，他的理论在三四十年前就已经提出来了，为后来大量的科学研究架起了智慧的桥梁。我在纽约与他见面的时候，他本来决定结束自己的研究生涯。当他到达时，他打电话给我并做了自我介绍。他告诉我，我似乎是唯一走在正确轨道上的美国医生，他想和我一起做进一步关于长寿的研究。我感觉十分荣幸，但不得不告诉他，阿特金斯医疗中心不是研究机构，我们只是帮助患者获得健康并保持健康状态。尽管如此，我们一直保持着联系，直到 20 世纪 70 年代他不幸离世。他对我在抗衰老方面的研究有很大的影响，他的教导至今仍然在对抗衰老的战斗中发挥作用。

关于胰岛素和衰老的研究仍在继续。在我写这本书时，哈佛大学的研究人员正在进行新英格兰地区百岁老人的研究，研究已经得到了一些与胰岛素相关的非常有趣的结果。研究中的一项统计证明了迪尔曼和我的观点。这项研究中的 169 名参与者都已经达到了 100 岁且相当健康，其中只有 6 人患有糖尿病，只相当于参与者总数的 3%。这些人都是活生生的例子，告诉我们要对抗衰老，保持对血糖的控制是多么重要。

< 如此甜美的酸味 >

我们将开始从葡萄糖说起，糖类物质是人体运转的主要燃料。这燃料从哪里来呢？主要来自糖类食物。你的身体将糖类食物转化为糖，葡萄糖进入血液。你的血糖水平上升，会向你的胰腺中被称为胰岛（islets of Langerhans）的部位报警，那里就将开始分泌胰岛素。

胰岛素的工作是控制所有糖的分配。它会分配一些糖进入细胞，在那里由线粒体摄取，线粒体是细胞内的微小结构，它的行为就像小发电厂燃烧的葡萄糖向身体活动提供燃料。一些不需要立即使用的糖被转化为糖原，糖原类似淀粉，保存在肌肉和肝脏中，作为身体的备用燃料，在需要时能快速提供能量。但是这个糖原储存区会很快装满，我们只有为期两天的糖原供应。血液中剩下的糖被胰岛素转化为叫作甘油三酯的微小的脂肪颗粒，这是身体脂肪的组成，正如我们所知道的，它也是可以预知心脏疾病的危险因素。

到目前为止，一切还算顺利。人体用胰岛素将血糖水平维持在一个相当窄的范围内，一般在每 100 毫升血液 65~100 毫克之间。这是身体的最佳工作状态（释放的速度取决于食物。食物对血糖及胰岛素的影响可以用升糖指数来衡量。参见附录：《常见食物的升糖指数》），也是数百万年的进化达到身体所希望保持的水平。

但进化是一个缓慢的过程。在漫长的人类历史中，主要的食物是动物的脂肪和蛋白质，以及来自植物未经精制的糖类，当你的身体完全适应这样的食物时，它就不能适应今天加工过的食物。你的身体对脂肪与蛋白质适应良好，脂肪对血糖和胰岛素水平几乎没有影响，蛋白质有极轻微的作用。同样，在水果、蔬菜、谷物中的糖类含量相对较低，缓慢地向血液中释放糖，你的身体对它们同样适应良好。

但是我们的身体从来都不是为了对付现在食用的大量精制的糖类食

物，主要是在糖的形式，特别是蔗糖和高果糖含量的玉米糖浆、脱脂牛奶、果汁、水果干、白面粉做的面包、烘焙食品、面食，等等，还有其他含淀粉如烤土豆和白米饭之类的食物。这是严重损害我们的血糖和胰岛素的饮食方式。

食用美国典型的高糖类饮食会使人体不断产生大量胰岛素，来对付所有的葡萄糖。如果大量食用这种典型食物，就会像这个国家的其他人一样，血液里有很多剩余的葡萄糖，你的胰岛素会迅速把它们转化为脂肪。现在恶性循环真的开始了，因为你越胖，细胞对胰岛素的反应就变得越迟钝。同时吃糖类食物引发身体越来越多地释放胰岛素，细胞越来越排斥它，这就是所谓的胰岛素抵抗。你会记得，这也是对Ⅱ型糖尿病第一阶段的描述。

一旦胰岛素抵抗开始，人体会努力维持正常的平衡，试图制造更多的胰岛素来克服这种抵抗。因为胰岛素不能携带葡萄糖进入细胞作为燃料燃烧，葡萄糖会留在血液里。胰岛素把一些多余的糖转化成脂肪，会让你变得越来越胖，你也会感到很累，一部分原因是你的细胞没有得到需要的燃料，另一部分原因是过量的胰岛素使你的血糖低于最佳范围。你的身体不能把所有过量的糖转化为脂肪，防止它们在你的血液里循环，结果可能是非常有害的，你的心脏、血管、肾脏、眼睛和神经都特别容易受到伤害。

当在胰岛素抵抗的道路上越走越远时，你会不断地制造胰岛素，但是毫无益处。事实上，这会对你的身体造成更严重的伤害，会发展为胰岛素过多症：胰岛素总是太高，即使你的身体抵抗了它的影响。这相当于Ⅱ型糖尿病的第二阶段。

如果你的体重没有超标，你可能会想："好吧，我是安全的。"但是很遗憾地告诉你，你根本不安全。单单是你衰老的事实就意味着细胞至少渐渐对葡萄糖有些抵抗了。大约25%的人看上去是健康的，正常体重的成年人或多或少受胰岛素抵抗的影响。在吸烟以及那些有久坐不动生活方式的人当中，这个比例甚至更高。所以这些人可能会发展到下一步，第三阶段或受损的葡萄糖耐受性。这个异常据说影响了 11% 的健康成年人，但实际数量可能更多。以我的经验，其中包括 45 000 多例葡萄糖耐受试验，异常葡萄糖反应是糖尿病的三倍，这就是说成人中葡萄糖耐受性受损的数量接近人口的 30%（10% 的成年人有糖尿病）。这意味着近一半的成年人，当他们达到 50 岁时，至少会表现出血糖不稳定和胰岛素抵抗。当然，如果你体重超重明显，患上胰岛素抵抗、胰岛素分泌过多症且最终导致糖尿病几乎是无法改变的了。

〈 老龄化快车道 〉

现在你明白为什么我要坚持介绍糖尿病的所有阶段了吧？是这样的：胰岛素过多症会加速衰老。随着年龄的增长，容易患上与衰老密切相关的慢性疾病，包括心脏病和癌症，当然还有糖尿病，即使葡萄糖和胰岛素水平稍微升高也会影响健康。

仅仅这一点就足以让你相信控制血糖是所有抵抗衰老计划的核心。但鉴于有一半以上的美国成年人体重超标，近 2000 万美国人被诊断患有糖尿病，现在每三分钟就有一名美国人死于糖尿病，而且因为这个疾病还在肆虐地流行过程中，全世界 25 年内预测将有 3 亿病例，所以我应该更充分地解释胰岛素过多症的危险性。

当我们看到在糖尿病五个阶段的描述，中间的三个阶段都与过高的胰岛素水平有关，特别是当胰岛素受摄入糖类食物刺激而产生时。因为胰岛素紊乱是在糖尿病可诊断阶段前的 2~40 多年（平均是 20 年）的任何时间发生，胰岛素紊乱不总是发展为糖尿病，所以患胰岛素过多症的病人远比糖尿病人要多。如果我们接受保守估计，胰岛素过多症是患糖尿病人数的四倍，这意味着预计到 2025 年会有 3 亿人患上糖尿病，会有 12 亿人患上胰岛素过多症。

这不只是一个正常与异常的问题。葡萄糖和胰岛素的水平有很多等级，每一等级都有自己的危险水平。例如，如果你禁食后葡萄糖水平在正常范围上限，你死于心脏病的风险将比在正常范围下限的人高很多。事实上，如果你是一个中年人，空腹血糖水平在 85~109 毫克 / 分升之间，你患心脏病的风险会比平均水平高出 40%，你也具有其他几个不利于心血管的危险因素，包括高血压、高水平低密度载脂蛋白胆固醇和甘油三酯。

你可能不单单停留在这些指标的高端部分，也可能超出成为葡萄糖耐受性受损。这适用于空腹血糖水平高于 110 毫克 / 分升，但还未处于糖尿病的 125 毫克 / 分升以上的人。那些人有更大的患心血管疾病的风险，我肯定未来的研究将证实测量胰岛素水平和葡萄糖水平一样可以预测这些疾病。

那么，葡萄糖耐受异常和胰岛素过多症会影响我们的衰老吗？

＜ 糖如何导致我们衰老 ＞

我已经告诉过大家，血糖水平升高对你不利。我也告诉过大家，糖尿病患者不会像其他人一样活得长久，极少数的百岁老人是糖尿病患者，但我并没有告诉你们其中的原因。这是因为血糖升高对我们的身体器官有不利影响，这个过程被称为糖基化。一旦你知道了糖基化是怎么伤害你的，你可能永远都不会再享用甜点了。所以让我花点儿时间向你们解释一下。

当你每一次撒了糖不得不清除它的时候，会发现糖是黏黏的。当多余的糖滞留在血液中时，黏黏的葡萄糖分子会附着在蛋白质上面，这个过程被称为糖基化，有时称为糖化反应。当糖基化发生在本不属于它的地方，会引发一系列的化学反应，最后与蛋白质结合在一起，或交联形成一个新的化学结构。杰出的生物化学家安东尼·塞拉米（Anthony Cerami）在活体组织中发现了糖基化的过程，他给这些新结构起了一个非常贴切的名字：高级糖基化终产物，简称 AGEs。

为什么高级糖基化终产物这么危险？这里有一个比喻，可能让它更清晰：你的细胞组织接触过多的葡萄糖后发生的事就像烤肉一样，你就像慢慢地从内部烘烤自己，糖基化改变了蛋白质的结构，并阻止它们正常工作。

胶原蛋白是首先受到影响的蛋白质之一。胶原蛋白是坚韧且柔软的组织，连接支撑你的骨骼，将你的肌肉黏结到骨骼上，是所有血管、皮肤、肺和软骨的基础物质。当胶原质开始糖基化，形成高级糖基化终产物，这种交联破坏胶原蛋白的弹力，这意味着血管、肺、关节僵硬，皮肤松弛，眼睛的晶状体变得模糊，可能导致白内障。

其他蛋白质也受高级糖基化终产物的影响。例如，葡萄糖很容易和血液中的血红蛋白相结合。事实上，这是一个潜在的组合，是有价值的糖尿病检验的基础，叫作血液糖化血红蛋白（GHb）。糖化血红蛋白测量连续几个月的血糖平均值，可以告诉我们这段时间内高级糖基化终产物的产生程度。

高级糖基化终产物也会影响到调节身体的五万多个不同的蛋白质的功能。例如，你的身体会产生抗氧化酶，保护你对抗自由基。当葡萄糖附着于这些酶，它们变得不活跃，高级糖基化终产物会进而摧毁产生这些酶的机制。正如我们将在下一章更详细地了解到的，即使是血糖轻微升高也会制造过多的自由基，比你身体能应付的要多。事实上，过多的自由基是加速衰老的主要原因，常见于糖尿病患者。因为维生素 C 与胰岛素被带入细胞，后果是即使轻微的胰岛素抵抗也会让细胞中这种强大的抗氧化物变少。

其他蛋白质是复杂的化学级联反应的一部分，它们是你的身体发送消息、控制基因的开关，会修复损伤、控制细胞生长和复制。当这些控制蛋白被高级糖基化终产物损坏，化学信息就可能变成乱码或无法传递。当这种情况发生时，细胞的正常运作便被破坏了，这又会导致进一步的信息链中断。如果中断导致基因打开或关闭不当，或如果它指示细胞在不应该复制的时候复制，结果可能在运动的过程中导致癌症和其他疾病。

这是可能的，高级糖基化终产物可以直接和细胞核内的 DNA 结合。虽然这个过程可能非常缓慢，但从长远来看，它会对细胞造成严重损害，使细胞不能复制，比如心脏和大脑中的细胞。

黏性的高级糖基化终产物也容易形成交联的蛋白结块，类似阿尔茨海默病（老年痴呆症）患者的大脑中发现的交联和斑块。事实上，在这些斑块中发现的高级糖基化终产物的水平约是正常大脑的三倍，这就表明高级糖基化终产物是或至少部分是这可怕的疾病发展的原因。

当葡萄糖与已知的称为肽的微小蛋白分子相结合时，产出的高级糖基化终产物会在血液中循环。这可能对你的血脂造成不利的影响，因为被高级糖基化终产物改变后的肽可以附加到低密度载脂蛋白胆固醇分子上。最近的研究表明，当发生这种情况时，身体就不能识别这种新的物质是低密度载脂蛋白。其结果是，低密度脂蛋白停留在血液循环中，而不能经过正常的清理程序从血液中清理出去。这部分解释了为什么糖尿病患者会有这样危险的高水平低密度载脂蛋白胆固醇，他们血液中所有多余的糖导致了高水平循环的高级糖基化终产物。

你的身体对高级糖基化终产物有一定的自然防御能力。免疫系统中至少有一种类型的清除细胞破坏和吞噬高级糖基化终产物，但这个过程似乎并不那么有效，甚至会随着年龄的增长变得更加缓慢。你的抗氧化酶可以在保持最低水平的高级糖基化终产物方面起到部分作用。

有趣的是，高级糖基化终产物可以解释为什么每日喝一杯鸡尾酒或一杯葡萄酒对心脏更有益。酒精可能在中间过程中阻断了高级糖基化终产物的形成，防止它们在动脉中聚集和破坏你的低密度载脂蛋白胆固醇。

＜ 高血压 ＞

胰岛素抵抗和葡萄糖耐受异常是另一个会让你衰老的阴谋，会使你的血压升高。这是众所周知的，急剧上升的血压是糖尿病会造成的严重后果之一，并使糖尿病患者患上心脏病、中风和肾脏病的风险更大。但你不一定是糖尿病患者才会血压升高，远在糖尿病出现之前的胰岛素紊乱也有同样的作用。事实上，斯坦福大学的利文博士认为，60% 的高血压病例是由胰岛素分泌过多引起的。

传统的医生可能会告诉你，血压上升只是因为你年纪大了。事实上，老年人的血压升高是很普遍的，这就是所谓的与年龄有关的高血压。当这发生在你身上的时候，就到了制药公司最高兴的时候。他们会期待你成为降压药物的终身顾客，包括利尿剂和 β - 药物阻断剂。但是，我的处方向来是对这些药物说不的，我已经治愈了超过一万例服用血压药物治疗的患者，我已经看到营养的变化帮助他们永久性地摆脱了药物治疗。我们坚持减少病人饮食中的糖类食物，从而使他们恢复了血糖和胰岛素水平，通过加入生命营养物质如牛磺酸、镁、钾、辅酶 Q_{10}、山楂和大蒜，帮他们把血压恢复到正常水平。当然，如果你体重超重，减掉多余的体重也会帮助你的血压恢复正常。

＜ 脱氢表雄酮的干扰 ＞

脱氢表雄酮（DHEA）是抗衰老过程中一种重要的激素，我将在第十二章中详细地进行讨论。本章讨论的重点是，胰岛素水平的升高会导致脱氢表雄酮降低。

远在糖尿病发展之前，就可以看到它的这些影响。如果你在正常的脱氢表雄酮水平的高端，降低胰岛素水平仍然会升高脱氢表雄酮水平。如果脱氢表雄酮水平很高，你不易患糖尿病。这是因为脱氢表雄酮可以改善胰岛素抵抗，即使那些已经患有糖尿病的人也一样。有趣的是，吡啶甲酸铬（Chromium Picolinate，又称甲基吡啶铬）是我们在阿特金斯医疗中心经常使用的改善糖尿病患者胰岛素抵抗的补充剂，也似乎能通过降低血液中的胰岛素水平，从而增加脱氢表雄酮的产生。

但是迄今为止，保持你的脱氢表雄酮水平不会降低到不足的范围的最好方法，是避免哪怕是"正常偏高"的胰岛素水平，因为它会比任何东西都抑制你的天然脱氢表雄酮的合成。

＜ 处理胰岛素和血糖的困境 ＞

显然，胰岛素抵抗可以打开所有退化性疾病的大门，我们认为常见的有：糖尿病、动脉粥样硬化、肥胖、高血压、免疫功能受损、骨质疏松，甚至癌症。但事实是，这些疾病不是老龄化的必然后果。

相反，在几乎所有的情况下，它们是高血糖和高胰岛素所积累的结果。它们远不是不可避免的，事实上它们都可以预防甚至逆转。怎么做呢？对于大多数患者的疾病以及多数医生来说，这个问题带来了一个困难的选择。

很明显，过多的胰岛素在血液中会产生有害的影响，血液中过多的糖分也一样，尽管胰岛素会使血糖恢复正常。理想情况下，胰岛素来自个人的身体，但糖尿病患者则来自医生开的胰岛素药物。

患者被要求选择哪一种更好的策略：把血糖降低还是降低胰岛素剂量？我可以告诉你大多数医生的选择：他们会因为担心血糖所以给你胰

岛素。约 44% 的 Ⅱ 型糖尿病患者得到胰岛素处方，更多的人得到了增加胰岛素水平的处方药，即使他们大多数人的病是从过量的胰岛素开始的。

我不想最小化这个两难境地，这是一个困难的抉择：胰岛素和葡萄糖都会威胁到糖尿病患者的健康。但我认为有解决这个问题的第三个办法，一个可以避免钻牛角尖的替代方案。

虽然对许多医生来说不是显而易见的，但是这种替代几乎太容易了：通过低糖类和富含抗氧化剂、生命营养物的饮食，就可以保持血糖和胰岛素水平在正常范围的低值。

在本书的后面，你会知道这是怎样完成的。现在，我们需要看看另一个重要的衰老加速剂——自由基的生成。

第 6 章

∨

我们为何衰老：自由基理论

说到自由基，你可能会想象出一群长发的学生活跃分子在示威游行的队伍中的画面，但自由基比一群孩子聚集在一起的危害要大得多。事实上，自由基对身体造成的伤害是很深的。当这些伤害积累起来，就变成彻底的危险了。在抗衰老医学方面，我和同事在很多问题上可能存在分歧，但是在自由基问题上，我们的意见是一致的：自由基的伤害是衰老过程的核心因素。

虽然有各种途径和许多复杂的改变，自由基攻击和损伤细胞还是真正发生了。它们造成伤害的种类和损害的结果，取决于被攻击细胞的种类和在你身体里的功能。如果自由基攻击细胞的脂肪酸，结果可能产生"更黏的"胆固醇。如果被损坏的细胞是你的遗传密码的一部分，结果可能是一个拙劣修补细胞复制过程，最终会导致癌症。

这就是为什么避免、减少并限制自由基的破坏效应是抗衰老程序的基本原则。你做的任何减少自由基伤害的事，都将给予你更多的机会颐养天年。

衰老的自由基学说是抗衰老饮食的中心，我会利用整章内容来解读它。我会告诉你自由基是什么，它们是做什么的，是什么原因造成它们攻击并破坏细胞，以及我们如何针对它们的攻击进行反击，控制它们对我们身体的伤害。

我们首先要对理论本身的一些背景做一下介绍。

< 衰老的自由基理论 >

我完全相信的是，自由基理论对于我们生命长短的影响，正如微生物理论对于传染病的影响一样。当然，这一理论应归功于伟大的法国科学家路易斯·巴斯德（Louis Pasteur），他早在 19 世纪就宣称，显微镜下被称为细菌的微生物是巴斯德时代肺结核、霍乱、天花和其他传染病肆虐的根源。当然，即使是对巴斯德的学说，尽管他提出了有说服力的证据，医学界还是在几年后才完全接受他的观点。一旦观点被接受，就在医学和公共卫生领域引发了一场革命，这改变了全世界人民的生活。

我相信今天我们正处在另一场医学革命的门槛前，它同样具有重要的影响。这场革命是由伟大的研究者德纳姆·哈曼博士领导的，哈曼博士在 1954 年首先提出了自己的衰老自由基理论，但与巴斯德的微生物理论一样，这个理论被大多数的科学家忽视了二十多年。这个理论解释了自由基反应是新陈代谢的正常和不可回避的特征，自由基反应的长期结果是导致身体机能缓慢退化。它们对细胞的损伤破坏了身体机能正常工作的能力，简而言之，这种伤害会使我们衰老。

自由基特别容易损伤线粒体，线粒体是细胞内产生能量的微小结构。对线粒体的伤害越大，我们衰老得就越快，也就越有可能患上与衰老有关的疾病，如高血压或癌症。

这听起来很简单。然而，正如微生物学说最终导致根除曾经是主要死亡原因的传染病一样，哈曼的自由基理论，一旦被医学界接受，最终会导致减缓或消除与衰老有关的疾病。使人类的生命周期延长，健康活到一百岁就不再是不可能的事了，而将是普遍的情况。缘于此，我们要像曾给路易斯·巴斯德那样，也给德纳姆·哈曼一个同样的欢呼。他们两个都成功地改善了我们的健康状况，延长了我们的生命。

<　理解自由基　>

还记得高中化学吗？那里可能是你得知原子是由一个核和围绕核的带负电荷的成对电子组成的地方。如果电子对中的一个电子被剥离，原子（或分子的原子部分）就会变得不稳定。它变得高度活跃，并旨在通过从任何地方抓住另一个能恢复能量平衡的其他电子。含有一个或多个不成对电子的高度活跃的不平衡的原子或分子被称为自由基。

几乎所有的生物，包括植物，都需要氧气才能生存。在身体中的每个细胞都利用氧气产生能量。它们是如何进行的呢？细胞内的微小线粒体结构使用氧气产生三磷酸腺苷（ATP），这是向细胞提供能量的化学物质。没有氧气，细胞就不能产生能量，就会死去。

由线粒体产生的能量可以让身体保持运转，但这个过程中，复杂的产生能量的过程要使用自由基。大多数自由基被限制在反应中，但相当多的会逃出来成为一种"废物"，可以把这想象成你的汽车发动机在汽缸中燃烧汽油和氧气产生驱动汽车的能量。这个过程同样产生废物，如水蒸气和一氧化碳。当身体燃烧氧气产生能量时，废物是水和氧基自由基，也被称为活性氧基团。

当自由基逃逸后，它们匆匆在你的细胞中寻找另一个电子。自由基可能会抓住细胞膜或从细胞核内中的 DNA 中抢夺电子。鉴于人体有大约 60 万亿个细胞，你会认为损失一个电子不是很重要，但是能造成多大伤害呢？

伤害是不断累积的。每时每刻，身体 60 万亿个细胞中的每一个都有可能制造数以百万计的自由基。当一个自由基抓住附近分子的一个电子后，这只是连锁破坏的开始。失去电子的分子被损坏，除此之外，另一个自由基产生了，它们每一个都会损害更多的健康分子。回到汽车的比喻，一个自由基好比是最终撞在一起的一堆车辆中的第一辆。在你的身体里，留下的是很多损坏的细胞，多年来的伤害累积会导致衰老的疾病。

某些类型的自由基特别危险。在线粒体中，当氧被代谢成三磷酸腺苷和水时会产生过氧化物自由基。即使过氧化物自由基抓住一个电子，它仍然是危险的。在它的还原形式中，过氧化物自由基和氢原子会继续反应形成过氧化氢。从专业角度讲，过氧化氢不是自由基，但它可以触发更多自由基的形成。如果这些自由基与身体中的铁或铜反应，就会产生特别活跃和非常危险的自由基，称为羟基自由基。安东尼·迪普洛克（Anthorry Diplock）以自由基研究为主，他说："羟基自由基可以从它附近的任何有机分子中抢夺电子，这将导致自由基和非自由基进一步的反应，这些反应可能是导致疾病的生物化学变化的根本原因。"

〈 自由基损伤 〉

当自由基进行攻击时，可以破坏细胞的任何部分。如果自由基攻击细胞膜上的脂肪酸，细胞就会破裂。如果自由基攻击细胞中一种被称为溶酶体的酶存储结构，溶酶体中的酶会释放并杀死组织细胞，包括附近的其他细胞。

这已经够糟了，但更糟的是被称为脂质过氧化的过程。当自由基攻击你身体的脂肪组织时，它们会"击中"你血液里漂浮的胆固醇微粒。当击中的是坏的低密度胆固醇（低密度载脂蛋白），它就会被氧化。其结果是胆固醇变得更黏稠，然后黏附在你动脉血管壁上粗糙的地方。这种情况发生后，斑块就会开始形成，然后可能发生动脉堵塞和心脏病发作或中风。

所有细胞的细胞核中的DNA都含有基因密码。如果它们被自由基攻击，控制细胞复制的编码可能被损坏。或者，自由基把DNA与细胞中的其他蛋白质连接起来，这是所谓的交联，它可以完全阻止细胞的复制。在任何情况下，无论是细胞的复制、损坏还是停止，结果都可能是癌症。

最严重的是自由基线粒体的损伤。这些神奇的微小结构是细胞的发电站，负责细胞这部机器的运转和细胞的呼吸，这是极其复杂的过程，将葡萄糖、脂肪和蛋白质与氧气结合释放三磷酸腺苷和水。人体约90%呼吸的氧气会在线粒体中被处理。线粒体由一层光滑的外膜包裹着内膜，细胞的呼吸作用发生在折叠的内膜上。这两种膜的多聚不饱和脂肪酸含量都很高。当呼吸程序快速地在内膜中进行时，会产生大量的自由基，这只是产生能量的正常链中的一个正常的附带事件。

线粒体有自己独立的DNA，它为你细胞呼吸需要的十三种线粒体蛋白的产物编码。细胞核中的DNA分子是错综复杂地盘绕并精心地包裹起来的，而线粒体DNA非常脆弱，几乎是不受保护的环状分子。

一些过氧化合物自由基在细胞呼吸过程中逃逸，随着年龄的增长，会有越来越多的自由基逃逸。它们遇到的第一个有机结构，是线粒体的脂肪膜和线粒体DNA，这意味着线粒体是细胞中最有可能受损的部分。膜的脂质过氧化应该可以减缓甚至停止能量生产。对线粒体DNA的损伤也损害了内膜，因为线粒体DNA为制造它的蛋白质产物编码。

这是哈曼博士自己的描述："一个人的寿命很可能主要是由线粒体的损伤程度决定的。在正常呼吸过程中，随着线粒体中自由基的增加，衰老也变得越来越快，这反应在三磷酸腺苷（ATP）的产量减少和过氧化物自由基形成的增加上。"当你的线粒体因自由基的积累效率变得越来越低时，恶性循环就开始了。你产生更多的过氧化物自由基，防御能力却越来越低。最终，身体的各种防御机制将被自由基所湮灭。

＜ 自由基的其他来源 ＞

细胞呼吸并不是自由基的唯一来源。有意思的是，你的免疫系统利用自由基的力量来消灭侵略者。白细胞在吞噬入侵的病原体后用过氧化物和过氧化氢消灭这些病原体。那是很好的，但也意味着疾病或感染会产生很多额外的自由基，生病的时间越长，产生的自由基越多，对身体的伤害就越大。

许多处方药在人体内分解的时候会产生大量的自由基。在其他情况下，自由基是由肝脏在代谢这些药物时产生的，这是肝脏经常进行清除毒素过程的一部分——清理身体里的废物。此外，许多处方药和非处方药会导致你的抗氧化水平严重衰竭，使你丧失自然防御能力。

吃的食物对产生自由基有重要的影响。这里的罪魁祸首是多聚不饱和脂肪，特别是它们以部分氢化的植物油，也就是致命的反式脂肪酸形式存在时。我会在后面提到反式脂肪酸，但在这里，我会让你知道，食用反式脂肪酸肯定会让你产生更多的自由基。

当身体暴露于正常的背景辐射和来自阳光的紫外线下时，也会产生自由基。数百万年的进化让你身体能够排解大部分的自由基，虽然不是所有的。你的身体不擅长的，是处理在 21 世纪伴随我们生活的污染物，包括杀虫剂、除草剂、臭氧、烟雾、香烟、烟尘和汽车尾气等，暴露于这些污染物中，身体试图驱逐它们时就会产生自由基。

重要的是要记住，运动也会产生大量的自由基。事实上，做高强度运动的运动员，如马拉松运动员，也会经常遭受感冒和感染。这些人训练如此辛苦，产生这么多的自由基，他们实际上是在损害自身的免疫系统。

＜ 反击 ＞

如果自由基在身体里是这样正常和自然地产生的，那我们怎么做才能抵抗或减少它们的伤害呢？

有两种基本方法：一是在第一时间防止产生过多的自由基；另一种是一旦它们逃逸了，就中和它们的作用。到目前为止，我们只知道一个有效的方式来降低自由基的产量，那就是限制卡路里的摄入。这个观点是，如果你吃得很少，燃烧的燃料就少，自由基形成的也少。卡路里限制理论比任何其他的抗衰老理论都更多地被人们关注，我将在下一章详细讨论。这是合乎逻辑的，而且它对实验老鼠有效，正如我要解释的，卡路里限制的方法从来没有被证明对人类是有效的，除了让你感觉饥饿以外，它还有很多严重的缺陷。

一种防止自由基产生更为合理的方法是避免增加生产过量的自由基的条件。这包括避免污染物与适度运动。最重要的是要保持健康，这样，你就避免了来自疾病和治疗疾病药物的双重打击产生的额外的自由基。

＜ 打破链条：抗氧化剂救援 ＞

防止自由基损伤最实用的方法是迅速中和多余的自由基，从而尽可能快地打破连锁反应的过程。一旦自由基形成就清除它们，通过这种方法可以把损害降到最低。这种中断连锁反应的方法是我的抗衰老计划的核心。

打破自由基损伤的连锁反应，延长寿命，必须采取双重途径：食用富含抗氧化物的食物和补充抗氧化维生素补充剂。最近几年，毫无疑问你听到了大量关于抗氧化物的问题。它们是什么？你的身体进化出抗氧化物，保护自己免受自由基的有害影响，它们是你的身体良好的创造才能的一个优秀例证。抗氧化物是如何产生作用的呢？抗氧化物通过提供自由基所需的电子来中和自由基，从而湮灭了自由基并阻止自由基进一步形成的连锁过程。

人类比其他生物的寿命更长的一个原因，可能是我们有非常有效的抗氧化机制。你的第一道防线是身体制造的强力的抗氧化酶，包括超氧化物歧化酶、谷胱甘肽和过氧化氢酶。它们非常重要，我们需要仔细地讨论它们。

＜ 抗氧化酶和生命营养物 ＞

让我们先从超氧化物歧化酶开始。线粒体中产生大量的过氧化物自由基，就是靠这个酶中和的。超氧化物歧化酶把过氧化物自由基分解为氧和过氧化氢，中断自由基的连锁反应，这是第一步。

下一步是要分解过氧化氢，因为它也是自由基，虽然比不上过氧化物自由基的破坏性。要打破过氧化氢，你的身体使用了另一种叫作过氧化氢酶的酶来分解过氧化氢，并把它转化为水和氧气。这里有个问题，就是过氧化氢酶只能在身体的水溶性部分工作，即在细胞的内外，但不能在脂溶性的细胞膜上工作。

这是抗氧化酶谷胱甘肽的来源，它捕捉攻击细胞膜的自由基，也会捕获其他过氧化氢酶错过的过氧化氢。这是很重要的，因为过氧化氢可以分解成羟基，是所有自由基中最危险的。不幸的是，身体中没有清除羟基的酶系统，所能做的就是用天然激素褪黑激素（Melatonin）中和羟基。但是随着年龄的增长，褪黑激素的产量下降，我在第九章会更详细地讨论。我们可以通过补充褪黑激素来提高褪黑激素水平，但更好的方法是防止羟基自由基的形成。

从研究中我们越来越肯定的是，生命营养物对防御自由基是必不可少的。比如维生素 E、维生素 C 和 β－胡萝卜素等抗氧化营养物，可以保护细胞免受自由基的直接伤害，或帮助产生消灭自由基的酶间接地保护细胞免受伤害。维生素 E 特别有助于保护细胞膜。维生素 C 是一种有效的抗氧化剂，因为它的水溶性，它可以去细胞内外的任何地方。但这里我不提前多说了，你会在第八章和第九章中阅读到所有关于抗氧化的生命营养物的知识。

许多植物食品中的天然成分对湮灭自由基也是极其有价值的，这些自由基是肝脏从身体清除毒素和废物时产生的，例如在花椰菜和其他十字花科蔬菜中发现的丰富萝卜硫素（Sulforaphane）就很有效。还有在豆类食物中发现的染料木黄酮（Genistein）和在红酒、茶及许多其他食物中发现的多酚（Plant Polyphenol）。富含植酸的食品，如全谷物，是有助于清除引发自由基反应的微量矿物质的天然螯合剂。在下一章，你会读到更多关于这些化合物是如何工作的，以及哪些化合物效果最佳。

因为酶是蛋白质，需要氨基酸来合成，氨基酸是蛋白质的构建单元。例如 N- 乙酰半胱氨酸（NAC），这是氨基酸半胱氨酸的一种形式，如果没有它的话你就不能合成谷胱甘肽。没有充足的微量矿物质的供应，比如硒，你也不能制造抗氧化酶。你需要硒来制造谷胱甘肽，没有足够的硒，也就没有足够的谷胱甘肽。同样，你需要铁合成过氧化氢酶，还需要锌、铜和锰来合成过超氧化物歧化酶。

如果你同时服用抑制抗氧化水平的药物，那么吃世界上所有的好食物对你也没有帮助。这样的药物名单有很长，它们能消耗你制造抗氧化酶需要的微量矿物质和维生素。一些更明显的罪犯是众所周知的：非处方药物 H_2 阻断剂，如西咪替丁（Tagamet）、雷尼替丁（Zantac）和抗组胺剂伪麻黄碱（Pseudoephedrine）会阻止你使用抗氧化剂，让自由基不受控制。作为处方药的多种抗生素也对你的抗氧化水平有副作用。最糟糕的是危险的类固醇类物质，如果你正在使用可的松（Cortisone）药物，如强的松（Prednisone），你一定要读读第 13 章中关于天然激素的内容，了解不要使用它们的原因，并找到有效的方法来摆脱它们。

＜ 食物和补充物 ＞

本书后面几章将详细介绍你应当食用的抗氧化维生素营养物和食物，它们可以减少自由基的损伤及其引起的衰老。现在，只要记住充足的维生素供应是制造抗氧化酶必不可少的，你需要依靠它们活得更久、更健康。

让我们再回到哈曼博士关于这个话题的论述中。1999 年，他写道："自从 1960 年后，老年人比例的增加和他们中慢性疾病的下降，以及自 1991 年以来癌症死亡率的降低和心血管疾病的持续下降，是和 20 世纪 60 年代以后增加使用抗氧化剂所预期的有益效果相一致的……还有不断提高的公众意识，让人们意识到水果和蔬菜能通过抑制自由基反应的损坏来降低疾病的发病率。"

请注意哈曼博士所说的话，在过去的几十年，健康长寿的现象是饮食和维生素的功劳，而不是医学界做的任何事。我由衷地赞同他的观点，但在讲述我和同事们用来使人们保持健康长寿的特别技术之前，我需要再讨论一个特别有害的抗衰老理论，就是通过限制摄入卡路里达到长寿目的的理论，下一章，我会告诉你为什么这是错误的。

第 7 章

∨

为何不能进行卡路里限制

关于延长寿命的学说，研究最多、文献最丰富的观点就是限制总卡路里摄入。如果不告诉你这个理论，那么关于抗衰老理论的讨论就是不完整的。

卡路里限制，意味着饮食中的卡路里水平较低，但含有所有必需的营养成分。就如它的"发明者"加利福尼亚大学洛杉矶分校的研究者罗伊·沃尔福德（Roy Walford）说的那样，营养不足并不是营养不良。沃尔福德的理论是，如果你摄入的卡路里较少，线粒体就燃烧较少的氧气，这意味着你会产生较少的自由基。这个理论显然是与德纳姆·哈曼的结论紧密联系在一起的，即认为自由基的积累是衰老的主要原因。这样，卡路里限制成为从源头上制止自由基产生的方式。

如果你读过我的其他著作，就应该知道卡路里限制是一种不可接受的行为，我非常成功的减肥方法就是基于这个观点。事实上，即使卡路里限制的目的不是减肥，而是为了延长寿命，像沃尔福德的理论那样，我仍然认为这是一个可怕的想法。当听到这不怎么令人激动的选择时，我倾向于那些有同样想法的人："你可能不会活到一百岁，但你会感到非常饥饿，看上去就像有一百岁一样。"

然而，正是因为所有的研究和文献，更别提那些公众宣传了，卡路里限制学说成为我们关注的问题，反对它的观点也同样值得我们关注。

< 实验室里的老鼠和猴子 >

我从来没有见过其他用啮齿动物做实验进行的抗衰老理论研究有如此一致的文献记录。所有的研究都表明，限制卡路里，甚至是减少实验动物的食物超过正常摄入量的一半，会明显地延长它们的寿命。平均而言，如果控制实验室的大鼠和小鼠的食量只有对照组的 60% 到 70%，它们的寿命会延长 25%、40% 甚至 50%，它们同样显得更年轻和健康，而且更长寿，更少患有肿瘤，用来和疾病进行斗争的白细胞水平也更高。

事实上，限制卡路里是在实验动物身上获得的证实能延长寿命的唯一方法。当然人不是实验室里的老鼠，所以还不清楚限制卡路里是不是真的会延长人的寿命。

然而，猴子是和人类非常接近的物种，而且在猴子身上限制卡路里的研究得到了与老鼠类似的结果。限制卡路里摄入的猴子比正常饮食的那些更健康，更年轻，它们也很饥饿，但是猴子的寿命平均约二三十年，所以说限制卡路里实际上会延长它们的寿命还为时过早。

另一个要考虑的因素是，在实验室条件下给老鼠和猴子的食物还不能应用在现实世界人类的饮食中。同时，对于那些在精心控制的实验室条件中一直繁殖成同样品种的实验动物来说，设计一个标准的饮食很容易。但是在人类的年龄、新陈代谢、遗传和活动水平无限变化的情况下，很难想出一个适用于所有人的标准饮食。因为这些原因，我认为限制卡路里的动物实验证据还不能令人信服地应用于人类。

此外，尽管有很多饥饿的老鼠，但还没有人能证明究竟为什么限制卡路里能延长寿命，它是怎么起作用的。没有证据证明它是通过减少动物自由基的产量来延长寿命的，尽管许多研究者相信这是根本的原因。

事实上，最近其他研究者认为，限制卡路里实实在在的好处是减轻体重，这相应地又降低了身体脂肪分泌的各种激素和其他化学物质的量。因为许多物质会在造成胰岛素抵抗等健康问题上发挥作用，所有限制卡路里的实验可以证明的是我们已经知道很久的东西：保持正常的体重比超重更健康，即使你是一个实验动物。

另一方面，限制卡路里的老鼠因为应激激素的水平升高——如果你有过那种医生推荐的低热量饮食的治疗经历，你就能理解其中的原因——这看上去似乎不会严重到伤害老鼠，但没有人真的知道。也许老鼠能得到更多的食物，它们会产生较少的应激激素，会同样保持良好的健康状态。

＜ 饥饿的人类 ＞

唯一限制卡路里的人类研究是在无意间发生的。大约是在生物圈二号实验一年后，生物圈二号实验是试图在一个封闭的、自给自足的环境中生活两年。这时人们清楚地知道，生物圈二号的居民筹不到足够的食物来养活自己，他们认为对身体能积极活动的个人来说，每天需要 2500 卡路里的食物才能保持健康状态。罗伊·沃尔福德竭尽所能地使居民每天得到1800 卡路里的饮食以及维生素和矿物质补充物。实验只持续了一段有限的时间，在这段时间里，供应的食品必须被锁起来，以防止成员作弊。所有的参与者都减轻了体重，即使是原来就很瘦的沃尔福德也瘦了 9 千克，而且他们的血糖、胆固醇和血压都降低了。当然，这些结果也可能是由持续的体力活动造成的，因为只有这样才能维持生物圈二号的正常生活。

此外，更瘦就更健康吗？不一定。正在对十多万名女性进行的护士健康研究得到的数据显示，身高和年龄相同的瘦胖不同的女性死亡率的差别是可以忽略不计的。只有超过理想体重 20% 以上的肥胖妇女，才有较明显的高死亡风险。

据我所知，每天 1800 卡路里的实验对所有研究人员来说都是足够的，除了沃尔福德还坚持在自己身上做抗衰老的限制卡路里的实验，没有其他限制卡路里实验的参与者成为这个理论的信徒。事实上，只有一个限制卡路里的人类实验，这个实验出于一个偶然的原因，参与实验的成员被安置在一个就像是实验室的环境中，无论他们是否饥饿，都必须待在那里。我严重怀疑是否有人可以在正常环境下长时间地坚持这种饮食，不管它可能有助于你延长多少寿命。就像罗伊·沃尔福德自己在采访时承认的，这当然不是什么正常的生活，在正常生活中你总是有点儿饿，我想人类是聪明的，不会甘于一辈子忍饥挨饿。

＜ 没有饥饿的节食 ＞

你必须在饥饿状态下行走锻炼才能达到正常体重？当然不是，因为读过我著作的人都清楚这一点。你不需要忍饥挨饿，还盼着下一顿微薄的口粮，有一个简单而现实的方式，能获得和限制卡路里一样的效果。事实上，有效限制饮食中的糖类食物就是一个途径，你可以吃更少的卡路里但不会经常感觉到饥饿。

这个事实我最初是在一篇重要的研究论文中发现的，论文是沃尔特·莱昂斯·布卢姆（Walter Lyons Bloom）博士和戈登·阿扎（Gordon Azar）博士在 1963 年写的，描述了限制糖类而不限制卡路里摄入和禁食之间的相似性。

这个研究的前提是，观察结果表明人们在禁食两天后几乎没有感到饥饿。布卢姆和阿扎的研究表明，我们消除饮食中的糖类食物也可以避免饥饿感，为什么？因为身体只能储存作为糖原形式的几千卡路里的一些糖类。当这些用完了，身体就会自动转换到燃烧储存的脂肪的模式。当这种转移发生时，身体产生的所有能够转移脂肪的催化剂、酶和激素都会降低食欲。

如果在限制卡路里的实验中，老鼠用低糖类饮食而不是减少食入量，它们可能会出现一样的结果。我翻遍了科学文献，没有发现一个研究采用这种方法。我希望一些研究机构能做这样的实验，因为我知道成千上万的人将会很幸福地享受牛排、龙虾、鸡肉、奶酪、鸡蛋和其他美味佳肴，就着充足的沙拉和新鲜蔬菜的生活。如果我们能证明这种方法在老鼠体内是有效的，那么，很多人会渴望成为研究的志愿者，无论它是否能延长人类的寿命。至少，遵循这个方法的人会发现，他们可以满足生活享受，不会因为高糖类的饮食方式得不到满足。

你不需要为了减肥或是保持健康体重来计算摄入的卡路里，对它们的限制要少得多。根据本书得到的信息，通过明智的饮食，你很快就能享用美味并且有丰富营养的食物。你不需要把自己填满都是高糖类的垃圾食物。如果真的要计算卡路里，你可能发现自己吃了更少的热量，但没关系，重要的是它们的质量，而不是数量。

限制卡路里不是有助于抗衰老唯一的途径，广泛的抗氧化物补充剂，包括维生素、矿物质和其他许多维生素营养物，也是非常重要的抗衰老物质，这些都是我在这本书中所提供的抗衰老计划的重要组成部分。

现在是时候讨论它们了。

第 8 章

∨

抗氧化物是"重要的"营养素

本书中提到的营养，是指来自食物和维生素补充剂的额外营养。中和自由基损害的抗氧化物是营养的核心。

我强调食物和补充剂中的抗氧化剂，不仅是因为它们的抗衰老能力，它们也在与自由基对抗之外的许多方面帮助我们。当抗氧化物成为饮食和维生素营养方案的一部分时，也在改善整体健康状况，从而减缓衰老带来的影响。

它们是会战斗的。这些抗氧化维生素，如维生素 C 和维生素 E 会改善你的健康状况并延长寿命，作用是根深蒂固的。如果哪位医生还心存怀疑，对此我会感到十分震惊。在过去几年里，有关抗氧化维生素好处的重要文章已经出现在医学界的权威期刊中，如《新英格兰医学杂志》和《美国医学学会杂志》。

我举一个例子：《美国医学学会杂志》（*JAMA*）上刊登的 1995 年的一项研究表明，抗氧化维生素可以通过减缓血斑的形成，来延缓冠状动脉疾病的发展。维生素的作用是防止自由基损伤血液中的低密度载脂蛋白胆固醇。没有比这个更好的证据了，因为这篇文章发表在我认为是医学界最权威的反对营养治疗势力的美国医学学会的刊物上。

同样，后来更多的研究证明，维生素 E 是一种重要的抗氧化物，能够抵抗动脉粥样硬化，保护视力，并预防癌症。尽管维生素 E 对健康有生死攸关的重要性，但是传统医生可能还是不会建议你服用，虽然他自己可能正在服用。为什么有些人承诺要保护患者健康反而剥夺了他们获得如此有价值的维生素营养物的权利？

还有其他的原因，因为美国心脏病学会继续拒绝正式批准维生素营养物。美国心脏病学会对医生和民众说："虽然个别观察性研究表明，单靠饮食提供的维生素 E 摄入水平不足以降低心血管疾病的风险，但因为缺少随机试验中得到的有效和安全数据，所以不建议向公众广泛推荐维生素 E 补充物。"

这是主流医学和证据之间典型的爱情故事。绝对的证据是不容易确定的。当我遇到崇拜证据的人，我问他们是否爱自己的父母或者他们的配偶时，他们总是回答："当然。"我对此的回答是："好的，那就去证明吧。"在爱和医学这两个领域，我宁愿依靠得到的最好证据。

尽管很有力的证据有利于抗氧化维生素，即使是反复发表在每一位医生都能阅读和信任的期刊上，但医生可能不会告诉你任何关于抗氧化物维生素如何防止自由基损伤的事。

这就是我要做的工作。

在这一章中，我们将看看在市场上流通的主要的抗氧化维生素和矿物质：维生素 E、维生素 C、硫辛酸和硒。我们将了解它们是如何工作的，不管是单独的还是作为一个团队，我们将看到它们是如何来改善我们的健康和延长我们的寿命的。在后面的章节中，我们将更多地关注抗氧化酶、类胡萝卜素和生物类黄酮。到那时你就具备了对抗衰老的基础，你必须清楚地了解维生素在生命中的强大作用。

＜ 最好的抗氧化剂 ＞

维生素 E、维生素 C、硫辛酸和硒是身体防御和抵抗自由基的主要物质，且不说它们对身体的其他作用，它们都是超氧化物歧化酶（SOD）、过氧化氢酶和谷胱甘肽这些抗氧化酶必不可少的成分。如果你没有足够的所需的维生素和矿物质，就不能获得足够的酶，自由基就会占据上风，就可能导致心脏病、中风、癌症、记忆力减退等其他退化性问题。

因此，一定要保持高水平的抗氧化物才能抵抗这些疾病。它们可以预防包括关节炎在内的炎症以及导致视力丧失的白内障和黄斑病。当然，它们还会抵制自由基本身引起的衰老。

让我们来看看它们是如何运作的。

＜ 行动与互动 ＞

维生素 E 是脂溶性的，这意味着它特别容易进入细胞膜，并保护它们免受自由基的破坏，尤其是过氧化氢的伤害。同样重要的是，维生素 E 防止微小液滴状的不好的低密度载脂蛋白胆固醇在血液中被氧化。体内的脂肪，包括胆固醇，受到自由基攻击时，会与氧结合，即会被氧化。这一过程与黄油腐烂变质的过程是一样的。实际上，一定要尽你所能来保持低密度载脂蛋白胆固醇不被氧化。

维生素 C 是水溶性的，这意味着它存在于身体里所有含水的部位，如细胞内、细胞之间、血液和所有体液中。

硫辛酸同时具有脂溶性和水溶性，这使它普遍存在于身体的所有组织中。

硫辛酸在身体里有两个主要功能。首先，它是线粒体能源生产的一个重要辅助因子，你应该记得前一章我们提到过，线粒体在衰老过程中极其重要。没有硫辛酸，就不能合成将葡萄糖和脂肪酸转化为能量的酶。

事实上，硫辛酸在新陈代谢中占有非常重要的作用，在 20 世纪 50 年代它第一次被分离出来时，研究人员最初认为这是一种维生素。实际上它不是，虽然它确实是一种生命营养物。

然而，事实上，你的身体只能制造数量有限的硫辛酸，其中大部分和线粒体中的酶紧密结合。只是这些作用剩下的硫辛酸作为强大的抗氧化物，像海绵一样吸收各种自由基。可惜的是，这些可利用的剩余硫辛酸是非常少的，为了获得硫辛酸的益处，你需要补充剂。

维生素 E、维生素 C 和硫辛酸都是有价值的，但作为一个团队，它们甚至更好。那是因为当维生素 E 和维生素 C 的分子中和一个自由基，维生素分子本身就成了一种自由基，虽然它的危害性很小。在一个复杂的循环过程中，维生素 C、维生素 E 和硫辛酸的相互作用重新产生这些维生素，延长了在身体里的有效寿命，让它们继续工作。换句话说，它们其中单独的一个并不是可以治愈所有疾病的神奇分子，需要它们共同发挥作用，再加上硒来保持身体的健康。

硒是身体仅需少量的微量矿物质，是支持维生素 E 活性和制造谷胱甘肽过氧化物酶的重要成分，谷胱甘肽过氧化物酶是身体最丰富的抗氧化酶。谷胱甘肽也参与维生素的再生循环过程，硫辛酸和硒都是合成它必不可少的成分。此外，在科学上硒本身就被称为强大的预防癌症的生命营养物。

这些主要抗氧化物对衰老有什么影响？让我们把它们放在一起，看看它们单独和作为团体时是如何工作的，以及它们如何在年老时保护你的健康。

〈 预防心脏病 〉

毫无疑问，高水平的抗氧化维生素可以预防和减缓心脏病。关于这四个主要的抗氧化剂的三个证据是非常有力的。

维生素 E

这里只是维生素 E 在预防心脏病中作用的一些证据，类似证据还在不断地积累：

长期以来，以哈佛为基地的医生健康研究表明，在 1993 年，每天服用 100 国际单位（IU）维生素 E 的男子患冠状动脉疾病的风险是每天服用低于 7 国际单位男子的一半。

同样长时间进行的护士健康研究显示，在 1993 年，服用维生素 E 补充剂两年的妇女与没有服用补充剂的女性相比，她们患冠状动脉疾病的风险降低一半。

著名的剑桥心脏抗氧化物研究（CHAOS）观察 40 000 个患有心脏疾病的男子。这项研究发现，维生素 E 可以防止疾病继续恶化。每天服用至少 400 国际单位维生素 E 的男子非致命性心脏病发作的风险惊人地降低了 77%。

1996 年加利福尼亚大学医学院研究表明，患上冠状动脉疾病的男子每天服用 100 国际单位的维生素 E，会显著减缓病情的发展。

对绝经后妇女的长期研究显示，在没有服用维生素 E 的情况下，那些常吃富含维生素 E 食物如坚果、植物油和鳄梨的妇女患上心脏病的风险会明显降低。

除了这些有启发性的研究结果，最近的一些研究还表明，维生素 E 降低了在血液血斑形成过程中起作用的酶的活性。维生素 E 中断引发血斑反应的化学链，从而防止血斑形成。

维生素 E 还可以让血液"更加稀释"，所以血液在你不希望凝结的地方，如通向心脏或大脑的动脉中凝结的可能性更小。事实上，维生素 E 以及抗血凝药物华法林（Warfarin，商品名 Coumadin）虽然以不同的方式起作用，但效果一样好：它可以防止被称为血小板的微小的血液凝固粒子凝集。当然，它的代价更低也更安全，这可能是医药界对它的能力保持缄默的原因。事实上，我不喜欢这个误导性的术语"血液稀释剂"。更恰当的术语是"抗凝血剂"，也就是防止你的血液凝结。维生素 E 防止血液凝结的效果十分显著，在任何预定手术前几周医生都会建议停止服用。

维生素 C

现在谈下维生素 C。关于维生素 C 的证据也是很可靠的。例如，最近的一项研究表明，如果血液中维生素 C 水平低至贫乏点，患心脏病的风险比血液中维生素 C 水平正常的人大约高 3.5 倍。

尽管我们生活在衣食无忧的时代，事实上有很多人缺乏维生素 C。你可能会对这个数字感到惊讶。研究表明，大约 25% 的老年男性血清中维生素 C 水平偏低，整体上，约 30% 的成年人维生素 C 水平低，其中 6% 以上的人极度缺乏。这些人患心脏病，以及癌症、白内障等其他疾病的风险更大，但这些病可以通过简单、安全且非常便宜的维生素补充剂进行预防。

如果你已经患有动脉粥样硬化，同时维生素 C 水平较低，心脏病和不稳定型心绞痛发作的概率会大大升高。维生素 C 不会使血斑变小，但它确实能防止血斑破裂和堵塞动脉血管。

维生素 C 被严重误解，它功效的强有力证据使这一切显得非常不幸。在 1998 年，研究人员报告说，高剂量的维生素 C 似乎会引发自由基破坏细胞中的 DNA。医学界和媒体抓住这个机会来贬低维生素 C。他们利用单一、部分的研究报告得出假设的结论，而且让它听起来仿佛服用维生素 C 会使你成为某种基因突变的怪物。

媒体报道没告诉你们的是，即使普通的芹菜中也含有能破坏 DNA 的化合物。媒体同样没有告诉你，有大量文献记载，太少的维生素 C 是 DNA 损伤的一个潜在原因。这些有据可查的知识指引你去质询那些批评者："关于保护 DNA，什么是维生素 C 的最佳范围？"我不知道他们会说什么，但我知道我会这么说："最佳范围是什么，就是那篇研究报告发表以前认定的合适范围。"

我向你保证，这个单一的报告不足以成为停止服用维生素 C 的理由。无数次的研究证明了维生素 C 作为安全强效的抗氧化物的价值，这些研究的重要性远远超出了那个存在问题的结论。

硒

硒在预防心脏病的过程中的作用时常被忽视。事实上，硒水平低的话，就如同维生素 C 水平低一样，是引起心脏疾病的严重风险因素。如果你的硒水平低，谷胱甘肽的水平相应也低，这意味着你的抗氧化防御能力低到了一定危险的水平。

硒除了制造谷胱甘肽，还能通过清除汞和铅这些危险重金属来保护心脏。这些金属对你来说是有害的，特别是损害你的心脏组织。

< 保护大脑 >

大脑有几万亿个细胞紧密地聚积在一起，它们通过细胞膜相互沟通。自由基攻击细胞膜并破坏这些交流线路，使交流停止。要保持线路畅通，你需要保护脑细胞免受自由基损伤。你能给予的最好保护是高水平的抗氧化物。人们在这方面进行了大量的研究，许多研究表明，抗氧化物是预防记忆丧失、阿尔茨海默病和其他退化性疾病的有效因素。

在最近针对澳大利亚退休人员的一项研究中发现，服用维生素 C 补充剂的人认知障碍明显减少了 60%。当研究人员添加饮食中的维生素 C 后，认知障碍的减少值达到将近 70%。我对此并不惊讶，大脑中维生素 C 水平比身体其他地方要高 10 倍，和预期的一样，保持高水平的维生素 C，是保持大脑正常工作的天然途径。

维生素 E 的抗氧化能力可以预防患上损害大脑的中风风险。纽约哥伦比亚长老会医院的研究人员在 1999 年的研究表明，即使是少量地补充维生素 E 也能防止肌肉萎缩性中风，肌肉萎缩性中风是由血栓或动脉阻塞血液流向大脑引起的中风。根据这项研究，补充维生素 E 将肌肉萎缩性中风的风险降低了 53%。

大量摄入维生素 E 可以帮助抵御与衰老相关的记忆问题。在一项对 50~75 岁的健康老年人的研究中发现，血液中维生素 E 水平最高的人记忆力测试结果是最好的。为什么？因为维生素 E 能保护你的脑细胞，特别是高脂肪的脑细胞不受自由基的破坏。

维生素 E 和一种叫司来吉兰（Selegiline）的药物，对减缓阿尔茨海默病有同样显著的效果，但便宜很多。

硫辛酸可以在防止阿尔茨海默病造成的细胞损伤中发挥作用，如果发生损伤，它可以帮助减轻损伤。这方面的研究是非常有前途的。

除了保持大脑血液通畅的作用，其他生命营养物，如银杏提取物，对大脑血液循环也有极为重要的作用。我会在第十八章再进行讨论。

＜ 预防癌症 ＞

我已经强调了根除血管疾病对延长寿命的重要性。还有另一种疾病——癌症，如果也能被根除，将是抗衰老斗争的最大胜利。

患癌症的风险会随着年龄的增长而增加，这难道是不得不接受的事实吗？绝对不是。你可以通过采取各种积极措施，如通过补充生命营养物来预防癌症。事实上，维生素 C 被证明是所有抗癌剂中最强劲有效的。

仅仅是讨论证明维生素 C 对癌症价值的研究，我就可以写一整本书。这里只列出一些要点：维生素 C 会大大降低患胃癌、食管癌、结肠癌、膀胱癌、子宫颈癌和乳腺癌的概率，它可能也有助于预防其他癌症，但尚未发现明确的证据。

但预防并不是全部，事实上，主张替代癌症治疗的医生们认为，维生素 C 在癌症治疗中也起着作用，而且是很重要的作用。在癌症替代疗法的国际会议上，关于静脉注射维生素 C 的研究论文引起了很大的反响。文章报告发现肿瘤明显且迅速地萎缩了。治疗癌症的传统方法是切除、辐射、杀死所有癌细胞的化疗和放疗。相比之下，静脉注射维生素 C 比传统方法安全得多，对患者的健康损害也比较小，在经济方面患者也更容易承受。即使是大剂量的静脉注射，维生素 C 也是便宜和易于进行的，而且副作用很少。

维生素 E 还提供强大的癌症预防效果。数百项正面研究表明，总体上你得到的维生素 E 越多，患癌症的概率就越小。我们只看最近进行的一项被称为 α – 生育酚（即维生素 E）、β – 胡萝卜素癌症预防的研究（简称 ABC 调查）的结果：在 1998 年，ABC 调查表明，补充维生素 E 可以预防前列腺癌。这项研究表明，50 岁以上的男人在每天服用 50 国际单位的维生素 E 补充剂后可以使患前列腺癌的风险降低 36%，在那些已患前列腺癌的男性中，服用维生素 E 可以使死亡率降低 41%。在美国，每年有大约 10 万个新的前列腺癌病例，通过生命营养物可以使前列腺癌发病率降低 1/3，每天只需要多花几分钱，就可以降低全国的卫生保健护理费用。另一种被称为番茄红素（Lycopene）的生命营养物，也可以辅助对抗前列腺癌，我将在第十章中深入讨论这一问题。

像我这样从事替代治疗的人很早就知道微量元素硒也有助于预防癌症。1997 年的一项重要研究结果证明我们的信念是正确的。研究者早就从研究中发现血液中硒水平低的人患皮肤癌的可能性更高。他们也知道那些生活在饮食中富含硒地区的人们死于癌症的概率比生活在饮食中硒含量低的地区的人要小。把这些事实结合起来，研究者推断，给患有皮肤癌的人补充硒可以预防皮肤癌的复发。

事实上，硒不能预防皮肤癌的复发。有一项超过 1300 例患者参加的研究中，一半的患者每日服用 200 微克的硒补充物，另一半服用安慰剂。在长达十年的研究结束时，新发皮肤癌的患者数目在两组中是相同的。但服用硒补充物的患者其他癌症的发病率有明显降低：前列腺癌降低 63%，食管癌降低 67% 的，直肠癌降低 58%，肺癌降低 46%。总体而言，硒补充物使该组患癌症的人数降低到对照组的三分之一，癌症死亡率减少了一半。

这项重要研究的结果发表在著名的《美国医学学会杂志》上，同时刊登的评论文章的标题是《硒与癌症预防：有希望的结果需要进一步试验》。典型的主流医学对任何替代治疗方法的反应，和以往对疾病的生物营养物治疗方法一样。美国医学学会拒绝推荐，而是坚持要做更多必要的研究，不管这方法可以延长多少生命。

但即使是美国医学学会也不能永远忽视正在进行的硒的研究结果。自 1997 年刊登在《美国医学学会杂志》上的研究评论后，硒对癌症的预防效果已经被其他许多研究证实了。举个例子，一项针对 33 000 多名男性的研究表明，硒显著地降低了前列腺癌的发病风险。在研究参与者中，五年来每天服用 200 微克硒的人患前列腺癌的风险是服用安慰剂的人的三分之一。事实胜于雄辩，让强有力的证据说明这一切吧。

对抗氧化物对抗癌症的能力再强调一下：当它们与其他生命营养物作为一个团队工作时，它们的作用最强。阿特金斯医疗中心有癌症复发危险的病人会定期服用一整套抗氧化物。除了四个主要的抗氧化物，他们定期得到以下处方：混合类胡萝卜素（包括天然 β - 胡萝卜素和番茄红素），类黄酮类（如槲皮素和原花青素），辅酶 Q_{10} 以及谷胱甘肽的合成原料（如 N- 乙酰半胱氨酸）。我会在接下来的章节详细地谈论这些补充物。我们医疗中心的癌症复发率显著低于常规化疗加放疗的治疗方法，这让所有的医生都信服了。

< 用抗氧化剂挽救视力 >

眼睛的微妙结构特别容易受到自由基的伤害，主要是因为眼睛暴露在大量的紫外线下。随着年龄的增长，受到的伤害也会增大，患上导致失明的白内障和黄斑病的风险就越大。但高剂量的维生素 C 和维生素 E 可以预防这些问题。

事实上，服用维生素 E 会降低得白内障一半的风险。定期每天服用一粒复合维生素补充物能使得白内障的风险降低大约 25%，即使复合维生素补充物中只含有少量的维生素 E。

如果你认为这是令人印象深刻的，看看维生素 C 的统计数据。长期服用维生素 C 补充剂可以将患白内障的风险降低 77%，这是从一项对十年以上额外服用维生素 C 妇女的研究中得到的结论。要知道年度医疗预算大约有 12% 用在白内障手术上，这项研究似乎令人信服地说明了用生命营养物不仅保持了健康，还节省了很多费用。

抗氧化维生素和其他抗氧化营养物还是预防黄斑病的重要因素。黄斑病是 50 岁以上成年人中失明的最主要原因。目前，预计到 2030 年美国大约有 630 万例老年黄斑病例。正如我将在下一章中解释到的，这些病例中有很多是可以通过服用维生素 C 和维生素 E 以及含有类胡萝卜素的补充物如叶黄素和玉米黄质来避免的。当然，吃大量含有这些物质的天然食物，包括深绿色叶子的蔬菜如羽衣甘蓝，也是有所帮助的。

< 免疫和抗氧化剂 >

当慢慢变老，你可能已经注意到以前很容易摆脱的小病现在却会拖更长的时间。二十多岁的时候仅仅是使你无精打采的感冒，到了 50 岁的时候几乎会让你在床上躺一个星期。这是因为免疫力减弱是衰老过程的组成部分。正如衰老的其他影响一样，这也是可以战胜的。

在这场战斗中很少有像生命营养物一样强大的武器来保持免疫系统处于最佳状态。建立你的免疫系统对以后的健康和长寿是非常重要的，我在第 15 章用了一章来介绍它。我在这里提及它，是为了让你知道与抗氧化物在其他方面的作用类似，它们也可以保护免疫系统，关于这个问题的深入讨论，请坚持看后面的内容。

〈 选择抗氧化剂 〉

现在你知道抗氧化剂是如何对抗疾病的了，你可能会问如何选择补充物和应该服用多少。让我们先处理剂量的问题。

在一般情况下，你需要相当高的剂量达到充分的保护效果，例如维生素 E 的保护作用只有在每天至少服用 50 国际单位时才能显现；每天至少 400 国际单位的更大剂量更好。没有其他更合理的方式，你吃再多的富含维生素 E 的食物，也难以达到这个剂量。即使是典型的每日补充多种维生素也只有 30 国际单位的维生素 E，为了达到维生素 E 能发挥作用的水平，你必须服用补充剂。

在安全问题上，即使每天服用非常大剂量的超过 2000 国际单位的维生素 E，对任何人来说也都是很安全的。事实上，我让阿特金斯医疗中心的每一个病人都服用大量安全剂量的维生素 E。

当你选择维生素 E 补充物时，应该知道维生素 E 实际上是一组相关化合物的总称，它们在一起工作，以保护你不受自由基的伤害。其中包括的活性成分主要分为两种类型：生育酚（Tocopherols）和三烯生育酚（Tocotrienols）。简化一些复杂的化学概念，维生素 E 生育酚部分有四种成分：α、β、γ 和 δ 生育酚。在这四种成分中，α 生育酚是最活跃的。它最努力地消灭自由基，也最容易被肝脏处理掉，肝脏是代谢维生素 E

的地方。其他生育酚也扮演了重要角色，虽然它们不那么活跃。应该寻找自然混合生育酚的维生素 E 补充剂，它是维生素 E 在自然中存在的方式，也是最利于被身体吸收的形式。

如生育酚一样，三烯生育酚也有 α、β、γ 和 δ 的形式。有一些很好的证据表明三烯生育酚对消灭自由基是有价值的，尤其是过氧化氢自由基。不幸的是，三烯生育酚补充物是非常昂贵的。如果你有这方面金钱投入的话，应该寻找有混合生育酚和三烯生育酚的维生素 E 补充剂。

无论选择什么形式，为了获得维生素 E 胶囊的最大效力，都请在进餐时服用，食物中的脂肪有助于身体吸收这些维生素。

今天，许多生产商制造的维生素 E 胶囊里添加了硒，这是有效便捷的方式，确保你得到两者最大的好处。总的来说，你每天需要大约 400 微克的硒才能得到最大的保护。人们被警告不要服用多于这个数值的量，长期摄入超过 1000 微克（1 毫克）的剂量可能是有毒的。但每当需要硒来治疗疾病时，我会毫不犹豫地在最初几个月给双倍的剂量。

鉴于每日维生素 C 的推荐量 60 毫克是低得离谱的，你可能不会认为有人真的缺乏维生素 C（在不久的将来，维生素 C 的每天允许剂量可能提高到 100~200 毫克）。事实上，大约有四分之一的美国人每天获得的维生素 C 小于 40 毫克，对于预防所有本章所讨论的健康问题来说，没有比给每人每天最佳剂量的维生素 C 更好、更便宜、更有效的方式了。什么是最佳剂量呢？我通常推荐的范围是每天 800~2000 毫克。

因为维生素 C 是水溶性的，一天的剂量分开服用比较好。一次服用会导致从身体大量排泄出去。另外，尽量从食物中获得尽可能多的维生素 C。

硫辛酸是另一种非常安全的生命营养物。我通常建议每天摄入 200~400 毫克，如果病人已经患有糖尿病就要更多些。这是因为硫辛酸对糖尿病的治疗是非常有效的，尤其是由糖尿病引起的神经病变。

这些重要的抗氧化维生素和矿物质是对抗自由基损伤的第一道防线。它们对制造身体其他主要防御系统的抗氧化酶来说也是必不可少的。

我们下面就转向这些问题。

第 9 章

∨

抗氧化酶

人类是长寿的动物，只有一些种类的海龟和鲸鱼也许比我们活得更长久。人类有比其他动物都高的抗氧化酶水平。长寿命和高水平抗氧化酶，这不是巧合。抗氧化酶是长寿的强大动力。本章中，我们会了解什么是抗氧化酶，它们是如何工作以及如何合成的。我们还将探讨如何提高你的酶水平。下面，先来看看两个最有前途的预防衰老的"新"的抗氧化物：辅酶 Q_{10} 和褪黑激素。

⟨ 超氧化物歧化酶、过氧化氢酶和谷胱甘肽 ⟩

超氧化物歧化酶（SOD）、过氧化氢酶和谷胱甘肽是三大类抗氧化酶，它们在人体中发挥对抗自由基的强大防御能力。细胞时时刻刻都在制造这些酶，它们在需要坚守的地方，一旦产生自由基就立即扑灭它们。将这三种酶想象为战斗中的战士，SOD 和过氧化氢酶一起紧密配合工作，迅速解除最危险的自由基的武装，而谷胱甘肽作为后卫队，负责打扫战场。这是它们的工作原理。

当正常的新陈代谢在线粒体中产生过氧化物自由基时，SOD 会迅速把它们转化成氧气和过氧化氢。唯一的问题是当一个过氧化物自由基遇到过氧化氢时，会形成十分活跃的被称为羟基的自由基。在所有的自由基中，羟基是最大的破坏者，会严重伤害身体。你需要在它们产生时立刻消灭它们。不幸的是，身体没有能力制造一种消灭羟基自由基的酶（虽然你有其他的防御措施，我将在本章后面讨论）。这是过氧化氢酶工作的地方。在形成羟基自由基之前，过氧化氢酶抓住过氧化氢，把它分解成氧气和水，氧气和水再作为细胞正常代谢的一部分被重新利用。

过氧化氢酶有一个很大的局限：只能在细胞的水溶部分工作。它不能保护细胞的脂肪部分，像细胞膜不受过脂过氧化物的破坏，脂过氧化物是氧化氢攻击脂肪时形成的自由基。

这是谷胱甘肽工作的地方。谷胱甘肽是身体里最丰富的抗氧化酶。它到处都是，在你的细胞内外。它以谷胱甘肽过氧化物酶的形式在细胞中"巡逻"，寻找过氧化氢酶错过的过氧化氢分子。它也保护细胞膜脂质过氧化，每当一个自由基从细胞脆弱的细胞膜中偷取一个电子，脂质过氧化都会发生。脂质过氧化作用，就如所有自由基损伤，是一个连锁反应，会持续进行直到有抑制物终止这个反应，在这种情况下，抑制物就是谷胱甘肽过氧化物酶。没有谷胱甘肽，损害将继续进行，细胞膜就会逐渐减弱，直到最终细胞受到不可挽回的破坏而死亡。然而，如果脂质过氧化物能快速被消灭，身体就可以修复细胞膜，一切可以重新正常工作。

谷胱甘肽过氧化物酶在身体里通过一组复杂的化学反应链（谷胱甘肽还原酶和谷胱甘肽转移酶）作用不断在身体中循环利用。谷胱甘肽在肝脏消除毒素的过程中发挥着重要作用，我会在第16章讨论解毒时给予更多的说明。

< 提高酶水平 >

抗氧化酶是当你需要的时候在身体的细胞里制造的，那么，有什么方法可以提高它们的水平吗？回答是肯定的，至少在某种程度上是这样。

你可能还记得高中生物课上学过，酶是身体制造的一种蛋白质，以加速新陈代谢的各种生化反应。有趣的是，只有一点儿酶就能有很大的影响。另一方面，虽然你需要的只是那么一点儿，但是抗氧化酶的量哪怕是低那么一点点也会造成严重的后果。

就像身体里其他的蛋白质一样，酶是由细胞中的氨基酸组成的，根据每个细胞细胞核中的DNA下达的指令，在细胞中装配而成。维生素C、B族维生素和一些微量矿物质，如铜、锌、锰和铁，会帮助这些蛋白质正确地装配在一起。

事实上，细胞每次制造一种酶，所有的原料，而且是足够的原料都必须是现成的。如果哪怕是一种次要成分不能立即获得，你可能都无法合成足够的酶，或者无法足够快地合成它。想象这样一幅画面，因为错误的螺丝进入了供应链，或需要的螺丝根本没有了，整个装配线不得不慢慢停顿；这情景和上面的情况是完全一样的。你的细胞得不到它们所需要的原料，这些酶就不能很快地装配出来。更糟的是，如果必要的成分不能定期供应，抗氧化酶的合成还可能会失衡。例如，如果你要合成足够的 SOD 但没有足够的过氧化氢酶，两者之间的重要平衡失去了，它们将无法共同工作来保护你。只有当你给细胞提供足够了所有必需的成分时，它们才能如你需要的那样迅速地合成抗氧化酶。

< 氨基酸 >

你的身体只用 22 种氨基酸制造大约 50 000 种不同的蛋白质，在某种意义上，就好像只用 26 个字母可以写所有的英语单词一样。这些蛋白质的成分有两类：必需的和非必需的。9 种必需氨基酸只能从食物中获得，这些必需氨基酸也是身体合成其他 13 种非必需氨基酸的原料。

非必需氨基酸可能存在于食物中，但我们的身体不能直接从食物中获取。只有当必需氨基酸合成后，我们才可以得到它们。而且只有当我们的食物含有足够的氨基酸时，必需氨基酸才能合成它们。尽管它们被称为非必需氨基酸，但这并不意味着我们不需要它们，我们确实需要。因此，底线是我们必须吃足够的必要食物为我们提供足够的必需氨基酸，充分满足必需氨基酸本身的需要和非必需氨基酸合成的需要。

但对氨基酸来说不是所有的食物都是平等的。只有动物性食品——肉、蛋、鱼和乳制品中含有所有 9 种必需氨基酸，还有不同含量的其他非必需氨基酸。它们是营养学家所称的高质量蛋白质或完全蛋白质。所有这些高质量的蛋白质，哪一个是最好的？如果你读过我的其他著作，就会知道是蛋类。事实上，鸡蛋是营养学家衡量其他蛋白质质量的标准。

当然，蛋类也被大部分医学人士称为"营养错误"。实际上，许多第一次到阿特金斯医疗中心来找我的患者已经把蛋类从饮食中排除了，他们相信这样做对健康有益。事实胜于雄辩。否认了自己迫切需要的必需氨基酸的理想来源，这些患者实际上是在进行自我伤害。我建议他们首先要做的事情就是重新开始吃鸡蛋，每天至少两个。

如果没有很好的蛋类供应丰富的必需氨基酸，身体就不能装配需要的抗氧化酶，而且从蛋类中得到的氨基酸要比从补充物中获取的更好、更有效。

例如，SOD 和过氧化氢酶是非常复杂的蛋白质，由长链氨基酸组成；组成 SOD 的链约有 150 个氨基酸单元，组成过氧化氢酶的链超过 500 个单元。因为 SOD 和过氧化氢酶是如此复杂，所以服用补充剂并不是有效提高它们水平的方法，而食物中的蛋白质会被消化系统迅速分解成基本的氨基酸。一些制造商生产 SOD 药片，但它们似乎不能有效提高 SOD 水平，注射性 SOD 还没有被批准。

另一方面，谷胱甘肽是非常简单的，只有三个氨基酸组成，所以谷胱甘肽补充剂可能对身体更有效。因为谷胱甘肽是一个三肽——仅由三个氨基酸组成的很短的链，它的链小到不会被消化系统进一步分解，这样你就可以把它全部吸收到血液中。

提高谷胱甘肽水平更好的方法是提高半胱氨酸水平，半胱氨酸是生产谷胱甘肽的一种基础氨基酸。我们知道血液中的谷胱甘肽水平会随着饮食中半胱氨酸含量的比例变化，食入的半胱氨酸越多，合成的谷胱甘肽就越多。为了直接提高患者的谷胱甘肽水平，我通常让他们补充 N–乙酰半胱氨酸（NAC）补充物，因为乙酰化的形式导致较高的谷胱甘肽水平。但什么是最好的半胱氨酸的膳食来源呢？你猜到了吗？是鸡蛋。一个鸡蛋中有 146 毫克的半胱氨酸，其中大部分在蛋黄中。

既然鸡蛋是必需氨基酸非常好的来源，为什么传统医生告诉你只能偶尔食用呢？因为他们认为鸡蛋会升高胆固醇水平。就像你听到的其他许多关于胆固醇的错误信息一样，这个特别荒唐的说法是美国心脏病学会的宣传。美国心脏病学会说你应该每天摄入 300 毫克的食物胆固醇。因为一个鸡蛋大约有 215 毫克的胆固醇，超过大多数有相同热量的其他食物，所以显然不应该吃鸡蛋了。但是事实上，食入的胆固醇与血液中的胆固醇之间的关系很小，大多数人吃的食物，包括人造黄油，其中含有的反式脂肪酸对健康的危险性要大得多。

我可以举出数十项研究，它们的结果与美国心脏病学会的立场相反：吃鸡蛋实际上改善了血液中胆固醇的形态。这里举一个很好的例子：在 1994 年的一项研究中，24 名成年人连续六个月每天在饮食中添加两个鸡蛋，研究结束时，他们的总胆固醇增加了 4%，但是其中有重要作用的高密度载脂蛋白胆固醇水平非常理想地增加了 10%。

我可以很高兴地说，传统医学界的一些成员终于开始为自己考虑了。1999 年，国家卫生研究院，一个相当传统的机构，资助了一项重要的研究，研究表明每天吃一个鸡蛋对健康的成年人来说并不会增加患心脏病或中风的风险。我只能希望这会促使一些传统的医生最终放下他们的世俗偏见，向病人推荐蛋类食物。蛋类是很好的食品，也是身体合成抗氧化酶所需氨基酸的极好来源。

< 矿物质和维生素 >

供应足够的锌、锰、铜、硫和硒等微量元素对合成抗氧化酶也是非常重要的。锰对线粒体内 SOD 的合成特别重要，因为大部分的自由基就是在线粒体中产生的。硒和硫是形成谷胱甘肽的关键因素。所以，除了确保每天摄入足够的优质蛋白质，你还需要确保得到足够的重要的微量矿物质。我将在第 21 章讨论你对微量矿物质的需求究竟有多大，有关每一种矿物质的详细信息，请参见《阿特金斯医生的生命营养物方案》。

最后，你需要良好的维生素供应来制造抗氧化酶，尤其是维生素 C 和 B 族维生素。维生素 C 会刺激身体产生额外的过氧化氢酶，如果没有维生素 B_6（吡哆醇），你就不能制造谷胱甘肽。

< 辅酶 Q_{10} >

在我向患者推荐的所有生命营养物中，辅酶 Q_{10} 是最有价值的一个。这个重要的营养物对线粒体产生能量是必不可少的。没有辅酶 Q_{10}，就没有能量，就是这么简单。辅酶 Q_{10} 对身体是如此重要，它在每个细胞中都能找到。事实上，它广泛分布在身体中，它的另一个名字是泛醌

（Ubiquinone），这个词的英文是由拉丁语的 ubi 和 quinone 组成的，ubi 的意思是"遍布各处"，quinone 的意思是生产能源的天然化学物质。

当辅酶 Q_{10} 在 20 世纪 50 年代晚期被发现后，研究者认为，其唯一的功能是帮助生产能量。然而，到 20 世纪 60 年代早期，它在日本正被广泛应用于治疗充血性心脏衰竭。到 20 世纪 70 年代，日本研究者已经学会了如何简单地生产辅酶 Q_{10}，那时候辅酶 Q_{10} 的研究才正式起步。到了 20 世纪 80 年代，辅酶 Q_{10} 已经成为日本五种畅销药物之一。

然而，美国食品和药品管理局无知地宣布辅酶 Q_{10} 是一种没有真正医学价值的膳食补充剂。这意味着尽管它已经有治疗心血管疾病的可靠记录，尽管它几乎没有副作用，美国心脏病专家也不可能给病人开辅酶 Q_{10}。相反，很多泛滥的危险药物，只是掩盖心脏病的症状。

因为我在这一章专注于抗氧化物的讨论，我不准备探讨辅酶 Q_{10} 如何挽救堵塞性心力衰竭，或它是如何有助于控制糖尿病患者的血糖，以及有慢性疲劳综合征的患者服用后如何近乎奇迹般地康复，我甚至不谈论它如何有助于癌症患者的免疫系统获得新生。

让我们看看辅酶 Q_{10} 在身体里是如何工作的。辅酶 Q_{10} 被称为辅酶，因为你需要它制造至少三种实际可能更多地参与线粒体中把葡萄糖和氧转化成能量的酶。一旦能量产生，辅酶 Q_{10} 又会成为把能量带出线粒体并带入身体其他地方的复杂过程的一部分。

辅酶 Q_{10} 在线粒体中也有抗氧化作用，在过氧化物自由基形成时消灭它们。但是，最近的研究告诉我们，辅酶 Q_{10} 发挥的抗氧化作用比我们想象得更大。由于辅酶 Q_{10} 在身体中无处不在，而且可以很容易地进入和通过脂肪细胞膜，它也有助于防止脂质过氧化对细胞的破坏——那些破坏性的自由基对细胞膜的攻击。它也可以协同维生素 E、维生素 C 和硫辛酸发挥作用，让那些抗氧化物生命营养物质可以更长久地保护你。

在你 20 岁左右的时候，辅酶 Q_{10} 的合成会达到顶峰。此后，合成的量逐渐下降，40岁以后下降的速度会加快。到80岁的时候，只能自然合成顶峰水平的60%。但是，在那个年龄，医生可能会人为地降低你的辅酶Q_{10}合成，使其远远低于最佳水平。怎么会这样呢？这是由于给你的处方降胆固醇的他汀类药物——洛瓦他汀、辛伐他汀等导致的结果。辅酶Q_{10}与胆固醇的合成有相同的途径，当他汀类药物阻断肝脏中胆固醇的生产时，它们也阻断了辅酶Q_{10}的合成。

当这一切发生的时候，你，特别是你的心脏就会陷入困境。心脏像身体其他高能量的部分，需要高浓度的辅酶Q_{10}。事实上，心脏的辅酶Q_{10}水平是身体其他部位的两倍。

同时，辅酶Q_{10}是保护心脏和预防动脉粥样硬化的重要抗氧化物。如果你想知道为什么许多研究表明服用他汀类药物的人心脏病死亡率仍然很高，很可能是因为他汀类药物严重减少了他们的辅酶Q_{10}水平。

提高辅酶Q_{10}的水平，你可以吃富含辅酶Q_{10}的食物，如沙丁油鱼或牛肝。但如果只靠饮食，你必须吃非常大的量才能有真正的效果。可以考虑补充剂，但它们相当昂贵。一个原因是，每年医生都会发现剂量越高好处越多。到现在，我推荐的预防剂量为每天50~100毫克。如果你发现有任何与心脏、高血压、代谢或能量水平相关的健康问题，可能需要每天200~300毫克的剂量。

﹤ 褪黑激素：幕后的抗氧化褪黑素 ﹥

褪黑激素是一种调节身体24小时生物钟的激素，最近常在新闻中出现。你可能听说它是一种天然的安眠药，可以帮助因调整时差或夜班被打乱的生物钟，帮助你提高免疫力，甚至有助于预防癌症。

但你可能不知道，褪黑激素也是一种非常强劲的抗氧化物。还记得我在本章前面提到的危险的羟基自由基吗？你的抗氧化酶不能消灭羟基自由基，但褪黑激素可以。不仅如此，褪黑激素还能刺激身体产生更多在本章中重点讨论的其他抗氧化酶。

与许多激素一样，当你变老时，自然合成的褪黑激素会越来越少。当你 50 岁时，合成的褪黑激素仅仅是年轻时的很小一部分。这也是老年人常常难以入睡和保持良好睡眠的原因之一，因为没有足够的褪黑激素，导致人们的睡眠周期变得紊乱。

随着年龄的增长，褪黑激素分泌的减少会对健康造成严重的影响，不仅仅是整夜辗转反侧难以入眠。褪黑激素对于细胞的保护，特别是大脑细胞不受自由基的损伤极其重要。

大脑比身体其他部位更容易受到自由基的损伤。一部分原因是因为大脑要消耗大量的氧气，它只占人体重量的 2%，却要消耗大约 20% 的氧气，而且大脑细胞消耗的氧气越多，就会产生更多的自由基。大脑中含有大量的脂肪，事实上，你的大脑中有近 50% 的重量是脂肪。羟基自由基对脂肪组织尤其有害，这意味着大脑是身体最有可能被损伤的部分。

幸运的是，褪黑激素会很好地保护大脑。它从大脑中心的松果体中制造出来，一旦产生褪黑激素，它可以很容易地滑动通过阻断其他很多物质的血脑屏障，进入脑细胞（包括细胞脆弱的膜和线粒体），保护它们不受氧化损害。这样反过来可以有效地预防阿尔茨海默病、记忆障碍以及其他退化性脑疾，如帕金森病。

对大脑的保护工程以两种方式运作。首先，褪黑激素作为一种直接的自由基清除剂。根据这一领域的先驱研究者罗素·J.瑞特（Russel J.Reiter）介绍，褪黑激素能够比已知的其他抗氧化剂更有效地清除羟基自由基和过氧化氢自由基，事实上，褪黑激素中和自由基的效率是谷胱甘肽的十倍。

它对抗氧化物酶也有刺激作用。最近的研究表明，它能增加 SOD 和谷胱甘肽的合成。褪黑激素可以很容易进入脂肪中，也就是细胞膜中，从而有助于稳定细胞，使它们更有效地抵抗氧化攻击。同时，它进入细胞的线粒体中并成为理想的抗氧化营养物。

在褪黑激素研究中有一些最新突破。迄今为止的文献几乎包括 6000 篇这方面的科学论文。甚至在 1997 年，著名的《新英格兰医学杂志》中有一篇文章承认褪黑激素有明显的抗氧化物能力，能强化免疫系统，抑制某些肿瘤，并可能诱导睡眠。

同样重要的是，褪黑激素已被证明是非常安全的。高达 6 克的剂量也没有毒性，虽然会使你昏昏欲睡或反应迟钝。在最近的临床试验中，1400 名荷兰妇女每天服用 75 毫克的褪黑激素，长达四年没有产生不良影响。

因此，我们谈论一种可以提供显著的抗氧化和抗衰老的安全、便宜且容易使用的补充剂。但是，因为它是一种激素，唯一的提高褪黑激素水平的方法就是服用补充剂。我建议超过 50 岁的病人从 0.3 毫克的剂量开始，随着时间的推移，高达 5 毫克的剂量也是相当安全的。

为了避免褪黑激素可能引起的任何睡眠问题，建议在睡前半小时服用。作为额外奖励，你会得到更好的睡眠，就像你将在第 13 章中知道的，这对你还有更多的好处。

然而，有一些需要注意的事项，怀孕女性应避免服用褪黑激素，准备怀孕的女性也应该避免，因为高剂量的褪黑激素有避孕的作用。褪黑激素刺激免疫系统，患有自身免疫疾病或严重过敏的人不应该服用。同样的原因，有这样的免疫系统癌症如淋巴瘤或白血病的患者也应该远离褪黑激素。

到目前为止，我已经讨论了通过使用生命营养物补充剂来提高抗氧化物水平的各种方式。提高抗氧化水平的第二个方法是通过营养丰富、高抗氧化物、低糖类食物。这类食物非常多，后面我会用两个章节来讨论。

第 10 章

为何需要类胡萝卜素

你想过为什么蓝莓是蓝色的，番茄是红色的吗？这是因为植物像人一样，需要防止自由基，它们进化出一种特殊的物质，称为植物化学物质（Phytochemicals）完成这项工作。植物化学物质，从字面上看来自希腊词根 phytos，意思是"植物"。植物化学物质赋予植物不同的颜色和气味。奇妙且合乎逻辑的是，植物化学物质对食用植物的人提供类似的保护。更神奇的是，色彩最艳丽和最有保护性的植物是味道最好的。你会在这一章中发现，充满了抗氧化物和其他物质的蔬菜和水果会使你的健康状况产生翻天覆地的变化。如果你的饮食大部分是新鲜的蔬菜和水果，那各种保护性的生命营养物的含量就很高。此外，我们可以使用含有浓缩植物化学物质的补充剂来帮助预防和治疗特定的健康问题。

饮食中富含植物化学物质的水果和蔬菜有益于健康的证据是压倒性的。最近数百项研究表明，水果和蔬菜中的抗氧化物能减缓大脑老化，几乎可以降低患任何癌症的风险，保护你的视力，有助于预防心脏病。抗氧化植物化学物质也可以预防糖尿病和减少糖尿病并发症。

研究人员已经发现了成千上万的植物化学物质，可能还有更多种等待被发现。所以这是非常有前途的领域，也理所当然地成为很多研究关注的重点。我期待着有一天，当我们理解了植物化学物质和它们到底是如何发挥作用的，那时医生将会开食物处方，而不是药物处方来治疗和预防疾病。虽然这不可能发生在我的有生之年，我深信在本世纪我们所回顾的20世纪的依赖药物而不是食物治疗，是基于无知的、粗暴的、无效甚至是有害的治疗，就像我们现在回顾19世纪的依赖水蛭和放血疗法一样。

我们将探讨两大类植物化学物质：在这一章中的胡萝卜素和下一章的生物类黄酮。

＜ 类胡萝卜素 ＞

作为植物化学物质大家庭中最重要的一个分支，类胡萝卜素是在各种食品中发现的一组黄色、橙色或红色的物质。顾名思义，它是类胡萝卜素，特别是一种叫作 β－胡萝卜素的，给予胡萝卜橙黄的颜色。类胡萝卜素也为南瓜和番茄提供类似的色彩，但许多高含量的类胡萝卜素的食物，如甘蓝，实际上是深绿色的。类胡萝卜素仍然存在，它们只是被绿色的植物化学物质掩盖了。

类胡萝卜素家族是庞大的。到目前为止，研究人员已经确定了超过700种不同的类胡萝卜素，其中50种可以被人体吸收和利用。现在，我们仍然不知道大部分类胡萝卜素对人体是否有用，因为在人体血清中只发现大约14种。但是人们已经仔细研究了这一小部分类胡萝卜素，表明这些植物化学物质对防止自由基的破坏可以提供强有力的保护。

最近一些非常有趣的研究也把类胡萝卜素与预防糖尿病联系起来。联邦疾病控制和预防中心的研究人员，观察了1000多位年龄在40~75岁且葡萄糖耐受正常的人的六种主要类胡萝卜素水平，即 α－胡萝卜素、β－胡萝卜素、隐黄素、叶黄素、玉米黄质和番茄红素。然后，他们将这六种胡萝卜素水平和葡萄糖耐受受损的 277 个病人及 148 名新诊断出糖尿病的病人的类胡萝卜素进行比较。然后发现，β - 胡萝卜素和番茄红素的浓度在葡萄糖耐受正常的人中最高，在葡萄糖耐受受损的人中较低，所有糖尿病患者的最低。对这个结果你感到惊讶吗？我不会，这是不要让你的葡萄糖耐受受损的另一个原因。

让我们更仔细地看一下类胡萝卜素。

＜ 胡萝卜素 ＞

在前面的章节中，我已经对抗氧化维生素进行了长篇大论，尤其是维生素 C 和维生素 E。你可能不知道为什么我漏掉维生素 A。确实是这样，维生素 A 是一种有价值的抗氧化物，但是维生素 A 在身体中的另一个主要作用是预防感染，所以我经常推荐维生素 A 补充剂作为治疗感染和创伤、肺部疾病和其他严重疾病的一部分。然而对基本健康的人，服用胡萝卜素是获得所需维生素 A 且获得额外的抗氧化保护的更好方式。

你的饮食中有一些维生素 A 来自蛋黄、牛奶和动物肝脏，大部分来自含有 α - 胡萝卜素和 β - 胡萝卜素的植物食品，在人体小肠和肝脏中轻易地将 α - 胡萝卜素和 β - 胡萝卜素转化成维生素 A。食物也含有 γ - 胡萝卜素，但似乎没什么作用。饮食中的 α - 胡萝卜素只有大约 20% 会变成维生素 A，其余的在体内循环进入脂肪组织，特别擅长消除单氧基自由基，防止脂质过氧化作用，即自由基对脂肪性细胞膜的损害。在食物中，α - 胡萝卜素要比 β - 胡萝卜素的含量少，但身体能从食物中吸收更多的 α - 胡萝卜素。

β - 胡萝卜素比 α - 胡萝卜素更丰富、活性更高，身体可以很容易把它转化成维生素 A。但吃的 β - 胡萝卜素只有大约 40% 转化成维生素 A，其他的去哪儿了呢？像 α - 胡萝卜素一样，它在身体中循环并进入脂肪组织，在那儿它作为非常强大的抗氧化物预防心脏病和癌症。作为额外的奖赏，β–胡萝卜素也是免疫系统的主要支持者。

为了最佳地吸收和利用胡萝卜素含量高的食物，它们需要与脂肪一起进食。如果你吃低脂肪的饮食，将不会很好地吸收胡萝卜素。关于胡萝卜素的另外一个重要的地方：你的身体通过低密度载脂蛋白胆固醇携带它们。是的，你看到的是正确的，得知"坏"的胆固醇还能为你做好事是不是很惊讶？尽管它被医学界妖魔化了。如果你没有足够的低密度载脂蛋白胆固醇在身体中运输β–胡萝卜素，你就不能从中受益。这是一个恰当的例子，说明人体胆固醇水平不能太低。β–胡萝卜素也能提高人体高密度载脂蛋白胆固醇水平，这是身体保持平衡的另外一个恰当的例子！

近几年你可能耳闻目睹了很多关于β–胡萝卜素的知识，它已经成为一个充满争议的话题。我会在稍后提到争议的内容，首先让我们讨论这个宝贵的生命营养物已知的真实的东西。

通常，饮食中含有丰富的β–胡萝卜素的人患心脏病的风险较低。一项正在进行中的对荷兰老年人的研究明确地显示了这种低风险。这项研究对近5000名年龄在55~95岁的健康人的饮食习惯进行了为期四年的观察。在这项研究的开始，没有人患过心肌梗死（心脏病发作）。在研究的后期，饮食中β–胡萝卜素含量最高的人与饮食中β–胡萝卜素含量最低的人相比，患心肌梗死的风险减少了45%。β–胡萝卜素的保护作用在吸烟者中更加明显，他们的心脏病发作风险减少了55%，在以前吸烟者中，风险下降了68%。

β–胡萝卜素是一种安全的生命营养物。它很难会剂量过高，即使连续几个月每天服用超过150毫克的剂量也不会过高。最坏的情况无非是皮肤可能变成橙色，但是这种变化是无害的，如果你减少剂量颜色就会褪去。治疗心脏病，我通常会开每天50毫克剂量的β–胡萝卜素。

为什么 β-胡萝卜素对心脏病有很好的预防作用呢？和其他抗氧化剂，如维生素 C 和维生素 E 一样，β-胡萝卜素可防止低密度载脂蛋白胆固醇氧化。记住在胆固醇传说中唯一有科学支持的部分，是低密度载脂蛋白胆固醇被氧化后的危害。

尽管有支持 β-胡萝卜素有力的证据，许多传统的医生仍然不建议患者服用 β-胡萝卜素。如果让他们说出除了对生命营养物负面印象之外的其他原因，他们会经常提到医师长期健康研究的结果，未能表现出 β-胡萝卜素对降低心脏病或癌症的风险有任何作用。是不是真的这样呢？我晚一些会谈到。

除了在医师健康研究中用的 β-胡萝卜素是人工合成的且不包含其他类胡萝卜素，它还有另外一个问题：参与的医生只是每隔一天服用 50 毫克的剂量。即使他们坚持服用补充剂超过十二年，每天 25 毫克的剂量也就能勉强产生良好的效果。许多学者认为预防癌症的最佳用量是每天至少要 40 毫克。作为比较的基础，美国人平均每天只能从饮食中摄取 2 毫克 β-胡萝卜素。而高于平均水平的美国人，即使吃了很多新鲜的蔬菜，从饮食中获得的 β-胡萝卜素也只有 10 毫克左右。每天从食物中获取 40 毫克的量是相当困难的，你可能需要吃四杯煮熟的胡萝卜才行。通过补充剂来得到 β-胡萝卜素的保护是最好的方式。

β-胡萝卜素不仅能有效地保护心脏，对癌症的预防和治疗也非常有效。但是，这也是这个宝贵的生命营养物有争议的地方，所以让我们首先处理这个争议。

1996 年进行的 β-胡萝卜素和维生素功效的试验研究，也被称为 CARET 研究，这个研究发现服用 β-胡萝卜素补充剂实际上会增加吸烟者患肺癌的比率。医疗界紧紧揪住这项研究，作为诋毁整个生命营养物研究的手段。因此，许多人的思想观念进入误区，认为 β-胡萝卜素会引起各种癌症。其实不是这样的，在这项研究中的被调查者都是吸烟者、前吸烟者或石棉工人，这些人有非常高的风险患上肺癌。只有石棉工人和继续吸烟的人患上肺癌的风险有所增加，前吸烟者的风险略有降低。许多烟民也饮酒，我们知道吸烟和饮酒会严重地减少血液里 β－胡萝卜素的含量。而且，研究参与者服用了人工合成而不是天然的 β－胡萝卜素补充剂。

已经提出了几种假说来解释为什么 β－胡萝卜素补充剂会在一些研究参与者中引发肺癌。既然我们知道服用大量的 β－胡萝卜素可能会阻止你吸收其他的类胡萝卜素，一个可能性是 β－胡萝卜素补充剂影响从食物中吸收其他同样有价值的胡萝卜素，如叶黄素等。另一个可能性是 β－胡萝卜素补充剂可能会增加自由基的生产。如何增加的呢？通过增加 β－胡萝卜素水平，不能同时增加维生素 E 和维生素 C 水平，中和自由基的化学连锁反应失去了平衡，使自由基占了上风。另一项对动物的研究提出了一个不同的假说：β－胡萝卜素补充剂增加与香烟中致癌物质相互作用的细胞酶的产生，从而导致癌症。

然而，我们从其他一些研究中得知，在非吸烟者中 β－胡萝卜素肯定对肺有积极的影响，保护它们不只是对抗癌症，而且对慢性阻塞性肺部疾病，如哮喘、支气管炎和肺气肿等也有很好的预防作用。事实上，根据最近的一项研究，超过 18 000 名成年人的饮食中，抗氧化生命营养物如维生素 C、维生素 E、硒和 β－胡萝卜素越多，肺部功能可能就越健康。非吸烟者中血液抗氧化物水平最高的和最低的之间的差异是巨大的，相当于一个不吸烟的人和一个每天吸一包烟且吸了 10 年的人之间的差别。然而，研究也显示 β－胡萝卜素对吸烟者的影响不大或根本没有积极作用。

我们可以从中得出什么结论？首先，如果你吸烟，就应该戒烟。其次，对于一些奇怪的原因，如果我的话不能让你自动戒烟，那么至少开始在你的饮食中添加高抗氧化食物和补充剂，要全面的天然类胡萝卜素，而不是人工合成的 β－胡萝卜素。

无论你是否吸烟，食用富含类胡萝卜素的食物，而不是服用补充剂，都可以很好地保护你预防各种癌症，包括肺癌。和预防心脏病的作用一样，食用大量的富含 β－胡萝卜素的食物，如菠菜、羽衣甘蓝、南瓜，有降低癌症风险的作用。我没有更多的篇幅来讨论膳食中的 β－胡萝卜素如何有效预防癌症的每一项研究，但它们几乎全部归因于从食物中获得的全面的类胡萝卜素。只看一个最近的例子，一项瑞典针对绝经后妇女的研究发现，富含 β－胡萝卜素的饮食降低了患乳腺癌的风险。妇女吃高含量 β－胡萝卜素的饮食时间越长，获得的保护效果越好。

然而，当谈到前列腺癌，β－胡萝卜素补充剂可能会有很大的不同。记得最初显示了 β－胡萝卜素没有任何预防癌症作用的医生健康研究吗？研究人员最近更仔细地分析了结果，他们开始重新考虑结论了。在参与这项研究的 22 000 名男性医生中，一半人被安排在正常的饮食外服用 β－胡萝卜素补充剂。总的来说，那些没有食用大量水果和蔬菜的医生血液中 β－胡萝卜素的水平较低，且患前列腺癌的可能性高 30% 以上，但是服用 β－胡萝卜素补充剂的男性患前列腺癌的可能性低 36%，即使他们不多吃水果和蔬菜。从这种情况看，β－胡萝卜素补充剂似乎可能弥补膳食中缺乏的类胡萝卜素。

β－胡萝卜素的抗氧化能力是抵抗癌症的一种方式。β－胡萝卜素可以帮助癌症患者的另一个原因是保持细胞之间良好的沟通，许多致癌物就是破坏了细胞之间的通信。这让癌细胞在你的免疫系统意识到问题并有机会做出反应前有一个立足点。β－胡萝卜素有助于保持这些通信线路的畅通，这些通信线路的专业名词叫间隙连接。即使癌症已经发生，用额外的 β－胡萝卜素恢复间隙连接通信也可能有助于扭转癌症的发展。

我的第一个治疗癌症的导师是已故的德国汉诺威的汉斯·奈泊尔（Hans Nieper）博士。奈泊尔博士以治愈癌症患者的数量闻名于世。他用于治疗的主要药物是 β－胡萝卜素，总是给病人开高剂量——足以使病人的手掌产生无害的黄色。奈泊尔博士教导我，β-胡萝卜素有助于激活胸腺，胸腺是身体重要的免疫保护的来源之一。β-胡萝卜素也能使自己的抑制细胞失去活性，抑制细胞就是关闭免疫系统的淋巴细胞。当我读到研究人员最近研究发现β-胡萝卜素能激活自然杀伤细胞时，奈泊尔博士的成果再次被证实了。这些自然杀伤细胞都是破坏癌细胞的免疫细胞，研究者认为它们是在抵抗癌症中介入最深的白细胞的。

对于癌细胞活跃的患者，我一般都会开每天至少75 000国际单位的β-胡萝卜素。我用从一种被称为盐藻（Dunaliclla Salina）的藻类中提取的天然β-胡萝卜素。奈泊尔博士使用具有特殊电荷的干粉，这也可以解释奈泊尔的成功与人工合成β-胡萝卜素的失败之间的矛盾。

总的来说，服用β-胡萝卜素激活免疫系统来抵抗病毒和感染是一种很好的方法。实际上，我常给慢性病毒感染患者开β-胡萝卜素。一些β-胡萝卜素转化为维生素A，提高了人体免疫力，但β-胡萝卜素似乎能够独立于它的维生素A活性而起作用。

＜ 番茄红素 ＞

所有的类胡萝卜素中，番茄红素是能够有效中和有害单氧基自由基破坏的生命营养物之一。番茄红素是使番茄呈现红色的植物化学成分。在西瓜和柚子中也发现了少量的番茄红素，但作为食物来源的番茄红素，番茄基本上是唯一的选择。就像我们稍后会看到的，番茄汁和浓汤是最佳食用方法。

最近的研究表明，我们曾经认为的一些来自β-胡萝卜素的好处实际来自番茄红素。事实上，番茄红素比β-胡萝卜素提供了更多的癌症保护，大约有十倍多。它还提供更多的保护，防止低密度载脂蛋白胆固醇氧化，所以番茄红素能很好地保护动脉和心脏，预防血斑的形成。

你可能最初是在1995年开始听到关于番茄红素的知识的，当时它有助于预防前列腺癌的报告刚出来。这是第一项研究，表明那些一周食用至少十份番茄制作的食物的人患前列腺癌的风险会减少到 45%。而且在患前列腺癌的男性中，用番茄红素治疗可以减小肿瘤体积，降低癌症的扩散。

有趣的是，对吃了大量番茄红素的男性的最初研究表明，他们的番茄红素大多数的来源是番茄汤。就像 β - 胡萝卜素，番茄红素只有在你与一些脂肪一起食用时才能被身体有效吸收。如果它被加热从番茄细胞内释放出番茄红素，也可以被很好地吸收，所以你最好的膳食来源是用橄榄油制成的番茄汤和番茄酱。关于在番茄和其他食物中究竟有多少番茄红素的信息，请参见第 21 章。

从第一份报告以来，番茄红素已被证明有助于预防其他癌症，包括肺、胃、结肠和乳腺方面的癌症。事实上，食用大量的番茄红素可能降低大约 40% 整体患癌症的风险。例如，吸烟者中番茄红素水平低的人，比那些最高水平的人肺癌发病率高四倍以上。

除了强大的抗氧化能力，番茄红素还可以减缓或阻止癌细胞内 DNA 的合成来防止肿瘤的形成，减少癌细胞再生。番茄红素也似乎能阻止胰岛素样生长因子——这是一种天然生成的激素，癌细胞可以很容易地劫持它用来加速自己的生长。用番茄红素来阻止癌细胞，可以减缓肿瘤的生长。

番茄红素的价值不限于癌症治疗。一项对欧洲人的重大研究，比较了只有过第一次心脏病发作的人和健康人的番茄红素水平之后表明，拥有高水平番茄红素的人心脏病发作率是那些最低水平人的一半。

最近对番茄红素的研究表明，它对你的免疫系统可以产生积极的影响。在一个有十几名妇女参加的研究中，那些连续 21 天食用番茄浓汤的妇女比不吃含番茄食物的妇女有更高水平的血液番茄红素。吃番茄的人白细胞更耐氧化的损害，抵抗力高 33%~42%。虽然这项研究规模很小，但很重要，因为它把番茄红素水平的改善和已知的加强免疫系统的临床意义进行了结合。

从我的角度来看，食物中的番茄红素被烹饪过后更有价值，这本身并不坏。真正的问题是找到一种途径使每天吃两份番茄汤或番茄酱的同时，不会摄入大量的糖类食物，如意大利面。需要大量减少糖类食物的人应该看看第236页的表21.4，其中列出了各种食品的糖类和番茄红素的比例。选择给你最佳比例的食物，如番茄汤或番茄汁，即使这些食物往往也可能是高糖类食物。这也是我的许多患者更喜欢以番茄红素补充剂的形式摄取番茄红素的原因。

＜ 叶黄素和玉米黄质 ＞

在50岁以上的人群中，失明的主要原因是老年性黄斑病变（AMD）或中心视力减退。大约1300万美国人患有老年性黄斑病变，而且近25%的60岁以上的人多少有早期症状，每年大约有30万人因老年性黄斑病变失明。

可悲的是，所有老年性黄斑病变的一半情况是可以通过简单的步骤避免的：停止吸烟，吃富含叶黄素和玉米黄质这两种类胡萝卜素的食物。吸烟者患老年性黄斑病变的风险是不吸烟人群的2.5倍。

因为你的眼睛经常暴露在阳光下，眼睛组织需要很高的抗氧化剂，以防止蓝色光和紫外线引起的伤害。叶黄素和玉米黄质是黄色的，它们可以给玉米这种颜色。这两种类胡萝卜素集中在黄斑中，黄斑是在眼底用来捕捉光线的视网膜中最敏感的地方。逻辑表明它们在那儿一定是有原因的。事实正是这样，它们在那里形成了黄色的沉淀来吸收蓝光，防止产生破坏性的自由基。

我有充足的理由把老年性黄斑病变称作一种维生素缺乏性疾病，就像坏血病一样。唯一不同的是，老年性黄斑病变需要几十年才能显现出来。保护眼睛的最好办法是吃含有丰富的叶黄素和玉米黄质的食物。含叶黄素较多的食物，主要是深绿色叶子的蔬菜，如羽衣甘蓝和菠菜。含玉米黄质较多的食物是黄色的食物，如玉米、橙色柿子椒。玉米黄质在食物中的含量比叶黄素少，但幸运的是，你的身体也会将一些叶黄素转化为玉米黄质。它们越多越好：根据最近的一项研究，那些吃大量富含叶黄素和玉米黄质食物的人患老年性黄斑病变的风险比那些吃少量同类食物的人低 43%。

在预防老年性黄斑病变的饮食方式讨论中，通常被遗漏的事实是最好的叶黄素和玉米黄质的来源：事实上，蛋黄中含有的这些类胡萝卜素比其他任何食物都要多。想象一下，如果蛋黄没有被视为膳食中的敌人的话，有多少老年性黄斑病变可能已经被阻止了？现在你知道了，我每次看到旅馆的早餐菜单说明蛋清是一个"健康"的选择，你可以多花 50 美分得到一个时，我感到多么憎恶。下一次你看到这种情况，想想我，想想你的视力，订一份菠菜煎蛋，看看你能不能让餐厅服务员把那些被美国心脏病学会毒害的只吃蛋清的人剩下的蛋黄给你。

老年性黄斑病变不能治愈，但可以减缓甚至通过生命营养物部分逆转。在一个试验中，102 名老年性黄斑病变患者每日服用抗氧化生命营养物，包括维生素 C、维生素 E、β – 胡萝卜素和硒。在 60% 的患者中，恶化停止或得到改善。如果试验过程中包括叶黄素和玉米黄质的补充，我相信它会对更多的患者起作用。在阿特金斯医疗中心，我们使用这样的生命营养物组合治疗老年性黄斑病变，主要的类胡萝卜素补充剂是每天 6~10 毫克的叶黄素。我们对老年性黄斑病变的特效药是氨基酸 1– 牛磺酸，我们倾向于静脉给药。

＜ 阿特金斯医生的胡萝卜素处方 ＞

由于对单独服用 β – 胡萝卜素补充剂是否可能会引发一些人的癌症的研究还不是很明确，我更倾向于让患者服用天然的混合胡萝卜素补充剂。这些补充剂含有所有的胡萝卜素，不仅仅是 β - 胡萝卜素，所以你会得到全面的抗氧化保护。对于基本健康的人，我建议至少每天服用 10 000 国际单位的剂量，多一些更好，甚至可以达到 25 000 国际单位。从盐藻或从全食物浓缩制取的补充剂，提供了所有胡萝卜素的最佳组合。如果你能找到一种也能提供叶黄素、玉米黄质和番茄红素的产品，那就更好了。

当然，食品加工行业现在已经巧妙地设计了一种完全抵消使用类胡萝卜素的方法。他们创造了奥利司他（Olestra），这是一种人造的零热量脂肪替代品，也被称为奥利安（Olean）。我们有脂肪恐惧症的社会已经拥抱了奥利司他，现在超市货架上到处都是含这种东西的零食。令人惊讶的是，美国食品和药品管理局实际上已经对它批准使用，并坚持要求制造商宝洁公司在其中添加维生素 A、维生素 D、维生素 E 和维生素 K。为什么要添加维生素？奥利司他是一种由糖和植物油制成的脂肪性物质，它经过你的身体不会被消化，这意味着它结合了那些关键的脂溶性维生素，并将它们从身体中带出。

对奥利司他同时会清除类胡萝卜素的事实，美国食品药品监督管理局好像漠不关心。根据著名的哈佛流行病学家迈尔·J. 斯坦普佛（Meir J. Stampfer）的研究，那些一周只吃三小份含奥利司他点心的人类胡萝卜素水平可以下降 10%。实际上，斯坦普佛预期这可能意味着每年会使另外的 32 000 人死于癌症或心脏病。你已经知道应该远离所有种类的垃圾食品。不要被广告与医疗机构骗了，认为吃那些用奥利司他做的垃圾食品是安全的，或者认为健康食品加入奥利司他并不会变成垃圾食品。忠于真实的东西，那些富含类胡萝卜素和其他生命营养物的食物，如下一章要讨论的生物类黄酮。

第 11 章

∨

生物类黄酮的好处

你的母亲会告诉你要吃花椰菜，当然她是明智的，你知道为什么吗？花椰菜富含很多纤维素、维生素和矿物质，这些对你的健康都有好处。花椰菜也含有大量有益健康的植物化学物质，被称为生物类黄酮（Bioflavonoids）。不知你母亲是否知道，花椰菜和其他许多蔬菜和水果中的生物类黄酮有助于预防和治疗许多常见的健康问题，包括与衰老相关的退化疾病。

十字花科蔬菜，如卷心菜、羽衣甘蓝、布鲁塞尔豆芽，或绿叶蔬菜像唐莴苣和甜菜叶，可以大幅降低患直肠癌的风险，这要感谢它们所含的生物类黄酮。

这些是什么物质？生物类黄酮是有着复杂名字的天然化合物，如花青素、莱菔子素、白藜芦醇，它们给食物独特的颜色和味道。它们存在于许多食物中，包括蔬菜、水果，甚至饮料，可以抵抗一系列疾病。本章我们要介绍它们可以预防和治疗哪些疾病，以及可以向我们身体供应生物类黄酮的食物或补充剂。

〈 绿茶：一杯茶中的抗氧化剂 〉

茶是世界上最为广泛消费的饮料，仅次于普通的水。它也许是包括水在内的所有饮料中最健康的。在世界各地，经常喝茶的人多数更健康。部分原因可能是因为喝了很多茶的人不会再喝其他的东西，像含糖的软饮料或酒，那些东西对你的身体肯定是不好的。然而，越来越多的证据表明，还有其他的原因。

茶中究竟含有什么物质呢？红茶和绿茶都含有多酚（Plant Polyphenol），它是强大的抗氧化物，也有其他有益健康的物质。事实上，让我着迷的是，茶似乎有助于防治一切疾病，从癌症到龋齿。

绿茶是由植物的叶子制成的，包含最强的抗氧化化合物和其他食物或饮料含有的植物化学物质。大多数美国人喝的红茶，已经被加工处理过，含有的生物类黄酮会少一些。即使如此，红茶几乎与绿茶一样可以促进健康。

绿茶是一种有价值的癌症预防剂。在中国，绿茶是最受欢迎的饮料，一项在中国的研究表明，经常喝茶的人患食道癌的风险低 50%。其他研究显示，绿茶对其他癌症也有类似的预防作用，包括结肠癌、乳腺癌、肺癌、胃癌和皮肤癌。如果你不吸烟不饮酒，绿茶的保护作用更有效。即便吸烟和饮酒，绿茶的抗癌效果也可以有助于解释一个令人费解的现象：尽管许多日本人吸烟，但在日本的肺癌发病率低得惊人，原因可能是他们的绿茶饮用量很高，日本人通常一天喝六杯以上的绿茶。

绿茶中的生物类黄酮是如何帮助你的呢？主要效果似乎来自一组被称为儿茶酚（Catechins）的物质。经研究发现，绿茶中大量存在四种儿茶酚。其中一种叫作表没食子儿茶酚 -3- 没食子酸酯（EGCG），似乎是最令人兴奋的，因为它具有强大的抗癌作用，且无副作用。EGCG 可能通过抑制细胞生长所需的酶起作用。EGCG 不影响健康的细胞，但它抵制癌细胞的酶，癌细胞就会死去，而不是继续繁殖。

＜ 受益的心脏 ＞

茶叶中富含的具有抗氧化作用的生物类黄酮是保护心脏的强大武器。事实上，在绿茶中的一些生物类黄酮消灭自由基的能力是维生素 E 的 25 倍，是维生素 C 的 100 倍。如此强大的抗氧化保护，使那些每天喝一杯以上绿茶的人比不喝茶的人心脏病发作风险减少 46%，这就在情理之中了。

茶的保护作用也可以降低中风的风险。著名的聚特芬（Zutphen）调查在超过 15 年的周期里，观察了 500 多位荷兰人的中风危险，结果显示那些生物类黄酮摄入量最高的男性中风的风险最低。他们饮食中生物类黄酮的主要来源是红茶，占总数的 70%。每天喝四杯以上茶的男人中风的风险是每天喝少于两到三杯的人的 2/3。

＜ 茶的其他好处 ＞

茶的抗氧化作用不是预防心脏病发作和中风的唯一好处。茶也作为温和的抗凝血药物，防止血小板聚集起来形成动脉阻塞。

在全世界普遍饮用的茶的好处不仅仅是保护心脏。我认为现在绿茶最有前途的研究领域是治疗关节炎。抗氧化剂绿茶多酚的能力阻断了 Cox-2 酶的途径，Cox-2 酶是造成炎症和关节痛的主要因素。茶多酚的作用和那些大力宣传的抗风湿药物西乐葆（Celebrex）产生疗效的方式十分接近，但茶没有如体重增加等药物副作用的影响，也没有药物那么高的价格。

茶也具有很强的抗菌作用。饭后喝一杯茶有助于预防蛀牙和牙龈疾病，原因是多酚能杀死引起这些疾病的细菌。我们从其他的研究中知道牙龈疾病与心脏病有很大的关联，这可能是饮茶者患心脏病风险较低的一个原因吗？

在试验中，绿茶也被用来研究解决今天的一个主要的医学难题：抗生素耐药菌。因为一些传统的医生轻率而无意义地过度使用不必要的抗生素，我们今天面临的严重问题，就是抵制用来杀死它们的药物的危险细菌。这些细菌可以引起严重甚至是致命的感染，而且它们对药物治疗根本没有反应。最近的研究表明，绿茶的提取物可以逆转某些耐药菌的青霉素抗性。事实上，茶似乎还能和抗生素协调作用，使之更加有效。

当然，这项工作仍在实验阶段，但我发现它是很有趣的。我很少给患者开抗生素药物。不幸的是，有一些疾病，如莱姆病（Lyme disease）和新的流行性支原体病(Mycoplasma epidemic)，是不能只靠生命营养物和饮食治疗的，对于那些不得不开抗生素的疾病，我总是同时使用一定剂量的有益细菌和能抑制酵母菌过度生长的天然物质，酵母菌过度生长是抗生素使用的头号并发症。

一个实际的问题是多少绿茶才足以预防出现健康问题呢。一杯新泡的茶中茶多酚和其他生物类黄酮的量会有很大变化。根据茶的种类和加工制作的方法，一杯茶中可以有50~400毫克的多酚。一些研究表明你每天至少要喝六杯茶。尽管在上海的食管癌研究中，绿茶的正面效应在那些即使只喝了一杯茶的人里就表现出来了。

我喜欢每天喝一杯茶，不管是绿茶还是红茶，为了使我的患者每次得到的多酚含量相同，我建议服用绿茶提取物的补充剂。选择一个包含35%EGCG标准的品牌，如果你想避免茶中的咖啡因，可以找一个不含咖啡因的品牌。

〈 槲皮素 〉

槲皮素是我喜欢的一种生物类黄酮，而且有相当多的研究肯定了它的重要地位。在阿特金斯医疗中心，我们用它作为治疗过敏的一个重要成分，因为槲皮素天然会阻断一些身体产生对花粉和其他过敏原反应的组胺（Histamines）。同样的阻断效果也能使槲皮素对治疗其他形式的炎症有效，包括关节炎。槲皮素也有助于治疗心脏病和癌症。

和大多数的生物类黄酮一样，槲皮素也能作为一种抗凝血剂，防止血液凝结。它也保护低密度载脂蛋白胆固醇不被氧化，从而防止血斑堆积。当然这两者都有助于降低你患心脏病或中风的风险。

槲皮素被认为是单体最强劲的抗氧化生物类黄酮。在阿特金斯医疗中心研究的一个新的生物类黄酮叫 DHQ（脱水槲皮素），它的抗氧化能力可能超过槲皮素四倍。这两者都对清除过氧化氢自由基特别有效，防止脂质过氧化氢化对身体的脂肪组织如细胞膜的氧化损伤。

对于癌症的治疗和预防，槲皮素显示出了美好的前景。在治疗癌症方面，槲皮素对于治疗白血病和乳腺癌是很有价值的。它可能对其他癌症，包括结肠癌和卵巢癌也是有价值的，但到目前为止，这方面的研究还仅限于动物。

槲皮素的最佳膳食来源是洋葱。吃一颗大洋葱，无论生的还是熟的，就足以在几个小时内明显提高你的槲皮素水平。苹果也含有槲皮素，但身体不能有效吸收。你可以吸收洋葱中约一半的槲皮素，但只能吸收苹果中约 30% 的槲皮素。其他膳食来源包括番茄和花椰菜，甚至绿茶中也有一些槲皮素。

你需要帮助预防疾病的槲皮素的量是相当可观的。要得到可以看到效果改观的量，你有必要服用补充剂。我通常建议每天服用 300~600 毫克的剂量作为心脏病和癌症的基本预防标准。在这种情况下对 DHQ 而言，等值剂量为每日 200~500 毫克。

柑橘生物类黄酮如芦丁（Rutin）、柚皮苷（Naringin）、橙皮苷（Heperidin）与槲皮素也有着密切的关系。为此，我使用柑橘生物类黄酮作为对花粉热和其他过敏患者治疗的一部分。然而在其他用途方面，柑橘生物类黄酮补充剂并不那么有效，我更喜欢使用槲皮素。如果你想试试柑橘生物类黄酮，我建议服用混合生物类黄酮，买可靠的制造商有成分数量详细说明的产品。

在这里提醒一句：柚皮苷，在柚子汁中发现的一种柑橘生物类黄酮，可以与某些药物，特别是用于治疗高血压和心绞痛的 β - 受体阻滞剂作用产生不良后果。如果你还在服用非洛地平（Felodipine）或硝苯地平（Nifedipine）类药物，不要喝柚子汁或服用柑橘生物类黄酮。

〈 大蒜 〉

辛辣的食物如洋葱和大蒜有很刺激的味道，因为它们富含有价值的生物类黄酮。大蒜富含多种生物类黄酮、维生素和像锌这样的矿物质，很难具体地说是哪种物质给予了它最强的抗氧化能力。大蒜的整体效果是非常好的：它能降低胆固醇、甘油三酯和血压，可以作为血液中天然的抗凝血剂，也是降低心脏病风险的最佳食物。

事实上，大蒜是十分有价值的，我想用整整一章内容来说明它的好处。但是因为我还有其他内容要在这一章阐述，所以只能对大蒜的抗氧化能力进行着重说明。

很多研究证实，大蒜可以减少低密度载脂蛋白的氧化，预防动脉粥样硬化。事实上，在德国，大蒜补充剂通常用来治疗动脉粥样硬化。德国最近的一项研究表明，服用大蒜补充剂可增加大动脉的弹性，大动脉负责将血液从心脏输送到人体的其他部位。大动脉会随着年龄的增长自然变硬，在研究中吃大蒜的人比在同一年龄组里的其他人大动脉弹性强15%。德国的另一项研究表明：大蒜不仅可以防止动脉中血斑的集结，甚至可能会减少它们；与对照组相比，服用大蒜补充剂的患者显著减慢了血斑集结的速度。

许多实验室的试管及动物试验显示，大蒜是一种有效的癌症抑制剂。虽然我们没有充足的证据证明它对人有效，但我相信证据很快就会被发现。这方面的研究是非常有前途的。例如，在陈年大蒜中发现的一种化合物已被证明可以明显削弱人类前列腺癌细胞的生长，至少在实验室里是这样的。当大蒜老了的时候会形成一种看上去是活性成分的硫化合物。

新鲜大蒜比陈年大蒜的提取物更好吗？我喜欢食物中的大蒜，但大蒜提取物也有优点，尤其是其抗癌效果。对一些人来说，吞咽无臭、无味的大蒜胶囊比吃那么多大蒜更容易。我建议每天服用的剂量为 1000 毫克。

< 寡聚原花青素：强劲的抗氧化剂 >

这是另一种在食物中发现的有价值的生物类黄酮，但它们在食物中的含量很低，你需要服用补充剂才能充分从中受益。寡聚原花青素（简称 OPC）是在葡萄籽、浆果和一些松树的树皮中发现的一组生物类黄酮。无论来自哪里，寡聚原花青素都是强大的抗氧化剂，要比等量的维生素 C 和维生素 E 的效力强 50 倍。它们能非常好地清除羟基自由基和防止脂质过氧化。

我发现寡聚原花青素对改善血液循环最有用。它们肩负着特别重要的任务，就是增进血管壁的完整性。这是非常重要的，因为你需要强大的毛细血管（把血液输送到所有的细胞中的细小血管网格）。良好的毛细血管循环对大脑、眼睛、手和脚的健康是很重要的。寡聚原花青素能恢复和保持良好的血液循环，并减轻轻微的擦伤、精索静脉曲张和其他循环疾病。它们还有助于治疗诸如黄斑变性和糖尿病视网膜病变等眼部疾病。

获得寡聚原花青素的常用方式是通过松树皮制成的提取物。一种叫作碧萝芷（Pycnogenol）的松树皮提取物专利产品，被广泛作为膳食补充剂出售。碧萝芷中寡聚原花青素浓度约为 85%。从葡萄籽中提取的寡聚原花青素浓度更高，达到 95%。它们还有价格便宜的优点。总的来说，我建议每天服用的剂量为 100~200 毫克。

花青素（Anthocyanocides）是在蓝莓、覆盆子（非常接近蓝莓的原产于斯堪的纳维亚的植物）、黑莓、红樱桃和草莓等植物中发现的寡聚原花青素种类，它们都是很好的抗氧化剂。覆盆子是迄今为止发现的含有浓度最高的花青素植物，这就是为什么能单独用它制造不含其他浆果的补充剂的原因。覆盆子补充剂很有助于保护视力，特别是对你年老时的夜晚视力非常有帮助。如果你注意到晚上开车视力越来越差，服用覆盆子补充剂可能有帮助。覆盆子也被证明对黄斑变性与糖尿病视网膜病变的治疗十分有效。

＜ 葡萄酒怎么样 ＞

每天喝两三杯红酒的人比不喝的人患心脏病和癌症的风险较低，寿命会更长。最近的研究表明，这是红酒中的一种称为白藜芦醇的寡聚原花青素的作用，而不是酒精。

白藜芦醇存在于葡萄皮中，所以你喝葡萄汁的时候会得到一些，不管它是否发酵。相对而言，白藜芦醇不是非常有效的抗氧化剂，它只有寡聚原花青素约一半的效力。如果你已经习惯每天喝一杯或两杯葡萄酒，你会得到一些额外的抗氧化保护，那就没必要停止。如果你不常饮酒，也不需要这样做。事实上，如果你有血糖问题，还是最好避免任何形式的酒精。你可以服用白藜芦醇补充剂，也可以从葡萄籽中得到相同的好处。

＜ 银杏 ＞

银杏（Ginkgo biloba）是银杏树叶中的提取物，已经成为抑制大脑衰老最新时尚型补充剂。这么说是有充分理由的，我会在第十八章更详细地讨论。

要注意的是，抗氧化黄酮能使银杏在大脑中较好地发挥作用，有助于改善身体其他方面的健康问题。我相信这是所有植物来源药物中重要的一个。我这个观点是不孤立的。在欧洲，多年来银杏是标准医学的一部分，它几乎占所有药品采购量的 1%。现在全球银杏制品年销售额超过10 亿美元。

超过 300 项的研究表明，银杏可以通过改善循环系统，来改善血液状况。事实上，这是因为银杏大大改善了输往大脑的血流，可以保护脑细胞不受氧化，改善记忆和思维功能。

在身体的其他地方，改善循环可以帮助治疗一系列的疾病。银杏补充剂可以增强男性的性功能，稳定不规则的心律，减轻间歇性跛足的不适。间歇性跛足是腿部的循环失调导致的一种疾病。银杏也可以通过改善眼睛的微血管血液循环，有助于预防老年黄斑变性和白内障。同样，改善耳部的血液循环有助于听力损失与耳鸣的治疗。最后，银杏的抗氧化能力对清理有害的过氧化物自由基特别有效。

银杏不仅非常有用，也非常安全。即使长期服用高剂量的补充剂也不会有任何有害影响。对于 40 岁以上的患者，我通常建议每天至少分三次服用 60 毫克的剂量。要选择含有 24% 银杏生物类黄酮和 6% 萜烯的标准化银杏补充剂。

＜ 多吃蔬菜！保持平衡 ＞

虽然我们知道很多食物中的生物类黄酮对我们的健康都十分有益，也知道蔬菜和水果中约 30% 的抗氧化活性来自于还没有识别的生物类黄酮。事实上，在本章讨论的生物类黄酮只是我们已知的一个样本。

这就是为什么说吃各种各样的蔬菜很重要。通过不同品种的蔬菜，你能得到已知的和尚未发现的生物类黄酮。像我在这一章中一直强调的，饮食中的生物类黄酮提供了一个很好的方式来保持你的高抗氧化水平，因此能够预防癌症、心脏病和其他伴随年龄增长"理所当然"会产生的疾病。

然而并不是所有的蔬菜都是同等的。你需要在蔬菜中的总抗氧化物水平和糖类的含量之间权衡，有些人更需要注意这一点。例如，甘薯是 β-胡萝卜素、矿物质和生物类黄酮非常好的来源，但它的含糖量很高。这就意味着，那些有超重、高血糖、高甘油三酯以及高血压问题的人最好不要吃甘薯，而是找其他的蔬菜代替。为了帮助你选择哪种蔬菜会以最低的糖类提供最多的生物类黄酮，本书中第 21 章中提供了相关数据。

同样，水果营养丰富，但也含有大量果糖和葡萄糖。在这里，你需要权衡生物类黄酮和糖类的含量，即其中简单的糖类。正如你会在第 21 章中了解到的，除浆果以外的大多数水果对于获取生物类黄酮来说，糖的含量都太高了。

学习如何获得糖和生物类黄酮的平衡，是抗衰老饮食的一个核心部分，所以第 21 章将专门讨论这一点。

现在我们知道为什么会变老，而且已经探讨了一些可以有效对抗衰老的知识。那么我们该如何学以致用呢？可以采取什么措施减缓甚至逆转衰老的过程？在下面的章节我们会付诸行动。

第 12 章

ᐯ

逆转降低的激素水平

你可能已经注意到了"抗衰老"诊所在美国正如雨后春笋般增多，这令人印象深刻。快速浏览一下相关的广告和宣传册，你会发现激素是其进行治疗的支柱。诊所承诺将激素恢复到你年轻时候的水平，也就是在你生命巅峰时的水平。你可能认为有些道理，但这听起来太好了，让人难以置信。

我同意你的看法。这确实是有道理的，事实上激素恢复治疗法的逻辑是由大量科学数据支持的。如果操作正确，激素优化或激素再平衡——相对于"激素恢复"我更喜欢用这些术语，这是抗衰老医学的强有力工具。

至于达到"好到让人难以置信"的程度，这取决于是否实现了适当的平衡。正确的操作涉及透彻地了解所有激素的相互关系和每一种激素水平是否在它的最佳点上。

在本章中，我将讨论激素在你身体里扮演的角色和它们是如何被用来帮助你对抗衰老的影响的。我会尽量简化一个非常复杂的课题，向你介绍一些我们最有力的武器，它们可以恢复我们的青春活力和武装自己对抗老年退化性疾病。

< 激素的作用 >

你的身体是一个复杂、精致、平衡的活机器，正是激素保持了这种平衡。它们强大的调节身体机能的信使化学物质，从血压到体温、性欲，调控身体机能的方方面面。激素由内分泌腺产生，包括肾上腺、卵巢或睾丸、甲状腺、副甲状腺、松果体、脑垂体和胰腺，激素通过血液循环传送到全身。

从出生到年老，许多让你有区别于他人特征的是你的某种激素相对另一种所占的优势。但随着我们的年龄增长，几乎所有的激素水平都在下降，某些比其他的下降速度更快。例如，你已经从第五章了解到，对胰岛素的抵抗会随年龄增长而增加，特别是西方的饮食习惯。在松果体中产生的褪黑激素，会随着年龄的增长稳步下降。类固醇激素是主要在肾上腺和生殖腺中制造的激素，它的水平随着年龄的增长快速降低，所以你会产生越来越少的母体激素脱氢表雄酮、孕烯醇酮和性激素，即雌激素、黄体酮、睾丸激素。

随着激素水平持续下降，你会出现衰老的症状：身体变得虚弱，失去肌肉质量和张力，骨头变得脆弱，血管变弱，抵抗力也越来越差。激素下降也会影响思维：你变得不那么警觉，更为焦虑，更郁闷；短期记忆困难，可能很难安然入睡，性欲减退，而且容易疲倦。

激素自然产生的量下降时，健康水平和寿命也在下降吗？绝对不是。20 世纪的科学家们在最初就向我们展示了减缓这些激素下降的方法。当减缓下降还不够，你的身体仍然不能产生充分有效的激素时，我们可以用激素补充剂代替它们。

< 激素使用注意事项 >

虽然科学已经清楚地展示了，我们如何安全地使用激素补充剂恢复到 30 岁时的巅峰水平，我们也许不能安全地使用激素替代物。这就是你所了解到的激素是如此危险的原因，这可能也是唯一正当的原因。

这种危险确实是存在的。不要混淆激素补充剂与维生素、矿物质和其他你正在服用的生命营养物。虽然你可以很容易在任何保健食品店或药店买到一些激素补充剂，但与大多数营养物不同，它们是烈性产品，需要服用特定的剂量，进行仔细称量，最好在有经验的医生指导下服用。目标是达到理想的血液激素水平，太少是不够的，太多了可能是危险的，而且很可能导致其他激素分泌失调。所以，正确使用激素不仅意味着将降低的激素提高到最佳水平，也意味着要与其他激素保持平衡。

在阿特金斯医疗中心，我通过血液检测来确定病人在服用激素补充剂前后的激素水平。每次的剂量都是根据开始的测量值，然后按需要调高或减量。

我向读者推荐：如果你要从激素中获得最优化的回报，应该找一位有经验的医生，他可以做必要的血液检测确定适合你的剂量。你也希望医生了解激素治疗的过程。我将在本章的后面进行解释，主流医学界开的大多数激素处方药，实际上是我们的内分泌腺自然地合成的激素的非天然变种。如果你服用这些特殊物质，很可能会造成激素分布形态不平衡，而激素失衡是要极力避免的。

这就是原因，在理想的情况下，你的激素能协调地工作，就像在音乐会上按曲调一起演奏一样。当激素互相协作、同步工作的时候，你的身体就处在和谐的工作状态，在生理上等同于一流的乐团演奏交响乐。但是，如同一种乐器演奏得太激烈就会压制主旋律并影响其他音乐家一样，某种激素过多会压制其他激素并抑制它们的作用，无论这种激素是自身合成的还是从补充剂中获取的。

为了避免这种情况，并确保充分认识到激素补充剂的好处，你需要找一位有经验的激素优化专家。这可能并不容易：虽然主流内分泌学家敏锐地意识到总体激素平衡的价值，实际上他们中间只有很少人能采取措施帮助患者实现这一点。所以你可能需要花费一些时间寻找一个愿意在这方面与你配合的医生。在未来，我预计这项任务将变得更加容易，而且总有一天会在医学院教授激素优化方面的知识。在此期间，你应该寻求专家的帮助，我建议你用这本书作为指导来确认你是否得到了最好的专家辅导。

< 激素乐团 >

我曾说过，激素治疗最重要的事实是，如果单一的激素使用过多，可能会破坏内分泌的平衡。但是，有一些激素比其他激素更有可能造成这种问题，这主要适用于类固醇激素，也是我将重点讨论的一组激素。要了解哪些激素更有可能会造成这种问题，我们需要先看一看身体产生激素的分化过程。

这是一个复杂的过程，并且它是从那个险恶的被称为胆固醇的基本化学构建单元开始的。当身体需要更多的胆固醇（比合成胆汁、神经鞘或你身体中的其他胆固醇为基础的物质多的胆固醇）来合成类固醇激素时，它会将胆固醇转化为一种被称为激素原的原始前体化学物质。然后，通过添加或删除单个分子或一系列的分子，激素原被转化成真正的激素，如肾上腺激素或性激素。

一般来说，大多数的激素生化反应可以很容易地进行，分化成身体需要的激素。但它几乎是不可能反向进行的，不能回到分化前的状态。

我举个例子，在我的患者中常见的内分泌异常：一个以服用全剂量的激素替代疗法的妇女，使用非天然的雌激素和黄体酮，总是有明显的血液脱氢表雄酮水平衰竭，这是我一会儿将要讨论的激素前体。这是因为一个反馈机制的作用，激素水平的提高抑制了这种激素早期形态的制造。这意味着，这个妇女可能缺乏来自脱氢表雄酮的各种重要激素。

让我们针对这方面的细节进行深入研究。

＜ 脱氢表雄酮：激素的母体 ＞

DHEA 就是脱氢表雄酮，被称为"激素的母体"，因为它是其他肾上腺激素的前体。这些肾上腺激素包括所有的肾上腺类固醇（如压力激素皮质醇）和性激素（如雌激素、黄体酮和睾酮）。如果脱氢表雄酮的分泌下降，那么你的其他相关激素的分泌也会随之减少。这也是人体里最丰富的激素。

对我们来说，真正的特殊之处是在衰老的生理特征中，脱氢表雄酮可能是最能说明一切的。很多研究证明，脱氢表雄酮水平可以很好地预测老年健康问题：自从我们二十几岁的时候起，脱氢表雄酮水平就开始下降，由于脱氢表雄酮可能是下降最快的激素，脱氢表雄酮水平越低，患上加速衰老的退化疾病的风险就越大，如动脉粥样硬化、糖尿病、癌症、骨质疏松症和免疫力低下等。直截了当地说，脱氢表雄酮水平越低，你就越有可能死于与衰老相关的疾病。

相反，高水平的脱氢表雄酮能够保护你远离这些疾病，甚至可以逆转衰老的过程。而且你的脱氢表雄酮水平越高，感觉就越好，具有更强烈的舒适感，包括更良好地缓解精神和身体压力的能力。

你的肾上腺用胆固醇制造脱氢表雄酮（在睾丸或卵巢中也有少量的脱氢表雄酮合成）。是的，这与主流医学界认为是危险物质的是同一种胆固醇，在血液中没有任何用处，但我们陆续发现它是绝对有价值的。血液胆固醇水平不足以说明身体没有必要的原材料来合成这个关键激素，它是四十多种肾上腺激素的前体。激素制造的级联反应被严重破坏，对你的健康有可以预见的严重后果。在我服用脱氢表雄酮的患者中，不论年轻还是年老的，只要脱氢表雄酮水平恢复到最佳水平，病情都会有明显的改善。

脱氢表雄酮达到峰值水平是在 20~25 岁之间，以后，脱氢表雄酮的产量会以大约每年 2% 的速度自然下降。这意味着，当你 40 岁的时候，身体制造的脱氢表雄酮大约只有 20 岁时的一半。在 65 岁的时候，下降到大约只有峰值水平的 10%~20%。在 80 岁时，为峰值水平的 5% 左右。一般来说，女人比男人少合成 10%~20% 的脱氢表雄酮，尽管她们合成的速度同样以每年 2% 的速度在下降。

＜ 脱氢表雄酮和心脏病 ＞

一个传统的医生对高胆固醇的主观偏见可能会使他或其他人失去判断疾病的能力。脱氢表雄酮是另一个优秀的例子，它是潜在心脏病更有决定性的指标。低脱氢表雄酮比高胆固醇能更好地预测心脏病，但医生很可能不会测试你的脱氢表雄酮水平。事实上，你的医生很有可能会用斯他汀类药物来治疗高胆固醇，这种药物通过防止胆固醇的合成起作用，从而进一步减少脱氢表雄酮的产生。

完全相反的做法会更好。服用脱氢表雄酮补充剂也会降低低密度载脂蛋白胆固醇水平，但没有斯他汀类药物的副作用。同时，脱氢表雄酮会降低你患危险的血液凝结病的风险。当然，你还可以享受脱氢表雄酮水平增加带来的其他好处。

动物研究表明，如果你已经患上了动脉粥样硬化，脱氢表雄酮可能会缩小堵塞冠状动脉的血斑。当给有动脉粥样硬化的家兔脱氢表雄酮后，它们动脉中的血斑缩小了 50%。脱氢表雄酮尚未被证明可以减少人类的动脉血斑，但我们知道脱氢表雄酮水平与冠状动脉病变之间肯定有关联。举一个例子，一项有趣的关于冠状动脉搭桥手术的研究结果显示，脱氢表雄酮水平越高，冠状动脉疾病的严重性就越低。

〈 脱氢表雄酮增强免疫力 〉

一个 20 岁的人可以很快摆脱感冒或流感，但是一个 50 岁的人可能会病一个星期。随着年龄的增长，人体免疫系统会逐渐变弱，使人易受疾病、感染、退化性疾病如糖尿病和自身免疫性疾病的影响。如果可以将免疫系统恢复到年轻时的水平，那该多好啊！

你可以使用脱氢表雄酮。这种神奇的激素能增加抗体的制造，并增强像单核细胞和自然杀伤细胞这样对抗感染的免疫细胞的活力。

1997 年，一项针对健康老年人的研究表明，脱氢表雄酮能有效提高免疫力。测试对象在持续 20 周内每天服用 50 毫克的脱氢表雄酮。测试结束时，所有人血液中的免疫成分都显著增加。值得注意的是，他们的单核细胞平均增加了 45%，其他免疫指标如 T 细胞，至少增加了 20%。

我每天都能在病人中看到脱氢表雄酮增强免疫功能的证据。在阿特金斯医疗中心，我们为所有免疫受损的患者开脱氢表雄酮的处方，它能有效治疗慢性疲劳综合征以及像类风湿性关节炎和红斑狼疮这样的自身免疫性疾病。所有患者的脱氢表雄酮水平都低得令人吃惊，通过服用脱氢表雄酮短短几周后，我看到他们的整体免疫功能有较大的改善。同样，病人感觉好多了，即使抑郁和疲劳的症状还没有完全消失，也往往有了较大改善。

〈 癌症和脱氢表雄酮 〉

尽管不能治愈癌症，但脱氢表雄酮还有更好的作用：作为预防癌症的补充剂。我最初学会使用脱氢表雄酮作为治疗方法是在 20 世纪 70 年代，当时德国的癌症替代疗法专家成功地把它用在自己的癌症病人身上。

到目前为止，关于脱氢表雄酮的医学证据大多来自动物的研究，但我对这些积极的结果应用在人类有类似效果的前景感到乐观。这些动物研究表明，脱氢表雄酮可以预防乳腺、结肠、肝脏、肺、前列腺、淋巴系统和皮肤方面的癌症。我们知道患癌症的风险会随着脱氢表雄酮水平下降而上升。我们也从人类的研究知道，患有膀胱癌和乳腺癌的妇女脱氢表雄酮水平总是比正常值低很多。所有的证据都指向脱氢表雄酮对预防癌症有明显的作用，即使决定性的研究截至目前尚未完成。

有一个已知的例外：有患前列腺癌风险或已经患有前列腺癌的人，需要非常谨慎地使用脱氢表雄酮。我相信你仍然可以从这个有效的激素中获益，但你需要一个医生进行仔细监测。这是因为脱氢表雄酮可以增加睾丸激素的合成，反过来会引起前列腺癌。为了安全使用脱氢表雄酮，你需要经常做前列腺特异性抗原（PSA）的血液测试，来监测患前列腺癌的风险。这里有一个有用的替代品是 7- 酮脱氢表雄酮，这是一种会发展成肾上腺激素，但不会产生睾丸激素或其他性激素的变异。

〈 脱氢表雄酮强壮骨骼 〉

脱氢表雄酮不仅能阻止骨质疏松，还可以逆转骨质疏松，它能增加造骨细胞的活性，并抑制破骨细胞的活性。患有骨质疏松症的人的脱氢表雄酮水平比正常人低很多，同样，在老年人中，脱氢表雄酮水平最高的人骨质最紧密。我们从动物研究中得知，脱氢表雄酮可以恢复受损的骨密度。它对你会有同样的作用吗？我认为是有的，这就是为什么我建议所有患骨质疏松症的病人，不论男女，都使用脱氢表雄酮补充剂以达到最佳的血液水平。

〈 服用脱氢表雄酮 〉

脱氢表雄酮的所有好处都强烈暗示着，你应该留意自己的脱氢表雄酮水平，如果水平低就要及时补充。确定脱氢表雄酮水平，我更倾向于做一个测量脱氢表雄酮 –S 水平的血液检查，脱氢表雄酮 –S 是脱氢表雄酮的硫酸盐形式。因为人体内 90% 的脱氢表雄酮以这种形式存在，这种测试提供了一个相当准确的评估。虽然大多数主流医生假定一个非常广泛的"正常"范围和人的年龄相关，但是我发现恢复患者的脱氢表雄酮血液水平到 30 岁时最佳的水平是没有任何问题的。事实上，让老年患者达到 20 岁或 30 岁时的水平，这才是目标。对于女性，理想值是 200~300 单位之间；对男人来说，则是 300~400 单位之间。

＜ 与皮质醇的联系 ＞

一般来说，激素失衡可能性不大，这是十分罕见的。但前激素前体转化为一系列衍生激素的分化过程是变化多端的，而且身体也会提供很多不同的分化选择，平衡是很容易实现的，因为身体本身可以决定最需要的衍生物。如果你正在服用激素补充剂，身体突然发现有过多或过少的其他激素，反馈机制就会付诸行动停止过多激素的合成，加快生产所需要的激素。但脱氢表雄酮和它的前体激素是身体中少数几种没有反馈机制的激素，到目前为止，我们知道身体对脱氢表雄酮补充剂不会做出反应来停止合成脱氢表雄酮。

相反，正常的脱氢表雄酮生产，由肾上腺激素皮质醇经过非常复杂的过程被中和。皮质醇有时被称为应激激素，它在肾上腺合成，当身体需要它的时候分泌。它是身体中仅次于脱氢表雄酮的第二丰富的激素。当你处于压力之下，会合成过多的皮质醇，这样就抑制了脱氢表雄酮的合成。随着时间流逝和年龄增长，自然降低的脱氢表雄酮的合成加上工作和家庭压力造成的持续紧张，会导致皮质醇的增加，这会造成严重的激素失衡。你的脱氢表雄酮自然合成已经很低，进一步被过量的皮质醇抑制，激素的和谐会随着皮质醇逐渐超出而失去平衡，它们之间不再是和谐的乐曲，而是刺耳的聒噪。

过多的皮质醇和脱氢表雄酮还不足以对你的健康有很大的影响。当皮质醇挤掉脱氢表雄酮的时候，其他所有的激素也会受到影响。特别是跟皮质醇和脱氢表雄酮联系紧密的胰岛素与胰高血糖素。当皮质醇水平升高，胰岛素水平也会升高。一旦系统皮质醇过量，就会加速衰老。你不仅失去了脱氢表雄酮的保护，皮质醇还会抑制一种称为类花生酸的化合物的合成，这是一种携带激素发出命令的化学信使。

显然，恢复脱氢表雄酮和皮质醇水平的平衡对打破这种致命的衰老循环是非常重要的。在这个方向的一个重要步骤是降低皮质醇水平，让身体合成和使用尽可能多的天然脱氢表雄酮。因为皮质醇是应激激素，使它降低的最好方法是降低自身的压力水平。有一些生命营养物，可以有效地把皮质醇水平降下来，例如乙酰左旋肉碱、维生素 C、维生素 A、锌和硒等。

＜ 脱氢表雄酮剂量 ＞

脱氢表雄酮和皮质醇平衡的另一方面是脱氢表雄酮补充剂的剂量。作为起始剂量，我一般建议女性为 10~30 毫克，男性是 30~50 毫克。我用后续的脱氢表雄酮–S 水平调整剂量，直到在血液中达到所需的水平。脱氢表雄酮很少有副作用，但是高剂量可能会使女性有过多的毛发生长、痤疮、烦躁不安和失眠。在一些极罕见病例中，服用高剂量脱氢表雄酮的人可能会产生心悸或心律不齐。

虽然脱氢表雄酮是雌激素的前体，在实际情况下它似乎不会使雌激素水平提高很多，甚至根本没有提高。女性的雌激素几乎都是在卵巢中制造的。基于目前的研究，服用脱氢表雄酮补充剂不会增加患乳腺癌的风险。事实上，脱氢表雄酮一直是欧洲一些癌症替代疗法针对乳腺癌治疗方案的一部分。

今天许多著名厂家生产药物级的脱氢表雄酮。为了制造脱氢表雄酮，一种称为薯蓣皂苷元的甾体被从薯蓣科植物中提取出来。在实验室中薯蓣皂苷元要通过至少六个步骤，才能转变为脱氢表雄酮。你可能会遇到声称是"薯蓣科植物提取物""脱氢表雄酮前体"或"天然的脱氢表雄酮"的产品，因为身体不能把薯蓣科植物提取物转化成脱氢表雄酮，这些产品不是你所需要的。不要考虑没有明确说明毫克级剂量的脱氢表雄酮的任何产品。

＜ 孕烯醇酮：激素祖母 ＞

如果说脱氢表雄酮是母体激素，那孕烯醇酮可被称为"祖母"激素。胆固醇在身体里转化为孕烯醇酮，为合成所有其他的类固醇激素的第一个生化步骤。

事实上，孕烯醇酮是脱氢表雄酮的直接前体，身体把它转换成一系列其他激素，如雄甾酮和雄烯二酮，然后再转换为睾酮激素和雌二醇及它的衍生物——皮质醇和醛甾酮。

孕烯醇酮最早是在 20 世纪 40 年代被发现的，当时的研究人员发现，肾上腺激素能抑制类风湿性关节炎的肿胀和疼痛。他们发现，孕烯醇酮是能帮助缓解症状且唯一没有代谢副作用的激素。尽管如此，他们还是把注意力转向氢化可的松及其衍生物，最终得到皮质类固醇药物，它被誉为"神药"。今天，我们看到了这些药物的本来面目：它们是会导致如此广泛不利副作用危险的人工合成物质，不能长期大剂量地服用。

在阿特金斯医疗中心，我们用天然的孕烯醇酮补充剂，一般与脱氢表雄酮配合使用治疗传统的医生用泼尼松治疗的问题。孕烯醇酮不是那么强劲和快速，但它也不会带来高血压、体重增加、糖尿病以及体内积水等副作用。我们发现这有助于治疗关节炎和自身免疫性疾病，如红斑狼疮和多种硬化症。因为我们觉得孕烯醇酮和脱氢表雄酮应该保持平衡，所以我们使用相当的量。

最近的研究表明，孕烯醇酮也有助于治疗衰老带来的另一个令人烦恼的问题：短期的记忆丧失。你可能已经留意到自己的短期记忆不如过去，不能像以前一样记住新名字和新面孔，而且会把一些小物件如笔或车钥匙放错地方。孕烯醇酮有希望成为一种安全有效的增强记忆力的药物。虽然这方面的工作仍在初始阶段，但最新的研究明显显示孕烯醇酮可以改善老年人的记忆，至少用标准的记忆力测试来衡量结论是肯定的。

孕烯醇酮的主要优势是它能转化为黄体酮。因为转化发生在孕烯醇酮转化为脱氢表雄酮的前一步，女性的"祖母激素"是在平衡雌激素的过程中起关键作用的。我会在下一章中讨论用激素恢复青春，现在回来进一步讨论这方面的知识。

在三十多岁时，人体孕烯醇酮合成会达到高峰，然后逐步下降。当你70岁的时候，孕烯醇酮的合成会下降到大约高峰时的40%。孕烯醇酮合成水平的降低是衰老过程中的正常变化，但是如果身体缺乏胆固醇的话，下降的速度可能会加快。过于严格的无胆固醇的素食主义者，会导致合成孕烯醇酮的基本原料匮乏。另一个导致孕烯醇酮匮乏的原因是由降低胆固醇的斯他汀类药物造成的。如果你拒绝胆固醇的饮食，或正在服用斯他汀类药物，你很可能人为地降低了孕烯醇酮的合成。因为孕烯醇酮是祖母级的激素，无论什么原因使它的合成减少，都会导致其他激素制造水平下降，产生各种可预见的负面后果。

孕烯醇酮生产合成的自然下降是脱氢表雄酮合成随着年龄的增长而下降的一个原因，同时把的孕烯醇酮转化为脱氢表雄酮的酶的合成也会下降。孕烯醇酮补充剂目前可以不用处方买到，但服用孕烯醇酮补充剂可能不会增加脱氢表雄酮水平。然而，孕烯醇酮和脱氢表雄酮补充剂一起服用，可以很好地恢复两种激素的水平。它可能还有减弱皮质醇合成的好处。记住，孕烯醇酮是理想的脱氢表雄酮的母体激素，也是不需要的皮质醇的母体激素。孕烯醇酮和脱氢表雄酮一起服用可能会防止孕烯醇酮转化为皮质醇。

为了帮助患者恢复孕烯醇酮水平到年轻时的状态，我往往从每日服用 20~40 毫克的剂量开始，如果几个月后效果不明显，我会提高剂量，直到达到理想的水平。你对孕烯醇酮的反应是无法预知的，所以不要擅自服用补充剂。你需要与有经验的医生合作，他可以定期靠血液检查来监测你的孕烯醇酮水平，并优化服用剂量。

激素优化是一个复杂的学科，它帮助你恢复青春活力和健康的影响只是第一步。在下一章我将向你介绍如何才能提高激素水平，使你真正地再现青春。

第 13 章

⋁

永葆青春之激素

有没有一种激素可以使生命之钟逆转？有没有一种生命营养物可以让你恢复到 23 岁时的青春活力和健康？当然没有，根本不存在抵抗衰老的魔法子弹。但在遵循本书提到的正确的生命营养物搭配，伴以正确的饮食和生活方式的前提下，你可以减缓生命之钟的进程，或许也会将之停止，甚至是逆转一点点。

在前一章中，我们了解到如何延缓及停止激素水平的下降，从而帮助自己对抗衰老的退化性疾病。本章中，我们会更进一步，从激素使用的阻止下降过渡到主动增强你的活力。你会了解对于恢复低水平固醇激素最有效的生命营养物，如雄性激素和黄体酮。你会了解消除更年期症状和减少骨质疏松症风险的自然、安全的方法。你也会了解在激素优化中最令人兴奋和有争议的新的发展成果之一——生长激素：它是什么，它是如何工作的，以及在你的身体中增加它们的各种各样的方式。所有这些因素产生的综合效应，便是最接近于传说中神奇的"永葆青春之泉"逆转生命之钟的法宝。

< 雄烯二酮和天然雄性激素 >

你不必是一个体育爱好者才知道马克·麦奎尔（Mark McGwire）在美国职业棒球赛 1998 赛季横扫纪录的 70 个本垒打。争论伴随着新纪录同时产生，因为麦奎尔公开承认他使用过称为雄烯二酮的一种非处方激素补充剂。虽然这种物质在美国职业棒球联盟中是完全合法的，但是其他许多体育组织都禁止使用雄烯二酮。这是为什么呢？体育方面的官员说雄烯二酮是合成代谢类固醇，即一种生成肌肉的类固醇激素。因此，它是非天然的不公正的干扰，是有害的，而且违背了体育运动的宗旨和纯洁性。

然而官员们犯了一个严重的错误。雄烯二酮确实是一种类固醇，但是它和人造的合成代谢类固醇药物的差异是很大的，比如甲基雄性激素，在体育比赛中此类物质确实应该被禁止使用。人造的合成代谢类固醇像所有人工激素一样，是人体无法天然对抗的人造物质。这些药物被降解会对肝脏造成严重危害，甚至可能产生致癌的毒副产物，不像雄烯二酮等天然激素，可以通过正常的代谢途径从人体内自然轻松地清除出去。

另外，药物激素不是在激素前体的代谢和分化的正常途径上，因此，在需要时身体不能把它们转化成激素。我们大多数人不是专业运动员，雄烯二酮在任何药房或健康食品商店都可以合法销售，在合理的剂量内使用是安全的。如果有需要的话，我们是没有理由不服用的。

什么时候比较适合你呢？这是一个不错的问题。据说雄烯二酮能使你的雄性激素水平产生短暂上升，但仅仅可以持续几个小时。从几项已经完成的研究来看，还不清楚雄烯二酮是否能够将你的雄性激素水平提高到对人体有任何实际影响的水平。我曾经将它和脱氢表雄酮结合起来使用，以我的经验，雄性激素可以达到显著的水平。实际上，血清雄性激素水平可以用于监测雄烯二酮的剂量。

在最近的一项研究中，一组男性每天服用 300 毫克的雄烯二酮（对照组给予安慰剂）并开始了一项举重锻炼的计划。在研究结束时，服用雄烯二酮的男性的高密度载脂蛋白胆固醇水平明显下降，雌激素水平提升。与服用安慰剂的那组人相比，他们没有表现出任何肌肉质量和力量的增加。显然，力气的增加是举重锻炼的结果，而不是因为服用了雄烯二酮。

我经常建议患者服用雄烯二酮，因为我觉得他们会因此受益，我经常将雄烯二酮和脱氢表雄酮一起开到处方中，可以使两者达到最佳水平的剂量。为什么最佳的雄性激素水平作为一项抗衰老的指标很重要呢？请继续往下阅读。

＜ 关于雄性激素 ＞

一些男性患者来找我寻求对某些模糊问题的帮助，如疲劳、肌肉无力、失眠和抑郁。另一些则有更具体的问题，比如心脏病或骨质疏松症。还有一些人有特殊的问题，如勃起困难及性欲低下。他们普遍存在的问题是雄性激素水平较低。他们体内产生的雄性激素，仅仅占能够使他们保持活力、生气和健康状态所需自由的雄性激素的很小一部分比例。类似讨论过的大部分类固醇激素，随着年龄的增长，雄性激素水平会降低。但我还是希望看到老年男性患者能达到 30 岁时的正常水平。

在检测雄性激素水平时，大多数传统的医生使用测量总雄性激素水平的血液测试。可以肯定地说，检测的结果雄性激素水平肯定是正常的，通过误导的测试标准它是正常的。现在可以要求医生做一项关于自由雄性激素水平的血液检测，因为身体中几乎所有的雄性激素都结合在一种被称为性激素结合球蛋白的蛋白质（SHBG）或其他蛋白质上。实际上大约只有 1%~3% 雄性激素是自由的，即可以被身体所利用的。那不是很多，所以即使是雄性激素很小程度的降低都可能对你的健康产生深远的影响。但你不会了解这些，除非做了雄性激素检测，一个测量真正雄性激素水平的检测，这种检测比总雄性激素测试好得多。

在某种程度上，随着年龄的增长，睾丸雄性激素水平的减少是正常的。当男人进入 50 岁以后产生的雄性激素会自然减少，正如女人雌性激素水平会自然减少一样。事实上，男人的这个过程在很多方面类似于女性，因此经常被称为男性更年期。

像更年期的妇女一样，更年期的男人在 40 岁以后或 50 岁初期也会面临脂肪增加、容易患心血管疾病和骨质疏松症、抑郁和健忘等问题。主要的区别是女人可以用一个月度来进行标记，月经期可以意识到自身的变化。男人没有类似的标记，就算有也很可能被忽略。男人不会想到那显示自己男子汉气概的雄性激素可能会消失。

事实上，男性雄性激素的制造也会随着年龄的增长而慢慢下降，其中的原因是多方面的。最常见的原因是雷迪氏细胞数量自然减少，雄性激素分泌也会减少。另一个常见的原因是性激素结合球蛋白（可结合雄性激素使它能被身体利用的蛋白质）增加。由于不确定的因素，随着年龄的增长你能制造更多的性激素结合球蛋白。

其他的因素可以降低雷迪氏细胞的活性。雌性激素雌二醇过量的话会抑制雷迪氏细胞的功能。男性都会产生一些雌二醇，就如制造雄性激素一样正常。正常情况下，你的身体会在大量的雄性激素和少量的雌性激素之间有一个很好的平衡。然而，随着年龄的增长，这种平衡可能产生紊乱。

产生这种紊乱非常容易的途径是在腹部周围长出一圈像游泳圈的肥肉。在复杂的代谢过程中，类似游泳圈的多余腹部脂肪会使身体把更多的雄性激素转化成雌性激素雌二醇；脂肪也储存雌二醇。所有多余的雌二醇向作为激素制造总开关的脑垂体发出信息，脑垂体再向睾丸发出信息：减少雄性激素的生产。结果是雄性激素水平下降，雌二醇水平上升，这会对你的性功能和健康造成非常不利的影响。

当然，想丢弃那个"游泳圈"意味着减肥。这对于熟知我的低糖饮食方式的人来说是很容易做到的，你只需要按照出版的《阿特金斯医生的新饮食革命》一书中所阐述的去做即可。

有时，低水平的雄性激素是由于按照标准医学的建议吃低脂肪饮食而引起的。这种情况发生在我很多心血管疾病患者身上。因为对食物胆固醇的恐惧，他们在传统的心脏病专家的极力推荐下采用了低脂肪饮食，因此他们身体制造雄性激素所需要的胆固醇含量极其缺乏。这些引导的错误原因是，雄性激素对心脏有保护作用，并在实际上改善了血脂形态。

雄性激素水平可以用不是雄性激素的多种补充剂来提升。补充的脱氢表雄酮往往很有价值，可以很容易转化成雄性激素。我相信雄烯二酮增强脱氢表雄酮的雄性激素提升效应，同样重要的是在第 12 章所讨论的营养物抗氢化可的松（Anticortisol）。当抗氢化可的松水平高时，脱氢表雄酮水平就会低，因而雄性激素水平也较低，因为缺乏足够的前体。用卡尼汀、锌、泛酸等营养物中和氢化可的松和脱氢表雄酮水平，因此你的雄性激素水平将提升。

尽管采取了上述所有措施，仍有一些男性的雄性激素水平不能恢复到理想水平。在这种情况下，我会开具天然雄性激素补充剂的处方。我强调该处方的天然部分。多年来，制药公司已对品种繁多的非天然的雄性激素补充剂申请了专利，那些补充剂作为合成代谢类固醇药物为人们所熟知。这些药物口服后会迅速被肝脏分解。如甲基雄性激素这类药物必须用静脉注射的方式，它们会慢慢释放到你的血液里。

最近，一些药品生产商已经发现，虽然不能获得天然雄性激素的专利权，他们仍然可以从提供方便和无痛的给药方式来攫取利润。目前的天然雄性激素可以通过皮肤膏药、药霜和药胶以及舌下含片的形式得到。

这些新的给药形式，使病人很容易获得每天稳定、精确的剂量。

天然雄性激素是一种非常有效的治疗方法，需要谨慎使用。特别是有前列腺癌病史的男性不应该使用，虽然还没有足够证据表明服用雄性激素可引起前列腺癌。为了安全起见，我总是用前列腺特异抗原血液检查来鉴别病人是否患有前列腺癌。

给你一句忠告：因为服用雄性激素可以导致前列腺特异抗原水平的短暂提升，如果你想接受关于前列腺特异抗原水平的血液检查的话，需要在检查前几天停止服用雄性激素。

＜ 女性雄性激素 ＞

女性都会产生少量的雄性激素，如同女性的雌性激素分泌会随着年龄的增长而减少一样，雄性激素的分泌也会减少。雄性激素对于控制月经是不可或缺的，雄性激素的不足是导致许多月经期的妇女性欲下降和性满足感降低的主要原因，即使她们已经使用了雌性激素进行替代治疗。因为恢复女性正常雄性激素水平所需的剂量很小，容易将剂量加大，所以我开药时常常分外谨慎。有时我用脱氢表雄酮或雄烯二酮，它们可以自然转化雄性激素。当看到雄性激素水平上升时，我知道目的达到了。

黄体酮：战胜更年期的天然途径

在激素优化治疗中心，对停经的激素替代疗法有很大的争议性。标准的医学治疗让已经停经的女性服用雌激素和黄体酮的复合药。这些人造激素在医学杂志上刊登了大量的广告，得到了医学界的大力支持，但是它们与替代的激素是有本质区别的。对于超过 50 岁的女性采用激素替代疗法已经成为很多医生的常用手段。

唯一的问题是，如果一个女人存在不均衡的激素分泌，非天然的雌激素和黄体酮的组合可能对她的健康非常不利。这种组合将使大多数女性体重增加，特别是当她们产生这种趋势时，甚至对于服用时体重还算正常的女性也同样如此。如果她们已经处于超重的状态，激素替代疗法将使她们更难以减轻体重。如果你已经有了关于胰岛素方面的疾病，如低血糖、糖尿病、高甘油三酯或高血压，激素替代疗法会使情况恶化。如果你处于胰岛素相关疾病的边缘状态的话，激素替代疗法可能会让你的健康状况陷入糟糕的境地。

在利用饮食来控制体重方面我是非常擅长的，遵循我倡导的饮食方案的人有99%以上都已经使体重减轻。鉴于此，相信我更有资格指出激素替代疗法问题的真正严重性。它会抑制体重减轻，甚至能把减轻体重的饮食变为增加体重的饮食。如果你怀疑这种事情的高发率，我可以告诉你我已经在患者中看到超过3000次了。

这就是原因。自1976年以来，黄体酮就成为一种已知的可增加体重的激素。当时著名的瑞典代谢学者卓恩托普（Per Bjorntorp）对动物的研究显示，血浆中胰岛素水平上升七倍时，脂肪细胞的体积会随之增大，问题就来自人造的黄体酮。至于激素替代疗法的雌激素成分，它能抑制胰高血糖素，也就是说能够中和胰岛素作用的激素。给女性服用雌二醇能够降低胰高血糖素的分泌，并让血脂升高。

有这么多的基础研究表明，激素替代疗法对葡萄糖－胰岛素代谢有反作用。令人惊奇的是，很少开具这种药方的医生已经意识到由此而产生的问题。是不是所谓的激素替代疗法的好处可以平衡其缺点呢？我并不这么认为。激素替代疗法可预防心血管疾病是传统医生一再重复的赞歌。这基于大量的流行病学研究，调查显示那些服用激素的女性比未服用的在避免心脏病方面有明显的改善。最近的一项有全国二十个医学中心参与的更加严谨的调查显示，这样的礼赞是需要修正的。近3000名妇女参与了一项为期四年的"心脏和雌激素－黄体酮替代调查"，参与者一半服用合成激素替代配方，另一半服用安慰剂。研究人员在四年后沮丧地发现，服用安慰剂组的女性死于心脏病发作的人数为 58 人，而激素替代疗法组有 71 人死于心脏病发作。换句话说，激素替代疗法组的心脏病发作死亡率要高 23%。为什么会如此呢？原因之一可能是因为激素替代疗法提高了测试者的甘油三酯水平，超过了危险点以至于达到致命的程度。

尽管"心脏和雌激素 – 黄体酮替代调查"的研究结果令人失望，但大多数传统医生指出，其他几十个研究表明激素替代疗法降低了心血管疾病的发病率。他们所忽略的是，所有这些研究都有一个基本的缺陷，即它们无法参照历史数据。没有比较的数据在科学上是没有什么意义的。这些调查分析的女性，是因为她们自己的决定和（或）她们医生的决定才采用了激素替代疗法。对照组是由自己决定的不采用激素替代疗法的女性。例如更年期的女性健康状况不是特别好，一般有过度肥胖、糖尿病、哮喘或高血压等状况，这些人一般不使用激素替代疗法，因为她们认为这会使问题更糟糕。那些寻找并继续使用激素替代疗法的女性本身更健康苗条，更加致力于改善生活方式。换句话说，就算她们不使用激素替代疗法，患心脏病的风险也非常低。

公正地说，我认为激素替代疗法使用的标准"雌激素 – 黄体酮"组合的确会降低你的总胆固醇水平，并提高你的"好的"高密度载脂蛋白胆固醇水平。另一方面，如同前面提到的，激素替代疗法可以大幅提升心脏病和甘油三酯的其他严重危险因素，提升幅度可达 30% 甚至更多。

有一个更好、更自然的方式来使用激素治疗更年期的不良反应，诸如情绪波动、阴道干涩和讨厌的潮热。约 75% 的更年期女性有突如其来的强烈发热的痛苦感觉和大量出汗的经历，每次会持续几分钟。无论是作为偶尔的麻烦，还是对生活质量的严重干扰，这些症状都是亟待治疗的。潮热和其他更年期综合征可以靠生命营养物和名为天然黄体酮的前激素配合进行有效治疗。天然黄体酮可以抗击更年期症状，如果身体需要，它还可以提供肾上腺激素活性，使患骨质疏松症和心脏病的老年妇女得以解脱。

在阿特金斯医疗中心，我们使用混合药物制成的天然黄体酮，作为可涂抹的药霜，结合生命营养物补充剂。黄体酮护肤霜使用方便，只须每天晚上在睡前擦一茶匙在腹部就可以了，需坚持 21 天。我通常建议停用一周后再重新开始。天然黄体酮可在药店和保健食品店购买，无须医师处方。但是不同的产品天然黄体酮的含量不同，挑选时要注意选择含量为 3% 的天然黄体酮产品。

重要的生命营养物叶酸是配合药霜使用的，处方强度剂量为 30~60 毫克。这样的剂量才足以激发女性天然雌激素的产生，有助于减轻诸多更年期症状。可以继续激发女性的性欲，尽管这里存在一个问题：没有人发表过任何一项研究，准确地揭示叶酸对雌性激素水平的影响，所以它不被承认是一种被证实的药物。

因为墨守成规的美国食品药品监督管理局的法规规定，只有医生的处方，叶酸才能以超过 800 微克的药品销售，你必须通过医生才能得到适当的剂量。

第二种改善更年期症状的生命营养物是矿物质硼。这种微量矿物质已被发现可以增加雌激素和黄体酮的水平，有效治疗骨质疏松症，并可能独立于激素发挥作用。我所开硼处方的剂量一般是 10 和 20 毫克，几周之内服用者就能注意到显著变化。

雌激素含量最多的食物是大豆和大豆制品，草本植物如毛茛科植物，你可以很容易找到很多可选择的天然营养物来成功替代激素替代疗法。

大多数患者采取了这个做法，他们的更年期症状得以减轻，有的彻底放弃了激素替代疗法，患者至少可以降低合成激素的使用剂量。这是一个理想的结局：保持最小的雌激素量同时保持女性特征。至少可以减少由雌性激素造成的胰岛素水平的升高。

< 黄体酮建造骨骼 >

当激素替代疗法的狂热支持者们了解到其治疗心血管疾病的礼赞没有任何依据的时候，他们转身又开始了激素替代疗法可以治疗骨质疏松症的赞歌。的确，激素替代疗法可有效减缓骨质疏松，但它对于预防和逆转的作用并不是很大。事实上，雌性激素缺失对骨质流失的作用并不像你想象得那么大。骨质疏松症开始于 30 多岁后期，那时你的雌激素水平仍然是正常的。当到 50 多岁步入更年期，你缓慢丢失骨质的时间大约已经有 20 年了。

这是真的，更年期后骨质缺失会加速，有时甚至是轻微的用力都会造成严重的断裂骨折。这主要是因为缺乏黄体酮，比缺乏雌激素的原因更重要。

骨骼在不断地被破骨细胞和造骨细胞塑造。破骨细胞分解骨头，造骨细胞再次构建。破骨细胞和造骨细胞的受体对雌激素和黄体酮很敏感。我们从研究中知道，雌激素替代疗法可以减缓骨质的破坏，但仅仅是在更年期开始 3~5 年期间使用。之后，雌激素对减缓骨质流失的影响不大。

天然黄体酮（指激素前体，并非处方中常见的人工合成类似物）可以促进新骨生成，足以平衡甚至克服骨质流失。总之，黄体酮补充剂可以帮助逆转骨质疏松。这是因为造骨细胞中存在黄体酮受体，所以黄体酮刺激它们起作用从而产生坚实的新骨。

当然，那些昂贵的、有令人不快副作用的药物也声称可以治疗骨质疏松症。它们可以通过防止骨质流失起作用。你保留旧骨，而不是通过正常和天然的骨骼重建过程。最后，我觉得比以前更糟糕了，因为你只是积累旧骨质，不是产生新骨质。你的骨头可能致密一点儿，但它们没有变得更强壮或更有弹性。

在阿特金斯医疗中心，大多数骨密度减少的患者用天然的方法恢复骨质疏松症，都取得了良好的效果，不只是减缓了骨质疏松症。它是安全的，价格相对低廉且效果良好。第一步是利用天然的黄体酮、叶酸和硼，用量可以参照前面的数据。有种从异黄酮制取的叫依普黄酮（Ipriflavone，简称 IP）的新上市的补充剂可以像雌激素一样改善骨密度。异黄酮是天然的植物雌激素，没有潜在危险。事实上，正好相反，雌激素可以增加你患癌症的风险，依普黄酮可以使风险降低。

我建议每天服用 600 毫克的依普黄酮，剂量分散在全天服用。此外，你需要补充一些重要的生命营养物，如维生素 D、钙、镁、锶以及维生素 K。最后，负重运动有助于保持你的骨骼强壮。每周三次 20 分钟健步行走也是向正确方向迈进的一个良好起点。

＜ 生长激素 ＞

如果你决定检验一下从东海岸到西海岸如雨后春笋般冒出来的抗衰老诊所，你会很快发现，他们很多的治疗方法都是基于基本处方和注射生长激素以及其他物质。这种现象有两点原因：一个是患者期望每年支付至少 12 000 美元给类似的治疗，这对于诊所来说是一笔巨大的利润；第二个原因是使用生长激素会使一些利益集团获得巨额利润。

这两点事实已经为那些企业家性质的医生提供了一个繁荣的商业机会，但随之而来会附带这样的风险：他们可能会给并不需要的人注射生长激素。在这种情况下，治疗可能会造成有害的激素失调。

说了这么多，我依旧相信生长激素是今天可以得到的最有魅力的激素优化疗法的新物质之一。在我跟你解释这为何令人兴奋时，我不得不说得更专业一些。你需要这些信息来理解人类生长激素的巨大潜能，请跟随我的讲解。

正如名字所揭示的一样，生长激素是控制身体成长、维持和自我修复的激素，是一种合成代谢的物质，这意味着它有建造组织的功能。此外，生长激素对新陈代谢是非常重要的，几乎涉及身体使用能量和清除废物的方方面面。它也告诉你的身体什么时候应该从组织释放脂肪来燃烧产生能量。

内分泌系统是非常复杂的，各种反馈达到微妙的平衡，所有的一切都是让你的身体保持正常平稳运转而精确设计的。在数量上，生长激素是脑垂体产生的主要激素，脑垂体是大脑底部内分泌系统的一个重要组成部分。当脑垂体腺从叫作视丘下部的大脑的其他激发腺体部分得到信号，它就会释放生长激素。然后生长激素被输送到肝脏，在那里刺激一种被称为胰岛素样生长因子的激素样物质的制造。最相关的是胰岛素生长因子–1（IGF–1），因为它直接与生长激素调节你的新陈代谢，促进增长。事实上，我们用类胰岛素生长因子–1 的水平来确定脑垂体制造了多少生长激素，并判断它是否足够有效。类胰岛素生长因子–1 可以随生长激素一起注射，也可分开注射，得到的效果几乎相同。

生长激素是由脑垂体在一个短促爆发的周期中所释放的，大约每四个小时左右一次。类胰岛素生长因子–1 水平全天基本保持稳定。约 70% 的生长激素在晚上睡眠时产生。一旦足够的生长激素被释放出来，视丘下部就会发送一个信号到脑垂体，使用一种叫生长激素抑制素（也被称为生长激素抑制因子）的激素，它可以充当信使告诉垂体停止制造生长激素。

生长激素抑制素似乎会随着年龄的增长而增加。这也许就是生长激素水平在青少年时期达到高峰期后，大约每 10 年以 14% 的速度逐渐下降的原因。60 岁的时候，你只能制造 20 岁时的大约 25% 的生长激素。

＜ 生长激素缺乏综合征 ＞

如果生长激素下降过多或比大多数人下降更快，你就可以被归为生长激素缺乏的一类了。在 1990 年，丹尼尔·拉德曼（Daniel Rudman）

博士发表了关于生长激素缺乏和其令人兴奋的益处的突破性成果，他是我在哥伦比亚大学金水病院分部做住院医生时的导师之一。他的研究确定了诊断生长激素缺乏的标准为类胰岛素生长因子－1的水平低于350国际单位。约30%的看似健康的60岁男性低于这个水平。统计对于有多少人应该尝试一些方法来优化他们的类胰岛素生长因子－1水平提供了一个良好的参考。

数以百计的关于生长激素缺乏的近期发现的科学研究已经被发表。研究表明，生长激素缺乏的症状包括身体脂肪增加的同时，肌肉部分、肌肉体积和肌肉力量会减少。研究还表明，身体水分含量的损失（即脱水），也是生长激素缺乏的特征，这意味着积水是纠正它的一种可能的并发症。生长激素缺乏也会造成骨密度降低，而骨质疏松会导致骨折更多地发生。也有报道说肾和肺的功能会受到削弱。

心脏也许是器官中最容易受到低水平生长激素损伤的。生长激素缺乏被发现是心脏病升高的危险因素：高甘油三酯、低水平高密度载脂蛋白和升高的低密度载脂蛋白。这暗示胰岛素抵抗——在本书中讨论的主要问题之一，会经常在生长激素缺乏的人身上发现，事实也同样如此。

＜ 生长激素治疗方法 ＞

你有充分的权利来假设上述所有的生长激素缺乏的表现都可以通过注射生长激素来纠正，至少是部分纠正，但这可能只是生长激素作用的开始。使用生长激素抵抗衰老的理念来自于我的另一个导师弗拉迪米尔·迪尔曼（Vladimir Dilman）博士在20世纪60年代的工作，丹尼尔·拉德曼医生在1990年发表在《新英格兰医学杂志》上的研究成果打开了这个研究领域的大门。

丹尼尔·拉德曼研究了那些类胰岛素生长因子－1水平低于350国际

单位的健康老年人。他对其中的 12 个人每周注射三次一剂量的生长激素。这个研究结果表明，六个月的生长激素对人身体肌肉和脂肪组织的影响可以媲美生长激素对于一个人从 10 岁到 20 岁所引起的变化。这个发现掀起了生长激素革命。

在之后令人印象深刻的研究中显示，生长激素或类胰岛素生长因子 -1 之一或两者均有助于治疗各种心脏病，如充血性心力衰竭和心肌症。对于那些心脏功能减弱的患者，我会检查他们的类胰岛素生长因子 -1 水平，患者治疗计划的一部分是将类胰岛素生长因子 -1 提高到正常水平。

对我来说，临床研究领域将生长激素和我的关于什么是导致衰老的前提紧密联系的是关于糖尿病的研究。这类研究大部分是用生长激素的"姻亲兄弟"类胰岛素生长因子 -1 做的。有相当多的研究证实，正如类胰岛素生长因子 -1 名称所暗示的，它努力对抗胰岛素抵抗，而不是模仿胰岛素的作用。这意味着它能够同时降低血糖和胰岛素的水平，从而避免了需要掌控葡萄糖和胰岛素两难的困境。我特别兴奋地看到哈佛大学和北卡罗来纳州大学的一个联合研究所得到的成果，它显示类胰岛素生长因子 -1 大大降低了血糖和胰岛素抵抗。这项研究发表在《糖尿病》杂志上，这是所有关注这种疾病的医生的标准读物。所有的糖尿病医生应该都读过它，可以试一试看谁会给你开生长激素或类胰岛素生长因子 -1 的处方。

此外，生长激素已经被成功地用于治疗纤维肌痛，克服艾滋病和其他情况造成的消瘦和治疗肥胖症。

< 不利因素 >

生长激素和类胰岛素生长因子 -1 虽然都是天然物质，仍然是处方药，而且它们确实应该是。因为它们有着令人担忧的副作用，最严重的是积水，可在强化心脏的同时使心力衰竭恶化；关节痛，包括颞下颌关节问题和腕管综合征；心跳加快和血压升高；呼吸急促，头痛和疲劳等。

我的实践经验和所阅读的医学期刊让我相信，这些问题大部分是与剂量相关的。它们被报道出来，是因为在研究调查中的操作是给一个标准的剂量，没有在使用前后检查血液水平并根据需要降低剂量。通过修改方案减少剂量和发现改善的迹象采用轻微升高类胰岛素生长因子 -1 的剂量的方式，我们就可以避免几乎所有的副作用影响。

＜ 如何提高类胰岛素生长因子 -1 水平 ＞

我们从拉德曼医生每周三剂的药方开始已经前行很远了，我们从中了解到，可以让夜间人体自然释放生长激素和注射生长激素制剂同步，我们可以用相当小的剂量提高类胰岛素生长因子 -1 水平，这也意味着成本相当低。因为身体瞬间释放生长激素，大部分就发生在睡着后，我建议每晚睡前服用小剂量的生长激素。更可取的方法是，在睡前使用一半剂量，在第一次醒来后使用另一半，这适用于晚上经常醒来的人。

这种方法不仅可以让你开始用低剂量，还允许在不影响药效的情况下减少总的剂量。我通常推荐患者从每天每千克体重 0.0125 单位的剂量开始。（220 磅体重的人重量约为 100 千克，因此，可以从每晚 1.25 单位剂量开始。一个 176 磅的人体重约 80 千克，因此需要每天使用 1 单位的剂量。）我开始对患者使用生长激素的方式和其他激素的方法完全一样，例如甲状腺激素，这同样涉及相当大的风险。开始使用时剂量要尽量低，以避免任何剂量引起相关的问题，根据类胰岛素生长因子 -1 的血液水平，根据临床结果和症状对照检查达到的程度，并逐步增加剂量直到获得理想的改善。

类胰岛素生长因子 -1 水平低于 350（年轻人低于 400）国际单位时，我倾向于进行注射治疗，目的是将类胰岛素生长因子 -1 水平提高到 600

（年轻人需要更高）国际单位。但是我发现如果使用其他的激素，如脱氢表雄酮、孕烯醇酮、雄烯二酮、雄性激素、雌性激素、黄体酮和甲状腺激素，能够达到最佳的范围，那么基本上就没有必要将类胰岛素生长因子 -1 提升到较高水平了。

＜ 如何花钱 ＞

有不少人从提高生长激素水平中受益，但是他们发现成本非常高昂。从我收到的垃圾邮件中可以看出，成千上万的企业家已经认识到了这一困境。他们中的许多人声称拥有廉价的方法增进你的生长激素水平，完全不需要使用任何生长激素。这是一个有价值的探索，是可以实现的，但不是靠你自己或那些邮购的产品。

生长激素治疗是不可以离开医生的帮助自己去尝试的，最好选择有优化激素经验的医生。医生的工作包括划分类胰岛素生长因子 -1 水平区间，开处方药激素，评估你的健康状况的所有变化。

让我们来看看不需要生长激素最正当和最有效的治疗方法。

＜ 脱氢表雄酮和生长激素 ＞

体内的脱氢表雄酮和生长激素的相互作用是表明内分泌系统非常复杂的一个很好的例子。视丘下部告诉脑垂体，脑垂体再去告诉肾上腺制造脱氢表雄酮时，身体才开始制造脱氢表雄酮，生长激素的制造过程也是一样的。脱氢表雄酮和生长激素的制造都是以同样的方式控制，脱氢表雄酮和生长激素的制造一样，也都会随着年龄的增长而降低。有理由相信，这两种激素是紧密联系的。事实上，服用脱氢表雄酮可以产生更多的类胰岛素生长因子 -1，这可能由于脱氢表雄酮使细胞产生更多的生长激素受体位点，这将让你对正常产生的生长激素更敏感。没有确凿的证据表明，脱氢表雄酮对类胰岛素生长因子 -1 的刺激适用于生长激素。但是有理由相信，提高类胰岛素生长因子 -1 水平可以给你带来与生长激素水平提高同样的好处。

如同你在前一章中所了解的，脱氢表雄酮对健康和抵抗衰老是大有裨益的。总的来说，它可以降低患心脏病的风险，提高免疫力，改善情绪，有助于防止认知能力下降。我们现在知道，除了上述的作用，它还有助于身体代谢生长激素。基于上述原因，我强烈建议在采用生长激素或生长激素和类胰岛素生长因子 -1 的计划之前，你和医生一起优化自身的脱氢表雄酮水平。

＜ 褪黑激素和睡眠的重要性 ＞

因为正常的生长激素制造大部分发生在睡眠时，所以有人理所当然地认为良好的睡眠会对生长激素水平产生积极的影响。进一步来说，作为内分泌系统的组成部分的松果腺，可以产生一种褪黑激素。作为人体调节睡眠 - 清醒周期的因子，像生长激素一样，褪黑激素的制造也会自然随年龄的增长而下降。关于褪黑激素的其他重要作用可参阅第 9 章。

褪黑激素可以帮助入睡和保持睡眠。许多人特别是那些在 60 岁左右的人，难以入眠的原因正是因为他们的褪黑激素水平太低了。他们经常在夜间醒来，一般很难睡得踏实。这意味着他们的生长激素没有睡眠状态好的时候释放得多。

对褪黑激素和生长激素的关系研究还处于早期阶段，所以我们不能肯定地说褪黑激素会提高生长激素的制造水平。但这是合乎逻辑的，毕竟，褪黑激素会帮助你保持良好的睡眠状态，同时它是自然的、没有危险的、不会让人上瘾的药物，没有后遗症的影响。良好的睡眠可以帮助你将生长激素的制造水平达到最高。

由于人群个体褪黑激素的剂量变化很大，需要不断尝试来找到适合自己的剂量。从在睡觉前使用 0.5~1 毫克开始，服用褪黑激素半个小时后你会感觉昏昏欲睡。如果小剂量对你效果不明显，逐渐增加到被认为是标准剂量的 3 毫克。如果还没有效果，提高到 5 毫克甚至 10 毫克，直到你感觉到效果。每天高达 20 毫克的剂量一般是安全的。如果你服用类固醇药物的话，不要服用褪黑激素。

< 刺激生长激素：甲状腺功能、氨基酸 >

正如优化睡眠可以优化你的生长激素制造一样，其他功能的优化也有助于增强生长激素的激发。

稍后我会告诉你甲状腺的重要性。现在，我要强调的是，优化甲状腺的功能有助于你现有的生长激素供应更上一层楼，无论是天然生长激素还是营养补充剂。

同样，有些氨基酸会刺激身体产生生长激素，其他氨基酸也有类似作用但效果不明显。我们最了解的是精氨酸（Arginine），这是一种必需氨基酸，也就是身体不能自己合成的氨基酸。精氨酸已被证明能通过阻断生长激素抑制因子的作用增加生长激素的分泌，生长激素抑制因子是告诉脑垂体停止制造生长激素的激素。

现在的问题是，研究显示对可产生作用的口服剂量有范围很广的变化。这看上去严重性可能小些。精氨酸被广泛用于治疗心绞痛，剂量为15 克。我从自己对心绞痛患者的治疗经验和本课题的研究中知道，如此高剂量几乎没有副作用，我果断地推荐 5 克和 15 克的剂量来观察是否能提高类胰岛素生长因子 −1 的水平。

身体中的非必需氨基酸鸟氨酸是从精氨酸中产生的。它与精氨酸的化学结构非常相似，所以在身体中发挥的作用也类似。缺点是，相同剂量鸟氨酸的作用大约为精氨酸的两倍，价格也是精氨酸的两倍。同精氨酸一样，对于鸟氨酸最有效的剂量我们还不了解。由于这一原因，我希望患者使用精氨酸而不是鸟氨酸。

另一种必需氨基酸赖氨酸同精氨酸协同作用能够促进生长激素的合成，但只对二十几岁的人有效。这种组合对于老年人没有效果，即使在每种剂量高达 6 克的情况下。

一个更有前途的方式是利用谷氨酸——身体中含量最丰富的氨基酸。谷氨酸被认为是有条件的必需氨基酸，换句话说，通常可以很容易从食物中合成所有你需要的谷氨酸。但是在紧张或受伤时，谷氨酸的合成可能会受到损害。谷氨酸是消化道的主要燃料，我长期将它作为治疗消化道疾病的有效药物，如克罗恩病和结肠炎。谷氨酸会刺激身体释放生长激素。它以现成的药片、胶囊或无味药粉的形式在保健食品商店出售。我建议每天睡前至少服用 2 克。谷氨酸不仅安全而且价格低廉。

许多制造商现在提供精氨酸和其他激发生长激素的氨基酸的组合产品，有些还提供舌下喷雾剂，据说使用很小剂量就可以达到同样的效果，可以直接被血液吸收。对这些产品我表示怀疑，因为实际上的剂量并没有达到足以产生效果的程度。广告有时是误导性的，暗示该喷雾剂中有生长激素，但是事实上没有，生长激素只有在医生的处方中才能得到。

＜ 喜德镇和生长激素 ＞

在提高生长激素的药物中，我会给生长激素严重缺乏的患者开的唯一药物是喜德镇（Hydergine）。我的欧洲同事们早就开始使用它了。它对于改善老年人的认知能力有良好的效果，也经常被吹捧为可以提高智力的"聪明药"。

研究表明，喜德镇是很安全的，副作用较少。目前还没有对它提高生长激素水平的长期有效性研究，但在短期内它肯定是可以提供帮助的。

＜ 提升生长激素 ＞

任何形式的锻炼都能刺激生长激素的释放，锻炼总比没有好。虽然负重训练可以使生长激素显著增加，但是负重的锻炼方式并不适用于所有人。你必须参加专业训练团体或请教练来学习如何正确进行无器械或者有器械的负重训练。

如果你不想让生活变得如此复杂，可以通过健步行走、骑自行车或自行式的固定器械、做健身操，进行其他形式喜欢的定期运动来提高生长激素水平。

＜ 饮食和生长激素 ＞

如果你超重的话，生长激素缺乏症会显著恶化，因为肥胖会像年老一样逐渐降低你的生长激素水平。你的体重越重，生长激素就越少；你的身体脂肪越少，你的生长激素就越多。

即使你不胖，也可以通过饮食提高生长激素水平。低糖类、高蛋白饮食能做到这一点，同时也能促进你的整体健康状况，对此你不应该感到奇怪。

说到饮食，到了解决肥胖问题的时候了。

第 14 章

∨

好脂肪和真正的坏脂肪

对于脂肪在抗衰老饮食中发挥的关键作用，如果不能给你一个明确的说法，我的研究就不能再继续深入下去了。脂肪？是的，脂肪，我们连说出这个词语都会感到恐惧，更别提食用了。医疗界的理论导致很多人从害怕到完全避免食用脂肪，往轻了说这是一种错误引导，往重了来说这个观点是彻底有害的。我们食用的有益健康的脂肪太少了，食物中的有害脂肪比例也过高。

世界上有好的脂肪和不好的脂肪。必需的脂肪是生存和保持健康、帮助抵抗衰老所需要的。不好的脂肪则会加速老化过程，其中有一种反式脂肪酸，如果你打算活得长久和健康的话，一定要尽量避免摄入。

在这一章中，我们来看看脂肪到底是什么，是做什么用的，为什么需要食用，以及如何食用最好，为什么必须避免食用某些脂肪。首先我想澄清一下，美国公众已经被灌输了大量关于脂肪的哭诉，以至于这个话题已经变得模糊不清。为了关于脂肪的真相能够澄清，首要任务是解开严重误导人们的谜团和错误信息。

< 饱和点 >

所有的一切都是由一个国家长期以来所犯的一个意料不到的严重错误造成的，即彻底错误的"心脏－饮食学说"。最大的困惑是食用脂肪（有别于我们身体的有机化合物）的类型：饱和的、单聚不饱和的和多聚不饱和的。多年来农产品商的宣传使人们相信要不惜一切代价避免饱和脂肪，而且脂肪的不饱和度越高越好。让我们仔细看看这到底是什么意思。

正如我将在接下来详细解释的，所有的脂肪都是由碳原子和氢原子组成的链式结构，某些氧分子连接在分子的末端，碳原子是脂肪链的主链。如果链子上的碳原子结合尽可能多的氢原子的话，这种脂肪就是饱和的。动物脂肪如黄油和猪油都是饱和的，有些植物油如椰子油和棕榈油也是饱和的。这些脂肪在室温下通常是固态的。

如果一些氢原子从链上缺失，碳原子通过化学双键来填充，这种脂肪就是不饱和的。单聚不饱和脂肪有一个额外的碳双键，多聚不饱和脂肪有两个或两个以上的碳双键。不饱和脂肪如橄榄油、玉米油和其他植物油在室温下都是液体的。橄榄油和坚果油的单聚不饱和脂肪含量非常高，玉米油和红花油中多聚不饱和脂肪含量非常高。

肉类和奶制品等动物性食品中的饱和脂肪中含有大量的胆固醇，如同你所了解到的，这是一种在人类和其他动物的肝脏中产生的蜡状脂肪，用于许多重要的代谢功能。吃来自动物的富含饱和脂肪的食物，意味着在食用高胆固醇的食物，这会增加血液中的胆固醇含量。几十年来，人们普遍认为吃富含饱和脂肪并因此富含胆固醇的食物不可避免地会导致动脉阻塞，吃富含多聚不饱和脂肪的食物可以保持动脉畅通。这是你从各方面听到的最常见的信息，但这是错误的。

在脂肪的讨论中经常被遗忘的是，所有的脂肪实际上都是含有饱和脂肪和非饱和脂肪的混合物。例如，黄油含有 66% 的饱和脂肪，其余的几乎都是单聚不饱和脂肪酸。玉米油含 62% 的多聚不饱和脂肪，25% 的单聚不饱和脂肪和 13% 的饱和脂肪。你储存在身体里的脂肪几乎都是饱和脂肪，饱和脂肪是医学界警告我们都要减少和尽量避免的。

避免饱和脂肪是没有确凿证据的，这令我惊讶并感到困惑。但真正令我惊讶的是医学界竟然如此狭隘，它忽略了完全相反的有力依据。

医生最有可能引用的认可"饱和脂肪－心脏病学说"假设的是著名的弗雷明翰（Framingham）心脏调查，它自 20 世纪 40 年代起一直跟踪调查生活在马萨诸塞州弗雷明翰人群的饮食和健康情况。威廉·卡斯泰利（William Castelli）博士是该项目的负责人，他在 1992 年这样评论这项调查："在马萨诸塞州弗雷明翰，人们吃饱和脂肪越多，血清中的胆固醇就越低……我们发现，那些人吃了最多的胆固醇、饱和脂肪、热量的人体重最轻，他们也是活动最积极的人。"

在 1997 年，一篇文章在大名鼎鼎的《欧洲心脏杂志》上发表，题为"低脂肪、低胆固醇饮食是无效的"。文章回顾了过去的 20 年里关于饮食与心脏病的主要研究，完全证实了文章的观点。1998 年另一篇文章对饱和与多不饱和脂肪酸在心血管疾病中的作用进行了分析。严肃质疑食物中饱和脂肪在诱发心脏病中的作用，以及单聚不饱和脂肪在预防心脏病中的预期作用。

如果这些不足以让你向医生咨询他都难以回答的问题，还有另外两个近期的调查。第一个是调查中风病人的胆固醇水平，并和健康人群胆固醇水平进行比较。他们发现高胆固醇与高风险的缺血性中风有关，缺血性中风发生在血液流向大脑被阻塞时。缺血性中风的病人胆固醇水平较低，低于 180 毫克。缺血性中风可引起的脑内出血，他们中风的风险是胆固醇在 230 毫克的人的两倍。原因是胆固醇对维持血管的完整性至关重要。没有它的话，血管渗漏是灾难性的。

1999 年进行的一项研究更有说服力，研究表明低脂肪饮食是如何增加你患心脏病的概率的。在研究中，238 名健康人在几个星期内食用热量为 40% 的脂肪类食物，然后花了等量的时间吃只有 20%~24% 的热量来自脂肪的食物。你可能会认为在吃低脂饮食的时候，血脂形态会有所改善。事实上正好相反，那些吃低脂饮食的人有三成表现出更糟糕的血脂变化。他们开始制造更多的小的低密度载脂蛋白颗粒，更多的甘油三酯和更少的高密度载脂蛋白胆固醇。

尽管如此，传统医生可能仍然建议你吃人造黄油来代替黄油。他的所作所为就是确保你成为一个"职业病人"。人造黄油是农产品商每年花费数百万美元做广告的脂肪，是所有脂肪中最糟糕的一种。为什么？因为人造黄油是反式脂肪酸，它是一种把植物油如玉米油去掉必需脂肪酸，然后通过强制加氢原子到剩余的部分合成的食物。最终成为更饱和的脂肪，所以在室温下是柔软的固体状态。

反式脂肪酸，也被称为部分氢化植物油，是完全非天然的。更糟糕的是，反式脂肪酸广泛存在于美国人的饮食中，在很大程度上取代了天然形态的脂肪。我会在本章结束时探讨反式脂肪酸如此危险的原因。现在，让我们转向必需脂肪酸，看看为什么它是我们不可或缺的。

< 好脂肪 >

不论美国心脏病学会和其他组织让你相信什么，你都需要脂肪来生存和保持健康。必需脂肪酸是你必需的，请注意"必需"这一用词。在科学上以及日常生活中，"必需"基本的意思就是：你不得不拥有的东西。正如维生素一样，从定义上看是你身体不能制造，因此必须从食物中获得的物质，当然在需要的时候在补充剂中也可以得到。不幸的是，情况通常并非如此，他们往往不相信必需脂肪酸是美国人饮食中缺少的主要营养成分。让我们详细地加以说明。

　　脂肪分子都是由碳原子长链构成的，氢原子结合在链上，在链的尾部，即 ω 端。是一个碳原子连接到两个氧原子，正是它使脂肪显酸性。身体需要制造 20 种不同的脂肪酸，但只能从两种必需脂肪酸来合成：ω–3（也被称为亚麻酸）和 ω–6（又名亚油酸）。

　　ω–3 族脂肪酸可以进一步细分为三组：α–亚麻酸（ALA）、二十碳五烯酸（EPA）和二十二碳六烯酸（DHA）。一般来说 ω–3 脂肪酸存在于许多植物的叶片和种子中，蛋黄，冷水海洋鱼类如鲱鱼、金枪鱼、鳕鱼、鲭鱼中。α–亚麻酸在植物性食物尤其是坚果、大豆、菜籽油和亚麻籽油中很常见。二十碳五烯酸和二十二碳六烯酸存在于鱼油中。

　　同样，ω–6 族脂肪酸分为三组：γ–亚油酸（GLA）、花生四烯酸、亚麻油酸。在这三种中，只有 γ–亚油酸和花生四烯酸在较小的程度上，与我们的讨论确实有关。γ–亚油酸常在深色绿叶蔬菜、蛋黄和全谷物以及种子中发现。它在一些植物的种子中含量非常丰富，尤其是琉璃苣和月见草，但是它们通常不能食用。

　　第三类 ω–9 族脂肪酸不是必需的，但它们是非常有用的。最广泛使用的 ω–9 脂肪酸，也称为油酸，主要来源是橄榄油。ω–9 族也存在于花生油、芝麻油、坚果油、鳄梨和鳄梨油中。

＜ 必需脂肪酸的作用 ＞

　　身体的许多重要功能都要靠必需脂肪酸来维持。首先，它们被用来制造二十碳烯酸类、前列腺素（一种短寿命的、能在身体里调节许多活动的激素类物质）。在其他功能中，二十碳烯酸类物质和前列腺素控制血压和身体的温度，调节炎症、肿胀和疼痛，并参与血液凝固、过敏反应和合成其他激素。

身体会制造不同的二十碳烯酸和前列腺素，因此保持这两种脂肪酸的平衡是很重要的。因为身体使用 ω-3 族来制造这些物质中的一部分，ω-6 族来制造其他部分。把这两种脂肪酸作为一辆车的刹车踏板和加速踏板，你需要两种踏板来驱动。如果你的脚在一个踏板上，开车是不安全的；需要明智地使用两个踏板，每个踏板都有其独特的功能。

但是在如今的美国饮食中，我们的脚只放在了必需脂肪酸的加速踏板上，所以是很容易车毁人亡的。由玉米、花生和其他来源制成的植物油导致饮食中 ω-3 族和 ω-6 族脂肪酸的含量严重失衡。

一般来说，人类需要摄入的脂肪中至少有 2%~3% 是 ω-6 族脂肪酸和至少 1%~1.5% 是 ω-3 族脂肪酸。换句话说，你需要大约 ω-6 族脂肪酸水平两倍的 ω-3 脂肪酸。不幸的是，现代美国饮食中这种平衡被严重扭曲，我们吃的 ω-6 族脂肪酸要高很多。

从历史上看，在精炼的植物油出现之前，人们从全谷物、坚果、蔬菜、蛋黄中获得必需脂肪酸。今天，美国人消费大量的精炼玉米油、大豆油、红花油和菜籽油，它们富含的 ω-6 脂肪酸，以鱼类、蛋黄、坚果和坚果油、未加精炼的植物油和全谷物形式食入的 ω-3 脂肪酸相对较少。反式脂肪酸的广泛使用导致了失衡，在我及许多人看来，这明显预示着心脏病、癌症、炎症、自身免疫性疾病和其他 20 世纪慢性退化性疾病的广泛流行。你对这些重要的脂肪酸的摄入量的平衡是抗衰老饮食的关键。

< ω-3 族脂肪酸和心脏 >

对于 ω-3 脂肪酸的价值我们将通过心脏病研究的一个很显著的例子来说明。早在 1908 年，研究人员就注意到，心脏病在格陵兰岛本地还是未知的，尽管当地人几乎全部依赖于肉类食物。在 20 世纪 30 年代的再次调查中，同样没有发现心脏病。在20世纪70年代的十年里，在3000人的当地居民中没有人死于心脏病。直到现在，在那些吃传统饮食的格陵兰人中心脏病也是非常罕见的。

为什么呢？当地人的饮食几乎全部来自海豹和小鲸鱼的肉和脂肪，因为这些动物只吃冷水鱼类，冷水鱼类肉中的ω-3族脂肪酸含量很高，这给食用者提供了保护。格陵兰本地人移居丹麦后，开始吃典型的欧洲饮食，但他们很快就像丹麦邻居一样不同程度地患上了心脏病。ω-3族脂肪酸对心脏的益处是有据可查的，它们降低甘油三酯和低密度载脂蛋白胆固醇、防止动脉硬化，并作为一种抗凝血剂预防血液凝结的危险，降低高血压、防止中风。最重要的是，可预防心律失常造成的猝死。

我可以列出数以百计的研究来证明上述观点，许多研究都表明，显著降低了心脏病的主要危险的因素是高甘油三酯。让我们看一些最新的调查，在一项对超过11 000名患者心脏病康复的调查中，鱼油中ω-3族脂肪酸对于他们的康复起到了显著效果。在超过三年半的时间中，每天补充1000毫克鱼油的患者和那些没有得到补充剂的患者相比，致命或非致命性心脏病发作或中风的死亡风险减低了10%。研究人员相信是鱼油预防危险的心脏节律问题的功能产生了上述差异。

曾经有过一个针对有心脏病发作史的人进行的著名的1989DART（饮食和再梗死试验）研究，这项研究支持了类似的结论，那些每周至少吃两次鱼的人与没有改变饮食的人相比，死亡率下降了29%。

最重要的是，每周至少吃一次鱼能将你患心脏病突然死亡的风降低一半。这是从正在进行的医生健康研究调查中得到的结论。研究人员跟踪调查了20 000多名男性医生的饮食和健康情况，1983—1994年，133名医生死于突发性心脏死亡。但是对于每周至少吃一次鱼的医生，死亡的风险降低了52%。研究再一次指向ω-3，它为对抗致命的心律失常提供了保障。

< 必需脂肪酸预防癌症 >

就像吃每周至少吃一两次鱼，可以大幅降低死于心脏病的概率一样，也会降低你死于癌症的风险。意大利的一项重要研究对 10 000 名癌症患者与 8000 名有其他问题的患者进行了比较，结果显示那些每周吃了两次或者更多鱼的人，相比每周吃鱼少于一次的人，患特定癌症的风险要低得多。准确地说，吃鱼的人患食道癌、胃癌、结肠癌、直肠癌、胰腺癌的可能性低 30%~50%。

< 必需脂肪酸的其他好处 >

必需脂肪酸的好处远不止于预防心脏病与癌症。保健医学从业者们早已知道，鱼油是对治疗类风湿性关节炎和其他自身免疫性疾病如红斑狼疮、多发性硬化症、硬皮病等疾病非常有价值的。在阿特金斯医疗中心，我们使用鱼油为克罗恩病、结肠炎和其他肠炎进行了有效治疗。我们还用鱼油治疗皮肤疾病，如遗传过敏性湿疹和牛皮癣等问题。

鱼油最近也被证明有助于通过抑制骨骼生长的前列腺素的制造来帮助预防骨质疏松症。在饮食中添加鱼油也可以提高胰岛素生长激素（IGF）的活性，胰岛素生长激素是与人类生长激素密切相关的物质。因为胰岛素生长激素刺激身体的骨骼生长和重塑，提高其水平有助于预防骨质疏松。

我也用鱼油进行情绪障碍的治疗，特别是抑郁症，多年来取得了良好效果。最近，我这个方法得到了验证，那是一项针对 30 个接受标准药物治疗的躁狂抑郁症患者展开的。其中一半的患者服用鱼油胶囊，另一半服用橄榄油胶囊。服用鱼油的人保持或改善了他们的精神状态，大多数服用橄榄油的患者并没有变化。

< 替代药物 >

除了鱼油，另一个重要的好处来自于通过改变 ω-3 族脂肪酸和 ω-3 族脂肪酸的平衡来影响二十碳烯酸和前列腺素的制造。由于这些化学信使控制身体的疼痛和炎症，改变平衡，生产更多需要的二十碳烯酸和前列腺素，减少不需要的二十碳烯酸和前列腺素，可以减轻你对于止疼药物的依赖性。

事实上，抑制前列腺素的制造正是应用最广泛的两种药物——类固醇和非类固醇抗炎药，类似阿司匹林在医学上所起的作用。这两种药物都会抑制前列腺素的制造，不管是好的还是坏的。如果只是改变有害的前列腺素的制造，不受药物及其强烈的副作用影响那将是更明智的。

< ω-6 族脂肪酸和 γ- 亚油酸 >

我们不要忘记 ω-6 家族。也许只有当 ω-6 脂肪酸转化为 γ-亚油酸（GLA）的时候，才能实现它们的最大价值。你需要 γ-亚油酸构建身体非常重要的抵御疾病的天然防线之一：前列腺素 E1。问题是你用来把 ω-6 转化为 γ-亚油酸的酶在身体里的供应经常短缺。一方面是因为随着衰老它的制造很自然地减少了，另一方面也可能是由于高糖的饮食和高含量的氢化植物油，它们会抑制身体中酶的生产。结果是 γ-亚油酸的严重短缺和疾病的风险增加。

补充剂可以有所帮助。在阿特金斯医疗中心，我们使用琉璃苣油、月见草油形式的 γ-亚油酸来帮助治疗。最常见的是解除月经前期紧张以及月经前期综合征，结果都是很显著的。经过三个月每天 300 毫克的治疗，大多数女性发现月经期前综合征，如易怒、月经痛和乳房敏感的症状消失了。

我们发现 γ-亚油酸对治疗关节炎也有显著效果。确实，这在所有

γ - 亚油酸的使用中都有着最好的纪录。γ - 亚油酸对缓解关节肿胀、晨僵和关节炎的疼痛很有效。它对于其他一些常见的问题，如糖尿病和高胆固醇造成的神经损伤也有帮助。

＜ 怎样获益于脂肪酸 ＞

你可以通过饮食及补充剂从脂肪酸中受益，可以将两者组合，比如将鱼肉晚餐和鱼油补充剂配合来受益。

对于初始者，只要按照本书中列出的抗衰老饮食，你就会解决必需脂肪酸缺乏的两大问题。首先，你需要吃更少的精制糖类食物和更多的蛋类、鱼类和深绿色的蔬菜。这意味着你将自然地从饮食中得到更多的 ω-3 和 ω-6 脂肪酸。第二，你将未加精炼的天然植物油如亚麻籽油、橄榄油和其他种子及坚果油替代饮食中一文不值的反式脂肪酸，这样也会提高必需脂肪酸水平，恢复到更自然的平衡状态。

最近进行的护士健康调查的研究结果显示，在饮食中添加 ω-3 脂肪酸是很容易的，产生的效果也非常显著。研究在十余年间对超过 76 000 名妇女的饮食和健康状况进行了追踪。在这期间，232 名女性死亡，597 名患上了心脏病。女性健康情况的差异主要体现在饮食方面食用沙拉油调味汁数量的差异上。沙拉酱、奶油沙拉调味品和油以及醋制品调料都富含 ω-3 脂肪酸，它们是最常见的 ω-3 族脂肪酸来源。那些每周吃五次或者更多沙拉油调味汁的女性比食用较少的女性心脏健康状况更好些。

有一个很好的例子，有脂肪恐惧症的人更容易患上心脏病。许多人处于对脂肪的恐惧中，宁愿选择不含脂肪的沙拉调味汁，即使有充分的证据表明他们应该食用。你可以在沙拉调味汁中加入一汤匙亚麻籽油，使之更有营养。这种温和的几乎没有味道的油是必需的 ω-3 族脂肪酸和 α - 亚麻酸非常重要的来源。

另一个从饮食中获得 ω–3 族脂肪酸来抵抗衰老、保护心脏的方法是多吃鱼，特别是冷水鱼，像鲑鱼、鳕鱼、鲭鱼、鲱鱼、沙丁鱼等。虽然目前还无法确定使你的 ω–3 水平产生实质性变化的食用量和食用周期，但有些研究显示，每周吃两次鱼就可以向好的趋势明显改善。虽然你已经将鱼作为饮食的一部分，我还是推荐同时服用鱼油补充剂。

要确保必需脂肪酸达到需要的合适比例，我建议普通人服用鱼油、亚麻籽油和琉璃苣种子油的混合物，每天 1~3 次，可以提供 400 毫克的三种 ω–3 族必需脂肪酸：γ– 亚油酸、二十碳五烯酸、二十二碳六烯酸和 ω–6 族必需脂肪酸—— γ– 亚油酸。

像所有的油一样，必需脂肪酸很容易氧化，即使是在食用后。你当然不想要任何多余的氧化反应发生在血管里。什么物质会阻止这些氧化反应呢？是维生素 E 和硒。以海豹为食的格陵兰人有较低胆固醇水平的原因是海豹油天然含有非常高的维生素 E 和硒。事实上，格陵兰传统的狩猎社区斯奥罗帕鲁克（Siorapaluk），在世界上最北端的人类定居区，当地人体内的硒含量比欧洲人和美国人高出 10~20 倍，使自由基无法乘虚而入对这些人产生破坏作用。为了从脂肪酸补充剂中获得最大的好处，我强烈建议把 400 国际单位的天然维生素 E 胶囊加硒一起服用。

‹ 在饮食中添加必需脂肪酸 ›

在饮食中添加必需脂肪酸是抗衰老饮食的重要组成部分，这很容易做到。只要用未加精炼的植物油（主要是单聚不饱和脂肪或富含 ω–3 脂肪酸）来代替你正在使用的食用油（主要是多聚不饱和脂肪）。也就是说，如果你平常的烹调油是玉米油，现在需要用橄榄油、坚果油或亚麻籽油代替。

橄榄油是高温烹饪如煎炒的理想用油，用在沙拉调味和自制的蛋黄酱中是非常好的。亚麻籽油是一种温和没有什么味道的油，α– 亚麻酸含量非常高。在沙拉酱和其他调味品中加一茶匙，但不要加热，否则会使亚麻酸氧化。坚果油如核桃油可以给沙拉调味汁中增加独到的风味。

商业烹调油在高温下用化学物质进行过深加工，大量的营养成分在被放入购物车之前就已经被破坏了。建议你在健康食品商店中购买那些冷榨的未经加工的食用油。为了防止氧化，可以将油储存在冰箱里不透明的瓶子中。

另一个在饮食中获得 ω-3 族脂肪酸的方法是多食用坚果。每天吃些胡桃、澳大利亚坚果、杏仁、核桃、榛子甚至花生（在专业上是豆类，不是坚果）一类的食品。回顾一下护士的健康研究，研究人员发现，经常吃坚果的女性与不常吃或者根本不吃的女性相比，她们非致命性心脏病发作的风险低 32%，死于心脏病的概率低 39%。可提供保护的坚果摄入量是很低的，每周只需 5 盎司（大约 140 克）。

医生的健康研究也得到类似的结果：经常食用坚果对男人有相同的好处。坚果中的脂肪酸有助于降低低密度载脂蛋白胆固醇和甘油三酯，维持高密度载脂蛋白胆固醇在同样的水平不变，甚至有所提升。我特别推荐富含单聚不饱和脂肪的澳大利亚坚果、榛子、核桃。花生也很好，但要回避商业花生制品，它们可能充满反式脂肪酸和多余的糖类。

< 地中海饮食 >

这里所说有关油脂、鱼类和坚果的讨论都将我们引向地中海饮食的有益方面，不管是标榜的有益还是货真价实的。毫无疑问，你可以从相关报道和新闻中了解，地中海饮食是希腊和意大利本地人吃的食物，这种饮食有保护心脏的作用。它包含新鲜的水果和蔬菜、全谷类、鱼类、橄榄油和红葡萄酒。营养机构抓住了红肉、黄油和乳制品在地中海饮食中相对不常见的事实，宣布这就证明了高糖类、低脂肪的饮食确实是一种最健康的饮食方式。

但他们忽略了两个事实，在鱼脂、橄榄油和坚果油等食物中没有精制的糖类食物，而且它们的必需脂肪酸含量很高，这才使得地中海饮食是健康的。事实上，最近的一项研究表明，在地中海饮食中的单聚不饱和脂肪酸有助于预防衰老引起的记忆丧失。橄榄油含有丰富的单聚不饱和油酸（ω-9脂肪酸），你的橄榄油消耗量高的话，自己就能受到更好的保护。

＜ 最坏的反式脂肪酸 ＞

是什么导致反式脂肪酸这么危险呢？在回答这个问题之前，我们需要知道它到底是什么。

反式脂肪酸也被称为部分氢化油脂，是经过加工的多聚不饱和植物油，在室温下呈固体状态。它们广泛应用于加工过的食物，特别是烘焙的食物中。想详细了解，可以去超市的糕点货架上看一下包装上的配料清单，即使是所谓的全麦面包和高级饼干，部分氢化油脂也一定在配料的靠前位置，跟在强化白面粉的后面。你也会在各种各样的食物中发现这东西，包括蛋黄酱、沙拉酱、糖果、薯片等。当然，还有人造奶油，甚至低脂的也是，除了整块或者整条的反式脂肪酸就一无所有了。

在多聚不饱和油中炸过的食物，例如你最喜欢的快餐店的炸薯条，基本上就是用反式脂肪酸做的，可能是大豆油做的。当你用玉米油、红花油、花生油或其他普通油来炸食品时，就会产生反式脂肪酸，这样制作的食品远远比那些用饱和脂肪如猪油、牛油或棕榈油炸过的食品更不健康，而且会使你更胖。事实上，现在的美国人比以前更胖的原因，除了摄入的糖和面粉就是反式脂肪酸了。

使得这些错位的分子如此危险的原因是，它们提高了低密度载脂蛋白胆固醇、甘油三酯和脂蛋白（A）的水平，降低了高密度载脂蛋白胆固醇水平，这是脂肪形态变化的最坏组合，迟早会让你患上心血管疾病。

对于动脉粥样硬化的指责应该指向反式脂肪酸，而不是谴责来自动物食品的饱和脂肪。事实上，早在 1956 年，安塞勒·吉斯医生就宣称部分氢化植物油的反式脂肪酸是罪魁祸首。食用油行业迅速制止了相关宣传，并将指责转移到了动物脂肪上。吉斯医生接下来写了臭名昭著的《1966年七个国家的研究》，这个调查提供了食用高饱和脂肪的人群直接和高心脏病关联的"证据"。此后，这项调查成为强加在美国人身上的关于脂肪恐惧的公共政策的试金石，即使这项调查漏洞百出——它为了证明自身观点而刻意地选择了被调查的国家。

反式脂肪酸不仅取代了提供必需脂肪酸的天然油脂，也妨碍你对必需脂肪酸的摄取和吸收。后果如何呢？反式脂肪酸沉积在部分细胞膜上，那里本来应该充满必需脂肪酸的。这结果相当糟糕，除了弱化了细胞膜的完整性，也阻碍酶把必需脂肪酸转化为其他所需脂肪酸。

此外，反式脂肪酸会加重直接造成寿命缩短的问题：让你产生比正常的血糖反应所需更多的胰岛素，使血球对胰岛素的反应不敏感。

自从 20 世纪 50 年代第一个证据发表之后，医学界在大规模的美国食品加工企业支持下，无视反式脂肪酸的明显威胁。之后发表了许多类似的研究结果，特别是杰出的脂肪研究者玛丽·G. 恩尼格（Mary G. Enig）博士的调查。近年来，医学界已经发布了反式脂肪酸危害性的相关调查，甚至承认之前用人造黄油代替黄油的愚蠢行为。但这还没有扩散到所有的传统医生，就算已经扩散到了，他们也有可能会依旧忽视。很多医生对于饱和脂肪是罪魁祸首这一观点人云亦云。

完全不要相信这个观点，反式脂肪酸是心脏病在 1910 年前几乎不存在的一个重要因素。此时，黄油被作为廉价的"健康"的人造黄油所替代。Crisco，一种部分氢化植物油脂在 1911 年出现。到 1950 年，每年的黄油消耗量从每人 18 磅下降到 10 磅，但人造黄油消耗量从每人 2 镑上升到 8 磅。1909 年，美国人平均每天消耗少于 2 克的液体植物油。在

1993 年，这个数字已经跃升到了超过 30 克。从动物脂肪到液体植物油，加上大量摄入精制的糖类食物，心脏病发作的死亡人数仅仅 30 年就从 1930 年的 3000 例增加到 50 万例，这是一个令人信服的解释。

今天，如同护士健康研究明确表明的，如果你从甜面包圈、炸薯条、人造黄油和类似的食品得到的反式脂肪酸的热量只有 2%，心脏病发作的风险几乎是平均水平的两倍。不幸的是，这个数值在今天的普通美国人中是偏低的。脂肪专家玛丽·G. 恩尼格认为，反式脂肪酸正常的摄入量要多很多，事实上，基于可靠的证据，她相信今天普通美国人的饮食总脂肪中大约有 11% 是反式脂肪酸。这接近于美国人平均日摄入热量的 4%，这个数字在我的预料之中。

薯片除了输送大量的反式脂肪酸外就一无所有了。根据美国农业部的说法，这是一种常规的蔬菜。青少年中最受欢迎的"蔬菜"就是薯片和炸薯条。农业部表示，在 13~18 岁的青少年中，薯片和炸薯条占他们蔬菜总消耗量的 31%。在 19~30 岁的成年人中，薯片和炸薯条占蔬菜总消耗量的 22%~25%。

反式脂肪酸无处不在，使人上当的原因是在食品标签上是不需要列出它们的成分的。许多快餐中几乎只有反式脂肪酸，没什么营养。例如，一家快餐店的薯条含有将近 7 克的反式脂肪酸，但餐厅自豪地宣称他们的薯条不含任何胆固醇！幸运的是，美国食品药品监督管理局正在考虑迫使制造商在标签上列出反式脂肪酸的含量，用以区别于饱和脂肪。我期望这个政策的出台。如果一旦实施，这一罕见实例会证明美国食品药品监督管理局还是有些眼光的。

多年来我意识到，大多数患者和读者是有足够常识的，他们关心自己的健康，而且竭尽所能地避免生病，这是显而易见的。在下一章，我会告诉你提高免疫力的方法。

第 15 章

提高你的免疫力

在生命长河中，你会不可避免地暴露在传染病之下。事实上，早在20世纪初期的几十年，传染病就是使人类缩短寿命的主要原因。

纵观历史，瘟疫和传染病曾造成大量人员死亡，但是总有一些个体能够免于灾难。最合理的解释是，这些人天生拥有强大的免疫力。本书的主要目的是介绍抗衰老和预防慢性疾病的饮食，但是实际上光靠饮食是不够的。为了战胜衰老带来的影响，我们必须应对各种慢性复发的病菌，因为它们会引起严重的症状。在"根除"后，一旦我们的防御系统抵抗力减弱，它们就会卷土重来。

你可能会注意到，在受到外部压力或者紧张的情况下更容易生病。这是因为压力产生激素皮质醇，皮质醇可以减弱免疫系统或阻断化学信使的制造而完全关闭它。在更早些时候，比如说一万年前，那时人类生活更简单，偶尔与野兽搏斗时身体的能量被转移，短暂关闭免疫系统对身体没有持续伤害。然而在21世纪，我们始终生活在高度紧张和压力下，对于免疫力的压抑影响的反应，我们的皮质醇水平会维持在高水平上。任何情况下，皮质醇水平都会随着年龄的增长而不断提高。

免疫系统是什么？它是如何工作的？人体对入侵病原体的防御主要开始于皮肤和器官的上皮细胞，包括呼吸道和肠道。如果它们的防御能力被削弱，有害的感染源会更容易地进入我们的身体。如果传染性病原体穿过上皮防御，内部防御系统就会接管，各种白血细胞球、抗体和化学信使一起工作防止病原体引起破坏。作为另一道防御，免疫系统的各个部分都不断巡逻，以检测入侵的病原体，负责监测潜伏在身体里的癌细胞。

显然，你肯定希望这个精密的系统所有部件都很强大并能保持持久的防御能力。本章将帮助你激发和增强免疫系统，使你可以获得强大的免疫力来抵抗衰老的影响。饮食将在其中发挥核心作用，但也必须注意生命营养物和生活方式，以恢复和增强免疫系统的能力。

让我们从饮食开始吧，避免那些使我们免疫力降低的食物，食用可以增强我们的免疫力的食物。

⟨ 有益于提高免疫力的饮食 ⟩

每当让病人吃低糖类高蛋白的饮食时，我都会安排复诊计划，包括几个月复诊一次。在复诊中，我的病人几乎总是这样说："医生，开始按照你的饮食计划后我就再也没有生过病"，或"医生，在我开始你的饮食安排几天之后，这种恼人的感染就被清除了"。对此我从来都不会感到诧异。事实上，只有别人说不起作用的时候我才会感到奇怪。

毫无疑问，本书中的抗衰老饮食可以改善你的免疫力。是如何改善的呢？免疫系统非常复杂，许多不同的免疫细胞和化学信使，包括激素、二十碳烯酸类和酶相互连接沟通。这个系统需要高质量的蛋白质和重要的生命营养物的联合供给来有效工作。这就是为什么营养不良的人更容易感染传染性的流行病：他们的免疫系统因营养不良，特别是蛋白质的缺乏而被削弱。

如果在摄入免疫系统需要的蛋白质和生命营养物的同时，还摄入大量的糖类食物，你就不会从免疫力提升中完全受益。高糖类食物会导致血液中的葡萄糖维持在高水平，接着会导致你释放大量胰岛素——高胰岛素水平可以严重抑制免疫系统。通过控制血糖和胰岛素水平，并保持它们在较低水平，你可以将免疫系统保持在一个高水平的准备状态。

糖本身也对免疫系统有严重的压制作用。吃甜的食物会干扰白细胞攻击和杀死侵入的病原体的能力。一杯橘汁的负面影响甚至可能持续超过十二个小时。此外，糖会降低身体产生抗体的能力。抗体是一种化学信使，能够识别入侵者并发出警报，动员白细胞过来消灭它们。

饮食中另一个与免疫相关的重要元素是必需脂肪酸。我已经在上一章讨论了它们的重要性，所以在这里我只是提醒你，ω-3 族和 ω-6 族脂肪酸的平衡对化学信使是非常重要的，这些化学信使是激素和十二碳酸类，告诉你的免疫系统要做什么。如果平衡倾斜向 ω-6 族一边——美国普通人的饮食往往如此，产生化学信使的途径就不能正常运作。消息将被曲解或不可能获得通过，后果就是免疫系统运行不正常或在远低于高效率的情况下工作。

身体也需要一些支持来抵消免疫系统。让我解释一下这个表面上的矛盾。当白细胞即淋巴细胞抵御入侵的病原体时——在一个健康人身上它们确实每天重复了无数次，它们会产生大量的自由基。如果生病了，你的免疫系统会生成自由基，比健康的时候高几个数量级。为了防止受到过量自由基的伤害，你需要富含天然抗氧化物的饮食，以及来自抗氧化生命营养物的帮助。

< 免疫与癌症 >

到目前为止，我一直讨论的免疫系统能做的唯一的事情好像就是保护你不得传染病。但是，免疫系统还有一个重要的功能：免疫细胞尤其是 B 细胞和 T 淋巴细胞，以及抗肿瘤的化学物质或细胞因子如淋巴细胞制造的干扰素，不断在身体中巡逻，寻找有缺陷的细胞。有缺陷的细胞是那些遗传物质被破坏、有潜在或致癌性的细胞。这样的细胞损伤会随时在身体中发生，一般是自由基破坏的结果。你身体的天然抗氧化防御系统可以降低损伤，但必须依靠一个强力有效的免疫系统持续地监视，在其开始不受控制地复制之前，发现并消灭它们。

⟨ 有益于增强免疫力的生命营养物 ⟩

要保持强大的免疫防御力，你不仅要从饮食中获得足够的蛋白质，也需要保持生命营养物的高摄入水平。让我们看看建立和维护免疫系统重要的生命营养物。我将分别加以说明。

维生素 A：抵抗感染的斗士

维生素 A 是增强免疫力的重要的生命营养物之一。在 20 世纪早期发现维生素 A 的时候，它被称为抗感染剂，因为它对保持人体上皮细胞的湿润和弹性十分重要。在一般情况下，维生素 A 会增强免疫系统的抗感染能力，可以保护消化道免于细菌的伤害，因为它保护衬着消化道的胃黏膜并使之强壮，使病菌不能透过。

如果确实受到了感染，大剂量的维生素 A 可以很快清除它。当预感冒来袭时，服用 50 000 国际单位的维生素 A，额外服用一些维生素 C、锌，可以帮助减缓病情，甚至可以在患病中期产生效果。这对治疗鼻窦炎也是很有效的。

维生素 A 可用于治疗暂时的疾病或感染，对于整体的免疫增强，我更喜欢让患者服用类胡萝卜素混合补充剂。研究表明，每天服用 30 毫克的 β - 胡萝卜素可明显改善免疫功能。特别是 β - 胡萝卜素补充剂能提高天然杀死细胞的活性，杀死细胞攻击病毒和肿瘤细胞，在癌症预防中发挥重要作用。含有混合类胡萝卜素的补充剂，主要是 β–胡萝卜素，但也有其他胡萝卜素，能增强你的免疫力，可以带来类胡萝卜素的其他益处。更多关于类胡萝卜素的价值参见第十章。

B 族维生素

B 族维生素对白细胞的制造是必需的。你需要所有 B 族维生素，需要它们以适当的比例有效地工作。某种过多或过少都会破坏微妙平衡，导致身体抵抗疾病的能力相应降低。

很难说出哪一种维生素更重要，不过，我必须强调维生素 B_6，也被称为吡哆素，这种生命营养物对制造充足的抗感染 T 细胞是必不可少的。我强烈建议你每天摄入 100~400 毫克的维生素 B_6，以保持你的高免疫力。

维生素 C：普通感冒和癌症

你在看这本书时，可能已经对补充医学产生了兴趣。如果是那样的话，对于大剂量的维生素 C 可以缩短感冒或流感的发病时间，估计你已经有了切身体会。这种简单、廉价、安全的生命营养物的确很有帮助，对于需要更有说服力资料的人，让我们来看看维生素 C 是如何工作的。

超过二十个研究告诉我们，维生素 C 能较好地抵抗感冒的主要原因是可以激发免疫系统的所有功能，特别是各种类型的白细胞。这些细胞充满维生素 C 的时候工作效果最好。疾病会使细胞的维生素 C 水平衰竭，补充剂可以将它重建。

当年老时，迅速切断呼吸系统疾病变得更为重要，因为这些疾病更有可能在老年人中转化为支气管炎或肺炎。每天特别服用 1 克维生素 C 可以减少 20% 的感冒持续时间。实际上，你在一天甚至更短时间内就会有所好转。

我在本书中无法介绍维生素 C 预防癌症的几十项研究。可是，对于其抗癌能力，简而言之有两个理由：首先，它是非常强劲的抗氧化物，这意味着它能够在自由基搞破坏引发癌症前中和自由基。其次，T 淋巴细胞是身体抵御癌症的主要防线之一，需要大量的维生素 C 才能发挥最大功效。总之，维生素 C 被认为是已知使用范围最广泛最强大的抗癌营养物。这已经被世界范围内的 88 项不同人群的流行病研究所证实了。这里我就无须赘言了。

维生素 E：追求极好

最近的关键营养研究一个有趣的成果是"发现"维生素 E 可以增强免疫力。这对于补充医学从业者来说是一个众所周知的事实，现在的信息逐渐被主流医学界认可，在那里很需要这方面的知识。一项最近的研究观察维生素 E 对 88 位健康老年人免疫系统的影响，他们一半服用维生素 E 补充剂，一半服用安慰剂。三个月后，服用维生素 E 的人明显有较高水平的 T 细胞；六个月后，他们制造抗感染抗体的能力显著提高。最好的结果来自于每天服用 200 国际单位的试验组。

如果维生素 C 和维生素 E 都有益于提高免疫力，将它们结合会如何呢？答案是你的免疫力会更强。最近的一项研究表明，补充含有 1 克维生素 C 和 800 国际单位的维生素 E 的混合补充剂仅仅 30 天，就提高了所有老年人的免疫功能的相关参数，对那些不活跃的老年人特别有效。

我有必要提醒你，第三次全国健康和营养调查（NHANES Ⅲ）显示，近 30% 的美国成年人血液中维生素 E 水平偏低。这些人深陷疾病的困扰，不但包括各种传染病，还有心脏病和癌症，其实这些病症都是可以避免的。每天高达 3200 国际单位维生素 E 的剂量是非常安全的，你没必要服用这么多。我一般推荐每天 1200 国际单位非合成的维生素 E。

增强免疫系统活力的锌

人的身体需要锌来制造超过 200 种不同种类的酶。没有锌就没有这么多酶，包括免疫系统正常工作所必需的酶。你特别需要锌来制造白细胞，保持嗜中性粒细胞、T 细胞和天然杀死细胞的活性。杀死细胞是消灭癌细胞和抵抗感染的淋巴细胞。你身体中的大多数锌和这些杀死细胞有关。

锌制造的其他物质在细胞的生长和分化中起着核心作用。有趣的是，锌在调节细胞的正常死亡方面也相当重要，这是当免疫系统命令有缺陷的细胞自我解体时的一种细胞自杀行为。如果命令不通过，有缺陷的细胞就会分裂失控，从而变为癌细胞。

今天，锌普遍用于治疗伤风和感冒的止咳药中，当觉得有不适的症状服用止咳药的话，你可以减轻感冒症状，从大约平均一周缩短为短短四天时间。为解决感冒问题，我建议使用加甘氨酸的葡萄糖酸锌制成的药物。让药物缓慢溶解在嘴里，不要咀嚼。成人可以每几个小时使用一次，最多用两天，每天不超过 12 片含片。每个含片中至少要含 22 毫克锌。如果小于这个量的话效果会不明显。

锌还可以帮助伤口愈合，包括手术的伤口。如果你必须做手术，手术前后几周服用锌补充剂会帮助你愈合得更快，并减少感染机会。如果你的伤口愈合不理想，很可能是锌含量过低导致的。不幸的是，锌在食物中含量并不丰富，而且仅有的一点儿也不容易被身体吸收。你可能需要在日常生活中添加锌补充剂。

锌还可以用于改善胸腺功能，这是位于颈部在胸骨上方的一个器官，胸腺对你的健康至关重要，因为它可以制造相关激素，告诉你的免疫系统做什么。胸腺在婴儿时期是相当大的，但到了十几岁时，它会自然缩小很多。40 岁时，你的胸腺可能缩小到找不着的程度。到 50 岁的时候，胸腺实际上已经不存在了。虽然部分的胸腺萎缩是正常的，但你当然不希望它彻底消失。保持胸腺正常工作的方法之一是保证获得大量的锌。服用锌补充剂能使你的胸腺恢复活力并继续工作。我在本章的结尾部分会再谈一谈提高胸腺功能的方法。

尽管每日基本的锌需求量男性和女性分别为大约 15 毫克和 12 毫克，令人担忧的是大部分成年人都缺锌，尤其是老年人。近期对意大利老年人的一项研究发现，连续三个月每天服用 25 毫克的硫酸锌使参与者免疫系统的总体状况得以改善，这个结论基于参与者的 T 细胞计数。为了避免锌缺乏并从锌中受益，我建议每天服用 25 毫克的锌。

铁的保护

缺铁是美国人常见的营养缺陷之一，在老年人中相当普遍，特别是那些错误地食用高糖类、高纤维素、低脂肪以及素食的人。他们无法从食物中获取足够的铁，这些铁黏附在纤维素上未吸收就被排出体外。我劝你让医生检查血液中是否缺铁，如果有问题，可通过饮食中添加红肉来进行治疗。

同样，铁在诸多方面有其危险性，是有负面作用的。多余的铁在人体系统中会增加氧化，形象地说明就是你"生锈"了。过多的铁也会促进肿瘤细胞和有害细菌的繁殖，产生过量的自由基，引发细胞遗传物质的癌变。如果你正遭受疾病及感染，尤其是影响消化道方面的，你有必要远离铁补充剂。

现实中，我建议不贫血的老年人避免独立的补充剂或维生素药片中过量的铁。为避免随着年龄的增长患癌症的风险，没有理由回避来自红肉、鸡肉和鱼肉中天然的铁。这类型的铁被称为血红素铁，不能在人身体中产生，而且不易被氧化。

我对摄入过量铁的后果提出过警示，让我们客观分析一下铁过量和铁不足哪个更好一些。结果是，铁含量不足风险更大。根据一项针对老年人死亡原因的调查，血液中有高水平铁含量的男性和女性的死亡率分别为 38% 和 28%。

脱氢表雄酮：补充免疫力

在第 12 章中，我描述了脱氢表雄酮的许多优点，它对人体免疫系统健康的重要性不容置疑。我简要地分析一下这么说的原因。

母体激素脱氢表雄酮能改善人体抗体的制造，也能提高各类型攻击和杀死病毒和癌细胞白细胞的作用，包括单核细胞、自然杀死细胞和 T 淋巴细胞。简而言之，服用 DHEA 可以恢复免疫系统功能到二三十岁的水平，即最健康时候的水平。

＜ 植物免疫增强剂 ＞

在阿特金斯医疗中心，我们极力反对滥用抗生素，这是传统的医生做法。因为被广泛接受，这种危险的做法是抗生素病源重新流行的主要原因。对病人来说，我们发现抗生素引起的麻烦和其解决的问题同样多，所以在保持严谨性的情况下，我更希望帮助病人让自身的免疫系统进行治疗。为协助免疫系统顺利工作，我会给病人开具之前谈到的生命营养物，以及许多被证实有价值的可以增强免疫力的植物补充剂。

增强免疫力植物中首选大蒜。它含有丰富的硒和锗，这些微量矿物质对于制造免疫细胞是很重要的。大蒜是一种重要的广谱抗菌物质，对杀灭细菌十分有效，甚至是一些已成为具有耐药性的细菌。可以毫无疑问地说，大蒜会使传染病得以改善，刺激人体免疫系统，对于天然杀伤细胞的制造有非常好的效果。

大蒜也是一种非常有效的抗真菌植物。真菌感染会抑制人体免疫系统的正常工作，所以解决这个问题需要增强人体免疫力。事实上，任何容易生病和感染的人都应该检查真菌感染。在阿特金斯医疗中心，我们用大蒜作为消除这种感染计划的一部分，它对白色念珠菌感染是非常有效的。白色念珠菌是造成酵母菌在肠道中过度繁殖的一个原因。详见第16章关于酵母菌感染的说明。

为了获得大蒜增强免疫力的好处，我们需要每天服用 2400~3200 毫克。如此多的大蒜可能会破坏你的食欲，更何况还会产生刺鼻的气味。我希望患者食用以胶囊或液体形式存在的无味、无刺激的大蒜提取物。

其次，能增进免疫力的植物是人参。总的来说，人参是一种具有"适应原"价值的药材，有助于身体对压力的适应能力。人参通常被用来改善精神和体力，但是作为一种免疫增强剂的价值常常被忽视。然而事实上，安慰剂对照的研究告诉我们，使用人参可以缩短感冒的发病时间，甚至从前期就可预防保护你不患病。德国天然草药研究委员会对草药价值进行评估，认为人参是非特异的免疫促进剂，但一些有力的证据表明，人参可以刺激人体天然杀死细胞的制造。最近，丹麦的研究人员已经发现人参对增强一种叫假单胞铜绿菌的细菌的免疫反应，这种细菌可造成严重的肺部感染。

到目前为止，相关研究仅限于实验鼠，但并不代表人参不能帮助受这种物质感染的人类。人参在一定程度上可以缓解压力，压力会抑制免疫力，所以人参能增强人体的免疫力。

当然，人参也是一种强大的抗氧化物，它已被证实能防止脂质过氧化，还可以湮灭危险自由基烃基。我经常向那些处于高压状态或免疫力低下的患者推荐日常人参补充剂，寻找含有 5%~10% 的人参皂苷的标准补充剂。我一般推荐 100~200 毫克，每天 1~3 次，产生疗效可能需要几个星期甚至更长的时间。如果觉得人参让你感觉烦躁焦虑影响了睡眠，可减少剂量。

第三个我推荐的提高免疫力的植物是紫锥花。该草药由紫锥花根提取，平原印第安人对此众所周知，因为是他们在几百年前将其引入欧洲的。紫锥花通过提升人的天然免疫力产生效果，它不但对于预防疾病，特别是感冒和上呼吸道感染非常有效，还可以使你尽快康复。在感冒和流感多发季节，建议每天食用 2~3 粒紫锥花冻干粉胶囊来进行预防。如果你已经患病，每天服用 6~8 粒会帮助你恢复得更快。

< 谷氨酸：免疫系统的动力 >

人体中最丰富的氨基酸是谷氨酸。它可以帮助你从伤病中康复，保持免疫系统高效工作，这可能是它最有价值的体现。谷氨酸是免疫系统主要的能量来源，人体需求量是很大的。当生病或受到感染时，人体免疫系统超负荷运转并需要额外的燃料，如果没有得到足够的谷氨酸，系统将不能够有效祛除传染源，病情将更加严重，患病时间也会更持久。受伤恢复也是这样，比如很严重的切伤或烧伤及手术造成的伤口。你需要大量的谷氨酸来治愈伤口和滋养免疫系统。

幸运的是，你可以通过服用便宜的粉末状谷氨酸得到所需的谷氨酸。对于免疫支持，我建议每天 5~20 克，比如 1~4 茶匙，因为每茶匙中大概有 5 克谷氨酸。如果你得了传染疾病或在受伤或手术康复中，可以增加到每天 40 克。

< 胸腺支持 >

正如我在本章的前面简单提到的，胸腺是一个免疫器官，但它会随着年龄增长而逐渐萎缩。如果你的免疫反应需要支持，刺激胸腺产生更多的激素是合理的。

一个可行的方法是用褪黑激素，这种激素我在第 9 章讨论抗氧化酶的时候曾经谈到过，但那是在不同的领域。我们知道褪黑激素有助于逆转随着年龄增长带来的抗体制造的衰退。最近的一些研究表明，褪黑激素可以帮助重振胸腺以及胰腺和骨髓，它们是制造淋巴细胞至关重要的器官。

胸腺、胰腺和骨髓细胞都好像有褪黑激素的受体位点，尽管迄今为止，褪黑激素的受体研究主要用于实验室的啮齿动物，但结果是令人鼓舞的。给予褪黑激素的动物，产生了更多的抗体和其他免疫系统的化学物质，如白细胞介素 −2，同时有相关证据表明也改进了免疫力。这是否意味着褪黑激素能提高人体免疫力？尽管没有确凿证据，但我相信是可以的。因为褪黑激素也有作为强抗氧化物的其他作用以及增强免疫力的好处，所以我建议服用。

假设你已经进行了饮食的调整，服用了本章中推荐的生命营养物，你如果还经常小病不断，那么很可能是你的体内积累了过多的毒素，削弱了免疫防御能力。在下一章我们将讨论清除毒素、恢复健康的方法，使你走上抗衰老的正确之路。

第 16 章

∨

给身体解毒

20 世纪我们长期大范围地暴露在有毒环境中，在 21 世纪这种情况是不太可能摆脱的，我们没有办法躲避。每天，普通的美国人都要面对汽车尾气、烟雾、家庭清洁产品、烟草烟雾、油漆味、氯化水、铅和镉等重金属、农药杀虫剂、食品添加剂、处方药和非处方药以及许多潜在的高毒性物质。

接触这些物质可能会造成严重的后果和目前还不确定的长期影响。例如我们每天使用成千上万的工业化学品，其中的大部分在某种程度上都会对人体有害。这些物质本身都是相当有害的，当你接触到许多种会如何呢？这真是一个令人恐惧的问题，更可怕的是没有人知道答案。

这些有害物质每天都会大量倾泻在大部分人身上，但是人体废物清理系统不是为此而设计的。比如化学元素镉在许多工业加工过程中被使用，香烟中也有应用。镉是人类在过去两个世纪中才接触到的，人体无法通过天然解毒途径去除镉。一旦进入身体，它就会停留在那里，从而可能引发肺癌和其他疾病。

无论是自然的紫外线辐射，还是来自非天然的烟雾和其他工业污染

165

物，暴露于这些有毒物质中，是导致衰老的主要因素。为什么？因为毒素可以产生自由基，在本书中你肯定已经了解了自由基的伤害是导致衰老性疾病的因素。

人体的肝脏主要负责将毒素从身体中清除。这是一个复杂的过程，我就不深入说明了。你应该知道，肝脏解毒过程中会自然产生大量的自由基。通常这些自由基很快会被身体中丰富的抗氧化物谷胱甘肽所湮灭。当肝脏忙于额外的排毒工作时，需要多余的谷胱甘肽，你可能不会迅速产生足够的数量来应对。如果不能产生足够的谷胱甘肽，自由基就会在肝脏和其他部位抢占优势，造成严重的后果。

这意味着，保证有毒物质不会泛滥的主要原则是一开始就尽量避免其带来的伤害，并保护和强化肝脏功能，确保谷胱甘肽和其他抗氧化物维持在一个较高的水平。此外，有特别的技巧来清理人体肝脏，清除身体的有毒物质，这些物质会加速老化过程，容易使人患上退化性疾病。在本章中，我们将了解那些可以抵抗有毒物质的元素。

⟨ 减少与有毒物质的接触 ⟩

可悲的是，在今天的社会中，我们不可避免地会接触大量有毒物质，这是无法改变的事实。如果不想迁居阿拉斯加，生活在一个远离文明的小木屋中，我们所能做的，就是尽量避免接触它们并最大限度地提高自身的防御能力。

减少与有毒物质接触可以从喝水开始，家庭饮用水很可能被政府加过氯并含有氟。氯和氟是添加到水中杀菌的，它们会杀死所有的细菌，包括肠道中的有益细菌。此外，水通过金属管道也会携带铜或铅。更糟糕的是，它在流动的过程中会被危险的病原体污染，像大肠杆菌、隐孢子虫是无法被氯杀死的。这些病原体会使你产生严重的胃肠不适。事实上，儿童、老年人和免疫系统较弱的人都可能死于这些病原体引发的疾病。

为了保护自己，建议在家里的水龙头安装净水过滤器。我更倾向于陶瓷过滤器，它价格公道、安装方便而且使用周期较长。当无法获得过滤的水时，尽量饮用瓶装水。

呼吸的空气也是有毒物质的主要来源。你会认为如果不是生活在一个时常有烟雾警报的城市里，空气污染问题就不会那么严重，但并不是你想的那样。在阿特金斯医疗中心，当患者抱怨头痛、头晕、焦虑和因为应对工作压力而大脑一团糨糊时，我都会问他们是否在一个不能打开窗户的封闭地方办公。毫无疑问，答案是肯定的，而且极具代表性，也许这就是问题的根源。不是因为压力，因为这些人完全能够胜任自己的工作，这是工作环境所造成的。

市郊封闭的建筑办公区中的办公室是存在诸多化学物质的地方，如同一个收集器。来自地毯、油漆、塑料家具、复印机、溶剂、清洗剂和其他物质的有毒气体，被困在建筑物内无法挥散，特别是通风系统很差的情况下更是如此。你会吸入很多有毒物质包括同事呼出的细菌。"病态建筑"综合征有时会导致头痛、头晕、皮疹和其他在办公人员中流行的症状。

强调工作环境是为了让你按照相关法规要求进行常规的通风，这样可以减少周围空气的有毒物质含量。尽量在家里和办公室使用高效微粒空气过滤器，它可以很好地去除毒素、微粒和空气中的霉菌孢子这些过敏原。

< 你是在毒害自己吗 >

人体内另一种有毒物质来源可能是自己的消化系统。如果不能有效排除有毒物质，健康将会受到影响；如果肠道积累有毒废物，所有的健康问题都将恶化。更令人担忧的是在肠道由过多的酵母菌产生的毒素，这种毒素也称为念珠菌病。这个问题现在已经成为流行病，我们需要花一些时间来讨论它的成因及治疗问题。

一般来说，人体的肠道含有数十亿细菌，它们对消化功能至关重要。在把食物分解为可吸收的营养的过程中，它们是一个重要的组成部分。然而，有益的细菌常常会因为被叫作白色念珠菌的酵母样生物过度繁殖而被挤出。是什么原因导致了酵母菌过度生长？这源于大规模滥用的医疗和饮食状况。

一个主要原因在于医疗，抗生素、抗肿瘤药物如泼尼松、布洛芬、避孕药等的滥用。不良的饮食也起着重要的作用，目前为止，主要的饮食罪魁祸首是过量的糖，其次是纤维素的不足。事实上，根据我的经验，无论是滥用抗生素还是过度食用糖（大多数情况并非二者兼备），都是酵母菌过度繁殖的最有可能的原因。

此外，酒精、食品添加剂、食物过敏尤其是乳糖或麸质过敏、胃酸和情感的压力都能触发酵母菌的过度繁殖。酵母菌过度繁殖往往被忽视的另一个因素是未经处理的细菌感染和寄生虫所起的作用。

在阿特金斯医疗中心，大约有四分之一的患者被发现有酵母菌过度繁殖状况，我相信这与更严重的疾病情况紧密联系，包括慢性疲劳综合征、免疫系统衰弱、肠易激综合征与食物过敏。血液测试能够对白色念珠菌产生的 IgA 或 IgM 抗体的升高做出可靠的诊断。它也可以从各种症状中推测出来，特别是下腹部气胀、频繁腹泻、便秘的发作、抗感染性降低、慢性疲劳综合征、复发性膀胱感染、嘴和喉咙长白癣的鹅口疮。关节疼痛、疲劳和抑郁也是常见的症状。酵母菌的过度繁殖也与关节炎密切相关。

当身体中的酵母菌过度繁殖时，这种寄生在你身上的生物，会产生大约 79 种不同的毒素，包括甲醛和乙醛，这正是你喝的酒中的毒素。事实上，乙醛往往是与念珠菌病相关的导致"头脑模糊"症状的原因。这些有害细菌的毒素在肠道内，可能是造成阿尔茨海默病和帕金森病的原因。大肠中的酵母菌过度繁殖会产生大量破坏细胞的自由基，它们是衰老的罪魁祸首。只有保持肠道细菌的良好平衡，才能防止这些代谢毒物的积聚，并有助于预防与衰老相关的很多疾病。

肠道中的酵母菌靠糖生存，如果酵母菌过度繁殖的话，首先要剥夺它最喜欢的食物。在阿特金斯医疗中心，我们让念珠菌患者食用低糖、无糖的饮食，将所有熟化的、发酵的或含有酵母的食物如奶酪、醋、酒和面包排除在饮食计划外。当然，患者也要避免食用可能引起过敏的食物。

我们用柚子种子或橄榄叶精华油和牛至油来杀死酵母菌和寄生虫。这种非常有效的方法远比治疗念珠菌病常用的药氟康唑更安全。我必须提到治疗的一个副作用。前几天，患者常常感到更糟糕，而不是有所改善，那是因为酵母菌细胞大量死亡，这导致肠胃中累积的毒越来越多。我向你保证，恶化的症状实际上并不是非常严重，为了后期的改善是很值得的。你感到更严重或不适症状持续的话，可以打电话给医生。对特定患者而言，效果近似于奇迹，在经历长年累月的慢性疲劳、消化系统紊乱、频繁生病、智力不佳境况后，他们的健康和精神状况都恢复了。

采用抗酵母菌饮食的时候，必须恢复肠道中的有益细菌（也被称为益生菌）的健康平衡。三个友好的细菌种类，双歧杆菌、嗜酸菌、乳酸菌常用来重新注入消化道中。

大多数患者服用含有 50 万细菌孢子的胶囊。剂量看上去相当大，但你应该知道细菌本身就是微生物，胶囊还是非常小的，很容易吞咽。你需要空腹服用，每天三次每次 1~2 粒即可。治疗酵母菌的过度繁殖是一个长期的过程。一般来说，你可能会花上 1~4 个月的时间才能恢复到健康的平衡状态。

一旦恢复平衡，阿特金斯医疗中心的患者治疗计划就开始转为肠道调理方面。我们使用各种生命营养物来恢复肠道壁的完整，增强人体抵抗性能不健全的细菌的能力。这些生命营养物中有泛硫乙胺、谷氨酸、N－乙酰半胱氨酸、必需脂肪酸、γ－谷维素（米油）。我们还添加车前籽壳形式的纤维素，有助于血液在身体中迅速有规律地流动。这将有助于防止酵母菌重新立足，调理过程大概需要三个月的时间。

益生菌和纤维素对于减少身体中的有毒物质是非常重要的，我推荐给大家，不仅限于对念珠菌病的治疗。通过保持肠道中健康的细菌平衡，你能明显改善肝脏负担，让肝脏专注于清除无法避免的毒素，这对于你的抗衰老计划将有很大帮助。

我建议每周服用一到两次含双歧杆菌、嗜酸菌和乳酸菌的有益菌类补充剂。每种一粒 500 毫克的胶囊即可，空腹时服用。此外，要确保在日常饮食中获得至少 7~10 克的纤维素。如果你不能在饮食中得到足够的纤维素，可将车前籽壳作为获得额外的纤维素的途径，每天一汤匙搅拌在 227 克的白开水中就可以达到目的。

＜ 帮助肝脏 ＞

肝脏是人体内最大的内脏器官。肝脏就像一个化工厂，每时每刻都在不间断地工作，负责生产不同的酶和其他影响身体机能的物质。肝脏也负责清除代谢废物和体内的毒素。很明显，保持肝脏良好的工作状态将对身体产生积极的影响。这意味着生命营养物、正确的饮食方式和其他牵制有毒物质的特殊技巧能够使它保持强壮。

生命营养物可以产生重大影响。如同你在第九章所了解的，扑灭肝脏在解毒过程中产生自由基的最好方式是使用大量的营养物，它们是你的身体制造抗氧化物所必需的。如 N－乙酰半胱氨酸、硫辛酸、硒和谷胱甘肽补充剂。其他支持肝脏的生命营养物也很有价值，包括维生素 C、维生素 E 和锌。锌在肝脏解毒过程中对阻止致癌物质的活化特别重要。

你需要通过饮食来保持肝脏功能在最佳水平，不至于负担过重。这是低糖类、高蛋白饮食使人受益的另一个方面。高质量的蛋白质食物如红肉、家禽、海鲜和蛋类可增强解毒功能。缺乏蛋白质会影响解毒功能，因为没有得到足够的氨基酸，特别是半胱氨酸，你需要用其来物质来合成谷胱甘肽。肝脏也需要蛋白质来制造胆汁，它对可溶性营养物质的吸收是必需的。

任何形式的糖类都会抑制作为解毒成分的酶的产生，这反过来会削弱肝功能。为了加强解毒酶的制造，可以在饮食中增添大量的十字花科蔬菜。甘蓝家族成员包括花椰菜、羽衣甘蓝、布鲁塞尔豆芽和称为萝卜硫素的物质，它对于肝脏把有毒物质转换成可以清除出身体的无毒废物是至关重要的。别忘了多喝纯净水，建议至少两升，大概230毫升玻璃杯的8杯的量。水能迅速冲走身体中的毒素，并将它们的危害降到最低水平。

为了保证你的肝功顺利工作，我建议每六个月做一次肝和胆囊清洗，进行一次解毒。这有助于消除累积毒素，对恢复器官的高效工作是很有必要的。

肝脏清洗需要花三天时间，所以我建议你在闲暇的周末进行。下面是操作步骤：

1. 从星期一到星期六中午，食用常规饮食，服用平常的补充剂。此外，在你能承受的范围内尽量多服用新鲜的柠檬汁。可用纯净水稀释调节口感，如果你喜欢的话可以加入甜叶菊。

2. 星期六中午正常用餐。

3. 三个小时后，将2茶匙氢氧化镁（也称为镁乳）溶解到30克热水中服用。如果你像我的很多病人一样感到反胃的话，可以喝一些柠檬汁来冲抵这种味道。

4. 两个小时后重复步骤 3。

5. 你的晚餐只有新鲜的柚子、柚子汁或其他柑橘类水果或果汁。

6. 晚上睡觉的时候，服用 110 克未精炼的橄榄油，其次是 170 克的柚子汁或 110 克的青柠汁混合在 110 克未精炼的橄榄油中。（你可以在健康食品商店中买到未精炼的橄榄油，保持冷藏）

7. 步骤 6 完成后立即上床，向右侧躺，将右膝盖尽量靠近胸。保持 30 分钟，然后睡觉。

8. 次日早晨早餐前，服用 2 茶匙溶解在 60 克热水中的镁乳。从现在开始，继续你正常的饮食和补充剂。如此而已。

肝脏清洗对消化道的放松效果是非常好的。第二天你可能会在大便中发现浅绿色、形状不规则的物体。这是完全正常的，它表明肝脏冲洗已经产生了效果。

〈 排铅和其他重金属 〉

铅、汞、镉是常见的累积在身体里的有毒物质。在目前的美国，任何超过 50 岁的人都可能聚集了这些重金属达到了致命的含量。毫无疑问，这样的含量会导致一些非常严重的健康问题。

你一定听说过"像制帽商一样疯狂"这样的话（英文 mad as a hatter 表示极度疯狂）。是的，过去这是非常正确的一句话。那些做帽子的人用汞来准备毛毡，没有多长时间他们就会出现汞中毒的症状，其中包括流口水、颤抖、抑郁和产生各种稀奇古怪的行为。

类似地，在几十年前各种含铅涂料和管道被禁止前，家庭油漆工和管道工因此会铅中毒。禁止含铅汽油也是同样的原因。汽车废气会在人群中散播铅，对汽车修理工和加油站服务人员造成伤害。

重金属镉是许多工业加工过程中的副产品，包括锌冶炼。它可以通过吸入被污染的空气、食物和水摄入到人体。如果人体镉含量很高，就会有患肺癌和肾脏疾病的风险。最近的研究表明，高水平的镉与骨质缺失和老年人特别是女人的骨折相关。镉含量增加会导致身体中钙的排除，这反过来会导致骨头变薄变脆，容易折断。

尽管目前我们接触铅的机会比之前要少很多，但接触量也是超标的。旧铅管道和铅涂料仍在我们周围存在，比如几十年来就被数以百万计的车辆排放的尾气污染的含铅土壤。汞仍然是一个主要问题，它被广泛用于许多工业产品中。它常用于补牙用的银汞齐填充剂中，如果你用银做补牙填充材料，少量的汞会不断浸到你的身体里，我稍后将探讨这个问题。

长时间吸收少量的铅会导致成人贫血、神经损伤、高血压和心血管疾病。儿童铅含量高的话会产生有碍智力发育、导致学习困难和行为问题，铅中毒在美国贫困儿童中是很普遍的。

在最近的一项研究中，近 12% 的 2 岁城市儿童铅含量水平稍微偏高，4.3% 的铅含量水平中度偏高，近 1% 的铅含量水平严重偏高。即使是低水平的铅接触也可以引发幼儿行为的变化。标准行为测试显示，在 1~3 岁的儿童中接触铅的比没接触铅的儿童得分平均低 16 分。

人体没有去除铅、镉和其他重金属的机制。一旦这些物质进入人体系统，它们就会在那里驻留，除非通过螯合作用疗法来清除它们。

< 螯合排毒的关键 >

螯合作用是一种化学过程，指在血液中捕捉包括铅、铁、钙、汞、铜、锌在内的金属离子，并与一个有机分子相结合。这样做的目的是使金属离子被这个有机分子禁锢而无法摆脱，相反，它可以通过尿液无害地离开人体。

螯合作用疗法始于 20 世纪 30 年代，用于对铅中毒的治疗。当时的治疗同现在一样，是通过静脉注射，将一种叫作乙二胺四乙酸（EDTA）的溶液慢慢滴入血液。乙二胺四乙酸与铅或其他金属结合从而达到清除的目的。

典型的螯合治疗大约需要三个小时，是完全无痛的（针头最初插入静脉后）。为了降低有毒铅的含量，你可能需要每周二十次或更多的治疗。你也需要服用锌补充剂来补充被乙二胺四乙酸清除的锌。我也会开维生素 B_6 补充剂。对于我的许多铅水平升高的患者，螯合作用疗法的效果相当好。经过十几次治疗，他们的铅水平通常会降低到可检测到的量值以下，这使他们感觉良好。

对接触低水平铅的人使用螯合作用疗法长期以来是补充医学发展的支柱，它开始在主流医学界获得认可。这很可能是由于螯合作用的有效性证据在不断增多的结果。

例如在最近的实验中，对 32 名肾病患者进行了调查，所有患者均长期处于低水平的铅环境中，所有的人都呈现出铅水平轻度升高的趋势。研究将患者分为两组：一组接受静脉注射乙二胺四乙酸进行螯合治疗，另一组则不接受治疗。研究人员报告螯合作用可减缓肾功能不全或肾功能衰竭的进展，患者实际上改进了他们的肾功能平均达到 8.5%。

对低水平铅中毒的另一项研究是治疗对铅接触儿童的试验，简称为TLC 试验。这个研究使用名为二巯丁二酸的口服螯合剂来降低幼儿的铅含量。二巯丁二酸是一种近乎停用的药物，也被称为 Chemet，相当昂贵，需要美国食品药品监督管理局的特别许可才能使用。这种药物非常有效，完全不同于那些促销者叫卖的所谓口服螯合产品，尽管那些口服产品宣称其清除身体中的有害物质与静脉注射的螯合剂效果一样好。口服螯合试剂可能确实对于低水平有毒物质有效，但根据经验，我认为它不像静脉注射螯合剂那样有效。

< 螯合试剂绕过搭桥手术 >

总的来说，螯合作用疗法是抗衰老计划一个重要的组成部分。通过清除积累在体内的重金属，不仅能消除它们的有害影响，也可以减少它们所产生的自由基的量。在阿特金斯医疗中心，我们在心脏病患者身上看到了螯合作用研究最辉煌的成果。

我们已经治疗了数千名患者，传统医生警告他们，只有马上做血管成形术或心脏搭桥手术才能挽救生命。这些病人坚持来我们这里寻求危险手术的替代方法，因为他们知道很多患者手术后的结果更糟糕，而不是更好。他们发现所需的替代疗法是静脉注射螯合治疗，这样还可以节省数千美元的费用。螯合作用疗法远比心脏直视手术或血管成形术更安全、更便宜。

螯合作用是如何治疗心脏病的呢？有几个方法。搭桥手术或血管成形术只是针对人体内诸多动脉中的几条，螯合作用治疗可以同时增加人体主要血管的血流，包括滋养心脏、肾脏、大脑和其他器官的血管。发生在这些部位是因为乙二胺四乙酸去除某些在动脉凝结中的钙。钙的减少可以减少凝结，甚至消除凝结。即使凝结没有减少或除去，钙的减少也会使动脉更加富有弹性。

螯合作用会降低血液中钙的水平，刺激身体释放副甲状腺激素，这反过来会刺激人体将钙从不应存在的部位比如动脉中清除，转移到本该存在的地方如骨骼中，这样，乙二胺四乙酸可引起骨质疏松的骨头重新钙化。通过清除铅、汞、镉等累积的重金属，螯合作用可消除导致心脏损伤的其他因素。

乙二胺四乙酸还可以为心脏病人带来其他好处，其中最有价值的是刺激靠近阻塞动脉周围的细小血管的扩张。这些小血管在堵塞的周围产生间接循环，这是身体自身天然形成的搭桥术。乙二胺四乙酸是一种强大的抗氧化物，有助于降低低密度载脂蛋白胆固醇的氧化。对心脏病患者最有帮助的是乙二胺四乙酸的抗凝特性，它能降低血小板"黏性"，有助于预防导致心脏病发作的血栓形成。

螯合作用疗法有诸多好处，保险公司和医疗保险却拒绝为之埋单，这是令人费解的。他们非常乐意为你支付 5 万美元的搭桥手术费，但对只有几千美元的全套螯合作用治疗却舍不得花上一分钱。

事实上，传统的医生往往藐视螯合作用治疗。作为一种疗法，有些人曾经试图禁止它，这种情况不断出现在州医疗监管委员会。但不管你的医生怎么说，螯合作用疗法在美国都是易于操作的，而且是合法的。

如果想找到可以帮助你进行螯合作用疗法训练有素的医生，你可以向美国医学促进学院（ACAM）咨询，联系电话是（800）532-3688。

＜ 汞的解毒 ＞

正如我们所看到的，汞是一种高毒性重金属，对健康危害性极大。汞接触可引起硬化症、牛皮癣、慢性疲劳综合征等自身免疫性疾病，是引发癌症和心脏病的重要因素。在现代工业社会生活的人，不可避免地会接触大量的汞：它广泛应用于许多工业加工过程和一系列常用化学药品中。有一段时间它甚至被作为防霉变手段用于房屋和室内的涂料中，这种手段在几十年前已经被禁止了。当你读这本书的时候，可能正在经历慢性汞中毒。为什么这么说？中毒来自补牙使用的银汞齐填充剂里的汞。

虽然牙医界坚决否认上述观点，作为廉价的填补龋齿和根管手术造成的牙齿缺口常用的补牙材料，银汞齐使用范围非常广。银汞齐的一半是汞，含有约 25% 的银。其余的是其他金属混合物，包括锡、锌和铜等。

根据世界卫生组织的数据，人体口腔中一个银汞齐填充剂每天可以释放 3~17 微克汞。每次刷牙或者咀嚼的时候，你的填充剂都会释放微量的汞到身体中。陈旧的填充剂更严重，它会随着时间遭受腐蚀。切记，人体没有自然代谢途径去除汞，它只能在人体内累积。

在德国，银汞齐自 1992 年就已被禁止使用。在美国，尽管有一些顾全大局的牙医意识到了这个问题并拒绝使用银汞齐，但是我们还是没有意识到危险的来临。目前，银汞齐最好的替代品是聚合陶瓷。这种材料非常坚实耐用，不含金属成分，而且比银汞齐看上去更加自然。但陶瓷填充物相对于普通的银汞齐填充物相当昂贵，如果你的牙医保险能够负担这些费用的话你会非常幸运，但是你会发现保险公司是不会支付额外费用的。

如果你发现可以安全清除银汞齐填充剂的有经验的牙医，我劝你都替换为陶瓷填充物，即使是自己承担所有的费用。相对于替换填充物的价格，由汞造成的慢性病的长期开销和缩短寿命的代价更为昂贵。你需要费些心思找到一位目光远大并愿意合作的医生。

美国牙医学会在公开场合曾声称去除病人使用的银汞齐填充物是不道德的，同时做这些工作的牙医有被吊销执照的风险。你可以联系环保牙医学会来寻求合适的牙医，联系电话是（800）388-8124。

有时牙齿腐蚀和损害严重到牙根也会受到影响。为解决这个问题，传统的牙医会进行根管手术切除受感染的部分，并用银汞齐填充牙齿中的大洞。这个常用的方法存在一个大问题：它会在牙齿的根部留下轻微的细菌感染，感染产生的毒素渗入人体，会刺激引发慢性退化性疾病。在阿特金斯医疗中心很多有多种硬化症的患者告诉我们，他们的症状是在做了伴有感染和银汞齐填充物的牙根管治疗以后不久才出现的。我和许多从事多种硬化症治疗的补充医学的医生觉得这种紧密联系并不仅仅是巧合。作为治疗多种硬化症方案的一个环节，我们建议拔掉所有有根管的牙齿，并替换所有的银汞齐填充物。

今天的牙医致力于拯救牙齿，如同在拯救生命。不幸的是，两者的目标有时不能兼顾。做牙根管治疗可能会威胁到你的健康，缩短寿命。尽量避免这种牙科手术，好的口腔卫生有助于避免这个问题。作为替代根管手术的终极手段，你可能要拔掉受感染的牙齿。同样，如果你有慢性疾病如疲劳综合征，清除有根管的牙齿并替换银汞齐填充物，去除感染源和有害的汞来源以恢复健康。

清除身体累积的汞唯一的途径就是进行汞螯合作用治疗，除此之外没有其他的手段。我们使用的螯合剂被称为 DMPS，用于静脉注射，口服剂叫 DMSA。大多数患者需要每天服用一粒 500 毫克的胶囊，须服用 15~30 次。

＜ 汞和心脏 ＞

像我这样的心血管专家，注重环境中的有害物质，早就知道那些汞含量水平高的人更容易患上心力衰竭，这已经通过许多研究被证实。最近的一项研究观察突发性扩张型心肌病（心力衰竭的一种常见形态）的患者，看到病人通常有极高的痕量元素，特别是汞和锑的含量。

"极高"是温和的说法：相对于那些由已知的原因造成的心脏疾病患者，突发性心力衰竭患者汞含量水平令人震惊地高出 22 000 倍。

在阿特金斯医疗中心的心脏病患者定期检测汞含量水平。我们发现汞含量水平高了，就用螯合作用疗法使之下降。我们通常给这些患者静脉注射 DMPS，同时伴以乙二胺四乙酸螯合。我们进行一个疗程的螯合治疗来将身体中的汞清除，每次持续约三个小时。

除了身体毒素被清除，摄入正确的高蛋白、低脂肪饮食，生命营养物不断提升免疫力和活力，想让身体成为一部真正的抗衰老机器还需要一个因素：锻炼！

第 17 章

锻炼

我会给所有的患者一个相同的建议，那就是加强锻炼，不管年纪有多大。每个人都能从定期达到个人最大极限的锻炼中受益。这并不意味着所有的患者都要成为马拉松运动员和周末勇士，即使说你会，甚至可以做到。这意味着你在锻炼身体时，会看上去更好，感觉更好，保持更佳的健康状态。精神和体能的锻炼会使你更坚强并提高恢复能力。

⟨ 为健康的心脏进行锻炼 ⟩

根据最近几十个关于身体活动对心血管健康影响的研究总结得到的结果，研究人员得出结论，定期的身体活动对心脏有很多好处，包括降低血压、胆固醇水平和降低危险的血凝结的风险。没必要进行特别剧烈或持久的活动来达到效果，每天绕街区散步一圈就足以产生良好效果，当然走得越多会越好。好到什么程度呢？根据最近对夏威夷老年人的一项研究表明，你每天每走半英里（约 0.8 千米）路，得冠心病的风险就会降低 15%。

早期的研究已经表明，在所有可能导致心脏病的因素中，缺乏锻炼都是主要因素，远远高于其他常见的指标，如高胆固醇。需要我多说吗？是的，因为锻炼对你有更多的好处而不仅仅是保护心脏。它实际上对于在这本书中所有增进健康、抵抗衰老的建议方法来说是一种催化剂。可以这样说：不锻炼身体，你可以从本书中受益；但锻炼身体，你会得到更多。

〈 锻炼的好处 〉

抵抗衰老、预防疾病、减轻体重和有良好的状态是进行常规身体锻炼诸多好处中的几点。

为了抵抗衰老，重点是保持血糖水平的稳定与可控。为实现这一目标，锻炼身体同注意饮食同样重要。在阿特金斯医疗中心，数以千计的葡萄糖耐受受损患者通过运动和饮食的结合成功地逆转了这个过程，从而延长了他们的生命。这个成果已经被无数的调查证实，我就不在这里一一介绍了，研究证明，锻炼身体可以预防、减缓或逆转随着年龄的增长而减弱的葡萄糖耐受和胰岛素敏感性，甚至可以逆转糖尿病，假如你已经患有这样的疾病。

与其他许多研究证实的一样，这种逆转同样是真实的：即使你的体重没有超重，不锻炼也意味着你有可能发展为葡萄糖耐受受损或糖尿病患者，超重肯定是一个致病因素。最近的一项研究非常有力地证明了这一点，研究者在六年间跟踪调查了 8600 多名 30 岁以上的男性，其中149 人在调查过程中患上了糖尿病。被确诊为糖尿病的几乎都是那些最不活跃的人，对此我并不感到奇怪。不爱锻炼的男性发展成糖尿病的危险性是那些经常锻炼的男性的近四倍。

我认为这是一个恶性循环，缺乏运动会导致体重增加，从而导致糖尿病，这又会进一步促进体重增加，让你感觉有气无力和缺乏运动的兴趣，周而复始，反反复复。

对那些需要减轻体重的人来说，常规的锻炼会帮助他们快速达成目标。我向那些对减轻体重有高代谢抵抗的人特别推荐，即使走一英里（约1.6 千米）只能消耗 100 卡路里的热量，为了改变那些顽固的就算是严格节食也不能减肥的人的平衡，使之向好的方向发展，长时间的锻炼计划往往也被证明是必要的。减肥没有效果的人会发现运动可以让自己迅速地打破僵局。最棒经历的是，看到你的脂肪变成肌肉，并且意识到你获得了更多的体能，这种经历会使心情舒畅，各个方面的状态也将达到新的高度。

锻炼抵抗疾病的作用还表现在，积极的生活方式可以使患癌症的风险降低，这在男性结肠癌和女性乳腺癌中已经被证实了。

＜ 更大的画面 ＞

锻炼身体是预防年老后残疾的关键因素，也是长寿的一个关键因素。为证明我的观点，让我们看一些统计数据。

总体而言，一个 60 岁的无残疾的美国男子活到 80 岁且保持没有残疾的可能性只有 26%。对于女性来说，活到 85 岁且保持没有残疾的可能性只有 18%。那些无残疾的少数人是如何做到并能够保持这样的呢？他们锻炼身体。

定期进行锻炼的人在生命后期残疾的风险低于不锻炼的人，那些锻炼最积极的人不会残疾的概率几乎是那些最不积极人群的两倍。

这些数字鲜明地显示出，残疾不是衰老的必然组成部分，从现在开始通过增强体能的运动，就可以很容易抵抗它。

身体的活动也可以延长寿命。在 65 岁不吸烟的人群中，中等强度的身体活动可延续男性 14.4 年的持续寿命，女性则是 16.2 年。换句话说，一个男人如果适度锻炼而且不吸烟是非常有可能活到 79 岁以上的，对男性来说，这比 72 岁的平均预期寿命多了 7 年。

锻炼身体的益处甚至对于吸烟者来说也适用。适度锻炼的男性吸烟者可获得 10.5 年的额外寿命，女性可获得 12.6 年。还有什么比今天就开始进行能够抵御衰老的锻炼更好的理由呢？

＜ 做出抉择 ＞

虽然锻炼身体有显而易见的好处，仍然有大约 30% 的美国人根本不锻炼。不管他们是否意识到，这些"沙发土豆"（整天像土豆一样窝在沙发里）都选择了一种会缩短寿命，并最后毁于多年的昂贵、痛苦的残疾生活。

你会选择哪一种呢？锻炼和抵抗衰老，还是继续不锻炼招致残疾和早亡？这是一个简单的抉择，但实际上我的许多病人都没有做到坚持锻炼。我听到过本书中列出的所有借口，我相信自己肯定也犯过一些，但是它们没有一个是对的。

患者总是告诉我没有时间锻炼，我压根儿就不相信这种说法。如果美国人平均可以花六小时看无须动脑筋的电视，他们就可以有半小时的锻炼时间。如果你不能忍受错过哪怕一分钟的电视时间，看电视的同时可以原地骑脚踏车或做伸展运动和健美操来进行锻炼。

我听到的另一个借口是年岁太大了，锻炼不动了。这和没有时间锻炼一样荒谬，开始锻炼身体的计划永远不晚。在一项研究中发现：一组身体虚弱，住在养老院里 90 多岁的男性进行负重训练，在短短八个星期后，他们肌肉力量就表现出显著的增加，达到了 175%；更重要的是，他们步行速度和协调性改善了近 50%，跌倒的风险也降低了。自那以后的其他研究也显示了类似的结果，参与调查的老年人提高了步行速度和整体力量，对身体的残疾程度有所改善。

"锻炼是很无聊的。"我的一些患者说。"也许是这样的,"我回答,"但和生活在养老院中相比,那里会显得更加无聊。"选择一种你喜欢的运动并定期坚持锻炼。高尔夫球、网球、散步、远足、骑自行车、跳舞、游泳等所有能将你的生命时钟回调的运动,都可以成为锻炼身体有意义的方式。甚至如园艺、家务活动和家庭维修这样的建设性活动也可以。

在我所听到的借口中,最没有说服力的就是自己已经太胖了,无法进行锻炼。这正是我们所要去补救的!

< 健美操与力量训练 >

健美操和力量训练是健身活动的时髦用语,事实上,这两者都很重要。

健身操可以舒适地提高你的身体氧气需求和心跳速率,并在特定的时间保持这种速率稳定的运动。对于大部分人来说,半个小时的健步行走就可以达到这样的效果;对少数人来说,他们需要花更大的力气才能从中受益。低强度慢跑、骑自行车和有氧锻炼都是可以的,注意不要太剧烈而使你的免疫力低下或导致受伤。

力量训练,也称为抵抗训练,主要以增长更强壮的肌肉为目标。它也可以是适度的健身操,尤其是当用重量轻些的器械来做时。如同前面提到的,研究表明,即使是体弱的老年人也可以在力量训练中受益。但为了避免在开始进行的力量训练中受伤,我建议你找一个教练来学习一些基础知识。

< 走出更好的健康 >

那么,哪一种锻炼形式对你来说最好呢?你喜欢并能定期坚持的任何一种形式都可以!如果难以选择,我建议的锻炼方式是散步,尤其是你刚刚开始锻炼计划时。如果一个"沙发土豆"开始每天走一小段路，甚至每隔一天进行一次，他／她都会在很短的时间内有明显的改善。

你走的距离和速度以及年龄都无关紧要。例如，在近期日本的一项研究中，那些每周五天每天只走 10~20 分钟的中年男性患高血压的风险降低了 12% 并减轻了体重。

另一项近期的研究更有说服力，在四年里共调查了近 3000 名年龄介于 71~93 岁的美国男性。在此期间，109 名男性被诊断患有冠状动脉疾病。有趣的是这些病人的分布情况，那些每天走 1.5 英里（约 2.5 千米）或更多的男性有 2.5% 患心脏病的风险，而那些每天走不到 400 米的人的风险是双倍的，患心脏病的风险是 5%。换句话说，每天花半个小时散步，老年人可以减少一半患心脏病的风险，更不用说其他的好处了。

走路的好处对于女性来说更显著。根据一项针对护士健康调查的参与者进行的研究结果显示，无论何种年龄的女性都可以通过每周三小时的健步行走来预防 30% 的心脏病发作率，这里的健步行走指每英里（约 1.6 千米）花 20 分钟走完。每周健步走五小时或更多时间的女性可减少一半的心脏病发作风险。这个好处适用于所有的女性，甚至包括那些之前习惯久坐不动后来才进行散步运动的人。相信对妇女起作用，对男性肯定也起作用。

走路还有什么其他的好处呢？除了我已经讨论过的锻炼对健康的影响外，走路还可以改善你的精神状态。最近的一项研究表明，走路可以改善我们所说的决策控制功能：你的计划、协调和关注信息的能力。研究比较了两组以前久坐的老年人，一组人每周三次每次走 45 分钟，另一组每周三次每次做一个小时的伸展和调整运动。六个月后两组人的心理测试结果显示，走路测试的人效果更好。这种差异可能是走路增加了大脑血流量的结果。

走路还有其他的好处。这是一种负重训练，这意味着可以帮助你预防或减少骨质疏松。它也远比慢跑和缓得多，从而不容易使你受伤。与更多剧烈运动的形式相比，走路对你的免疫系统没有负面的影响。每天仅仅慢跑半小时可明显减少血液中免疫细胞的数量，但每天步行半小时对你的免疫力没有影响，还能使你的免疫力显著提高。

走路锻炼最大的优点是不需要专用设备，一双舒适的鞋子即可；同时不需要任何特别的训练，你的一生都会需要走。它是免费的，无须运动场地费用、无须华丽的设备、无须教练。

你的抗衰老目标是每周最少三次，每次半小时的健步走，最好每天坚持。时间比你走的距离更重要。如果你几年来走的路程少于两个街区的距离，开始时只走 10 分钟，在你感到舒适的状态下尽量走快些，这样更容易适应。后期逐步增加半小时，保持你认为舒适的步伐，你会惊讶于自己能如此之快，无论是身体上和精神上感觉如此良好。你可能感觉很好，你决定走的时间会更长或更频繁，这反过来会让你感觉更好。这是一种双赢的局面！

你走路时，要注意姿势。当变老时，我们都有一种身体前屈的自然趋势，这在老年人中表现比较突出。你需要在这种情况发生前就阻止这种趋势，你前屈越厉害就越容易摔倒，越有可能折断骨头。

靠墙自然站立检查你的姿势，看下身体有多少能够接触到墙面。如果头的后部碰不到壁，你就需要采取一些纠正措施。在离开墙之前，试着站着将头碰到墙。你会发现如果你收腹挺胸，把臀部向前抬起会更好些，这就是你行走时应努力保持的姿势。

当你走路时，保持下巴抬起。一旦你的头和肩膀保持更自然的平衡，身体就会随之挺直。要不断提醒自己保持头向后，你就会克服前屈的趋势。

多走路的建议对那些患有关节炎或其他妨碍行动疾病的人也适用，要尽可能多行走。对于这些病人，我还建议他们在受过训练的教练或运动治疗师的指导下进行水上锻炼。许多地方的基督教青年会或社区游泳馆会提供便宜的水上锻炼课程。

〈 伸展真相 〉

如同走路是重要的抗衰老方法一样，我认为居于首位的另一个运动是伸展活动，它带来的好处是无法评估的，而且根本不费劲。

我认为不需要提醒你，脊椎和其他关节的僵硬和逐渐丧失韧性是广为人知的与衰老相伴的现象。通过"伸展"紧密围绕在周围的肌肉使这些关节放松的技巧对纠正这些问题是显著有效的。

大概有超过 100 种不同的伸展锻炼方式，可以使你不同的肌肉群受益。这些细节不在这本书的讨论范围，你可以从许多有关的书籍或当地的基督教青年会和健身俱乐部的健身教练那里了解详细的内容。我需要指出的是，伸展活动对于防止与年龄增长相关的肌肉骨骼问题提供了有价值的保护作用。

〈 做的多得到的少 〉

如果轻度的锻炼是好的，适度的锻炼更好，剧烈的锻炼是最好的吗？恰恰相反。除了增加受伤的概率，剧烈的锻炼会刺激人体产生过多的自由基，对免疫系统有不利的影响，并使你释放更多的破坏性应激激素皮质醇。这就是为什么我不建议将跑步或慢跑作为锻炼方式。游泳、散步、瑜伽和其他更缓慢、温和的活动，甚至是家务活动，定期做这些运动对你的身体有同样的益处，不需要那些额外的负担。

所有人都会认为，每周跑 40 英里（约 64 千米）并且食用脂肪含量非常低的饮食就会突然神奇地实现奥尼士（美国著名的营养健身学者）

那样的长寿，是令人惊奇的事。最近的一项研究显示，当长跑运动员吃了一种只有 17% 的热量来自脂肪的饮食时，其抵抗感染的白细胞和细胞因子的水平会大幅度下降，而他们的皮质醇水平和造成发炎的前列腺素水平会增加。当长跑运动员摄取 41% 的热量来自脂肪的高脂肪饮食时，他们的水平回归正常，而自然杀伤细胞水平加倍——自然杀伤细胞攻击病毒和肿瘤细胞。科学研究通常不讨论研究对象的感受，但我确信当研究对象在这种情况下吃高脂肪的饮食时感觉会更好。我肯定他们更不可能会得如感冒和感染那样的小病，那些紧紧伴随许多严禁脂肪饮食的运动员的疾病。

< 从现在开始 >

如果你的年龄超过 45 岁，在进行任何比疾走剧烈的锻炼计划之前，咨询一下你的医生并检查一下自己心血管方面的情况。

为避免受伤，在你做例行锻炼额外的活动之前，要做一些伸展运动和四肢活动。如果你刚开始锻炼计划，开始的时候要尽量缓慢。忘了那句老话："没有痛苦，就没有收获。"开始时，做的比你认为可以的要少一些，而不是多一些。逐步达到让你感觉精力充沛和消除疲劳的水平，而不是疲惫和酸痛。过了前几周后，你会惊讶于自己能够如此快速地进入更佳的状态。在那之后，你的进步可能会有点儿慢。给自己建立一个现实的目标，记住你的目标不是为了训练成为一个奥林匹克选手。

锻炼的时候，心跳速率会正常地上升。如果你感到头晕、胸痛或感觉呼吸短促就停下来。在你重新恢复那个水平的锻炼前让医生检查下是否有问题。避免严寒或酷暑的天气在室外锻炼。天气不好的时候，尝试在附近的购物商城步行，你会发现自己并不孤单：退休人员和年轻人在工作的路上可以利用不受天气影响的走路来疾步行走，以促进健康。

＜ 启动锻炼计划 ＞

在启动锻炼之前，你应该咨询一下医生。锻炼开始之前做些热身运动，5 分钟和缓的伸展运动或其他缓慢、集中某一点的运动也可以，要在锻炼的最后慢慢停下来（伸展或慢步行走）。

第一周：以缓慢的步伐步行 10~15 分钟（每小时 2.5~3 英里，约 4~4.8 千米），一周两次。

第二周：增加速度保持稳健的步伐（每小时 3 英里，约 4.8 千米），时间为 15~20 分钟，每周两次。

第三周：每次走路增加 5~10 分钟，增加到 20~25 分钟（每小时 3~3.5 英里，约 4.8~5.6 千米），每周两到三次。行走时甩动胳膊将对心血管有好处。

第四周：每周三次，每次步行 30~35 分钟，同时保持轻快的步伐（每小时 3.5~4 英里，约 5.6~6.4 千米）。

现在，你已经上路了，一定要坚持，坚持每天锻炼一次。

如果散步不是你的选择，试着游泳、骑自行车，做低强度有氧运动或瑜伽。你需要改变常规，让它不变得无聊，所以可以改变你的行走路线或尝试上述锻炼方式。

如果你感到疼痛或呼吸困难，应停止锻炼并咨询你的医生。

无论做什么运动，你都应该定期坚持。你会发现这很快就会变成一个非常愉快的例行程序，并成为生活中的重要组成部分。事实上，它可以成为一种习惯——如果不算上瘾的话。没有什么能比这个特别的嗜好更好的了。它将确保你终身拥有一个健康的身体。现在我们有充足的理由来看看保持一个健康的精神状态的诸多方法。

第 18 章

提高大脑活力

每当有人向我谈起他们衰老的亲属的情况时，我通常会先问："你认为他的短期记忆力怎么样？"这种症状很可能是我们所认为的那些正在遭受衰老影响的人中所发现的最常见的缺陷。

当短期记忆力丧失渐渐增加时，它会成为阿尔兹海默病的主要症状，最终无法识别自己的亲人，甚至丧失进食的能力。但更常见的是，短期记忆的下降只是一个麻烦，而不是真正意义上的疾病。这在医学上被称为"与年龄有关的记忆力丧失"。

这个术语表明，丧失回忆往事和人名的能力是衰老过程中一个无法回避的事实。但实际上并不是这样。

很多营养物不仅能改善记忆，而且对维持甚至改善大脑活力能产生明显的效果。与年龄相关的可改善记忆丧失的营养物太多了，确定哪种特定的营养物对你有效才是当务之急。

这些营养物质是相对安全而且非常有效的。学生们可以依靠它们来提高考试成绩，企业管理人员可以凭借它们提升在公司中的职位，所有人都可以用来保持大脑功能的强劲，保持一流的智力水平。

我们来详细地看下本章中能增进大脑主要功能的营养物：它们是什么，它们能够做什么以及你认为可以从中受益时需要服用的量。重要的是要了解这些特别的营养物是如何对记忆力、智力和大脑的整体能力产生影响的。

〈 为什么要保护大脑 〉

你所有抗衰老的做法与大脑的关系更为密切，因为大脑比身体的其他部分对于自由基和血液减弱的影响更加敏感。为什么大脑如此缺乏保护呢？为了解释这个问题，要涉及脑生理学的几个要点。

大脑由几万亿个神经细胞（神经元）组成，它们非常紧密地聚集在一个大约 1400 克重的器官中。这些细胞与你身体的其他部分通过复杂的称为神经递质的化学信使来交流信息。

大脑只占身体重量的 2%，但是需要身体中以葡萄糖或酮类为形式的超过 25% 的基本能量，这样才能高效率运转。

由于葡萄糖是最广泛地检验和记录的身体燃料，我将阐述大脑是如何利用它的。脑细胞对葡萄糖的含量非常敏感，过少或过多都可能对其造成伤害，甚至导致死亡。不同于血液中的其他物质，葡萄糖可以很容易通过血脑屏障，而且不同于其他细胞，它不需要胰岛素来输送葡萄糖进入其中。

如果脑细胞不需要胰岛素，身体将如何控制进入脑细胞的血糖的量呢？通过一个非常复杂的激素和反馈系统，所有的这些都是为保持血脑屏障另一边的血糖稳定而设计的。换句话说，如果你身体的血糖保持稳定，大脑的血糖也会保持稳定。反之也如此。如果血糖迅速上升和下降，或保持一贯的过高水平，不稳定性会给大脑和身体的其他部分造成危害。

过多的葡萄糖进入大脑和身体的其他部分有过多的葡萄糖效果完全

相同。这会导致在第五章曾提到过的晚期糖基化终产物的产生，还有动脉粥样硬化、血液中氧含量降低，当然还有重要的自由基损伤。我们已经了解到，晚期糖基化终产物是促成在阿尔兹海默病患者大脑中发现的β－淀粉样斑块的因素。

如果大脑没有得到足够的葡萄糖会如何呢？激素反馈机制会指示其他一系列物质来提高葡萄糖水平，产生不同的影响。

首先它指示胰高血糖素，如果这还不行，对血糖不稳定的人它是不起作用的，下一步是指示皮质醇，即应激激素。只有当身体对血糖有突然迫切的提高需求时才会使用皮质醇，例如，当你受到惊吓的情况下。如果不稳定的血糖让你长期依赖皮质醇，对大脑的影响也是相当有害的。

坦率地说，皮质醇会杀死大脑海马状突起中的细胞，大脑海马状突起是大脑告诉大脑的其他部分开始激素级联反应的位置。海马状突起也参与将短期记忆转变为长期记忆的过程。显然，一定要避免对海马状突起细胞造成的伤害。

第三种升高葡萄糖的激素是肾上腺素，它的作用是很明显的。肾上腺素样的神经递质产生焦虑或恐惧的情绪反应，特点是快速心跳、口干和手心出汗。这就解释了为什么血糖下降会引发恐慌和心律失常。更糟糕的是，这种身体和情绪压力会导致皮质醇的进一步升高。显然，保持稳定的血糖对于保护你的大脑是必不可少的。

当然，除了作为燃料的葡萄糖，大脑也需要氧气。事实上，大脑是氧气的消费大户，消耗了 20% 的血液总供氧量。如果输送血液出入大脑的血管变得僵硬或部分堵塞，流入大脑的氧气就会像大脑需要的其他物质一样减少。不良的脑循环会导致大脑功能缓慢持续地丧失：记忆力变差、思维混乱、注意力不集中、疲劳、抑郁和焦虑。这也会大幅增加患中风的风险。

现在你可以猜到，当流向大脑的总血量降低时，由氧气、葡萄糖和抗氧化物缺乏造成的伤害会使自由基占据上风。在你身体任何地方的自由基损伤都是有害的，在大脑中可能是毁灭性的。因为大脑有数量众多的细胞，这些细胞的细胞膜有高浓度的脂肪物质，大脑对由脂肪过氧化反应造成的自由基损伤的抵抗力是非常脆弱的。

长期以来，任何造成自由基损伤的物质都会使大脑功能降低。相反，长期来看，任何减少自由基损伤的物质都有助于保持大脑的功能。

〈 如何帮助大脑 〉

你可能听到过这样的老生常谈，年老的时候每天会损失数十万的脑细胞。确实，当你变老时部分神经细胞会自然死亡，但在健康的老化过程中，神经细胞的损失实际上是相当少的，而且只是发生在大脑中的某些区域。认为不会再生长任何新的神经细胞也是不对的，事实上，即使是老年人每天也会生成几百个新的神经细胞。当一个神经细胞确实死亡，在该区域的其他神经细胞就会抢占空位，与其他脑细胞建立联系。你是否曾经见过一个经验丰富的老运动员痛击一个更年轻、更迅速、更强壮的运动员？以同样的方式，经验可以弥补下降的力量和速度，所以当你变老时大脑可以弥补神经细胞的损失。

当然，如果给你的大脑一点儿帮助，这个过程会运行得更好。和你的身体一样，这种帮助应该包括饮食与运动。

〈 大脑的食物，大脑的锻炼 〉

通过饮食帮助大脑，我指的是与帮助身体的其他部分相同的低糖类、高抗氧化物、高脂肪的饮食。考虑到大脑时，我强调饮食中的高脂肪部分。这是为什么呢？没有足够的必需脂肪酸，大脑不能正常工作，而必需脂肪酸是必须从食物中得到的一种脂肪。关于更多必需脂肪酸的论述，可查阅第十四章。

医疗机构坚持的低脂肪饮食对人体有益的学说可能最终会削弱大脑功能，而不是使它保持强壮。新的研究支持这一观点，其中的一项研究显示，传统的西方高脂肪的饮食与中风后痴呆的较低发病率有联系，与中风相关的痴呆是中风后大脑没有完全康复的一种后遗症。

这项研究调查了一个曾有过中风经历的日裔美国男性群体。偏爱西式饮食的人要比传统的低脂肪饮食习惯的日本男性中风后痴呆的可能性大约低一半。研究人员认为，西方饮食中的高脂肪摄入对大脑中的小动脉起到了一种稳定剂的作用。

锻炼对保持大脑的强壮和可塑性同样是至关重要的，如同它对身体的作用一样。例如，相关研究显示，有较高教育水平的人在年老时患阿尔兹海默病的概率更小。原因可能是这些人无论是工作时还是休闲时思维一直保持活跃状态。你不需要考取一个博士学位来读书、听音乐、做填字游戏，或享受某种爱好，保持与周围社区的接触和积极乐观地参加社会活动也有助于保持头脑敏锐。有明显的证据显示，同家人和朋友的社交活动以及参加集体活动可以减少压力程度，因此会降低损害大脑的皮质醇水平。任何让大脑忙碌的事情都会对大脑有好处。

＜ 大脑的生命营养物 ＞

每隔几个月，就有新的病人来到阿特金斯医疗中心向我抱怨自己的健忘问题。突然之间，他就不记得过去很容易想起来的小事情，如老板妻子的名字，一本书的书名，谁是大学高年级时期的校长。经过一些简单的记忆测试和快速检查后，我总能给这些病人带来好消息。他们所经历的一切都是与年龄相关的正常短期记忆力变化。

如果你超过 45 岁了，可能会经历同样的事情。是否你一定会在以后的日子里忘记电话号码呢？当然不是。你幸运地生活在一个对大脑关键营养研究飞速发展的时代，我要讨论的生命营养物对维持与改善整体智力功能包括短期记忆力都有很大帮助。

＜ 银杏 ＞

在第 11 章，谈论抗氧化生命营养物的时候，我简要地提到了银杏。在这里，我将重点谈谈如何用银杏来维持和改善智力敏锐力，我认为这是银杏在所有提高智力的生命营养物中表现最佳的领域。

我们从四十多个研究中了解到，银杏中的活性成分对增加大脑的供血量是非常有效的。良好的血液供应意味着整体上更好的记忆力和敏捷性，可以减少甚至消除像思维紊乱、迷惑和焦虑不安这些症状。当然，更好的血液供应也意味着更小的中风风险。银杏使血小板黏性更低，因此发生黏结的可能性更小，进而阻塞对大脑的血液供应的可能性降低，会提供进一步的中风防护。

定期服用银杏可以改善神经递质的合成。通常情况下，神经递质从一个脑细胞传递信息到另一个脑细胞仅需几分之一秒的时间。之后，特殊的酶将它们分解并重新利用。神经递质的合成和重新利用过程会随着年龄的增长慢下来，导致信息传输变慢并在神经细胞之间的间隙积累"垃圾"。银杏帮你制造、清除和重新利用更多的这些关键化学信使，使之得到更有效利用。这也使神经细胞本身对它们发送和接收的信息更为敏感。例如，通过神经递质血清素，它似乎保护对这些神经递质做出反应的受体细胞。

这可能就是银杏可以帮助缓解、制止甚至扭转一些由阿尔兹海默病引起的脑损伤症状的原因。事实上，在德国和其他一些国家，银杏是一种被批准的阿尔茨海默氏病的治疗药物。最近在美国的几项研究已经表明，服用银杏可以稳定甚至改善阿尔兹海默病型的痴呆长达一年之久。在研究中，患者服用银杏可稳定并改进认知功能。他们的表现和其他服用昂贵的处方药的病人一样好，且无副作用的影响，状态也明显比那些只服用安慰剂的患者好。

尽量选择含有 24% 银杏黄酮和 6% 萜烯的标准化片剂作为银杏补充剂。对于 40 岁以上的成年人，我建议每天三次，每次服用至少一粒 60 毫克的药片，总共 180 毫克。对于 60 岁以上或者正在经历短期记忆力减退的成年人，增加剂量为每次两粒甚至三粒 60 毫克的药片，每天三次，总共 360~540 毫克，更大的剂量也是安全的。就目前所知，银杏没有毒性或副作用，而且跟其他药物或营养物没有交叉影响。

当服用银杏叶提高常规的敏锐性和智力水平时，效果几乎可以立竿见影。但银杏不是一种兴奋剂，不会让你在夜间难以入睡或使你紧张不安。

然而，为了改善短期记忆，你需要至少服用银杏几周才能注意到改善的变化。这就是我推荐银杏的主要原因。这种变化是逐步发生的，但是几乎所有的患者在三个月内都有明显的短期记忆改善的经历。

< 磷脂酰丝氨酸 >

如果有一个安全廉价的膳食补充剂可以阻挡相当于十年下降智力水平的话，你会使用它吗？我打赌你会。好吧，有这样一个补充剂：磷脂酰丝氨酸（PS）。它能够提供特别令人兴奋的结果，我发现它和银杏一样有效，而且对其有所补充。

磷脂酰丝氨酸是一种磷脂——作为构建细胞膜的一种大的脂肪类分子。大脑细胞的细胞膜含磷脂酰丝氨酸特别丰富，由于磷脂酰丝氨酸在释放神经递质和每个细胞上增加神经递质受体位点的数目的过程中发挥重要作用，这给大脑更多可以联系的通路。虽然在年老的时候，大脑细胞产生磷脂酰丝氨酸越来越少，直到认知能力受损。但是如果身体中制造磷脂酰丝氨酸的构造单元也低，即叶酸、维生素 B_{12} 和必需脂肪酸，尤其是 ω-3 油脂类缺乏，这种退化会发生得更为迅速。

通过补充剂的形式服用磷脂酰丝氨酸可以奇迹般地增强记忆力，改善注意力，使你的心情愉悦。一项对 149 名 50 岁以上的有"正常的"与年龄相关的记忆力丧失人群的调查显示，磷脂酰丝氨酸对改善老年人的短期记忆特别有帮助。一些研究参与者连续 12 周每天服用三次 100 毫克的磷脂酰丝氨酸，其余的人则服用安慰剂。在实验结束时，服用磷脂酰丝氨酸的一组显示在学习和记忆项目上有 15% 的提高，最明显的提升发生在那些参加测试时受损最严重的人当中。有趣的是，参与者停止服用磷脂酰丝氨酸后，它的有益作用仍然延续了四个星期的时间。

磷脂酰丝氨酸还可以帮助预防脑损伤和过量的皮质醇合成造成的其他伤害。在最近的一项针对剧烈运动人群的研究中，磷脂酰丝氨酸可以防止皮质醇水平急剧上升。即使你不经常锻炼，任何可以防止大脑受到皮质醇冲击的物质都会帮助你保持认知功能。

最近的一些研究表明，磷脂酰丝氨酸对细胞新陈代谢的各个方面都有较好的改善作用。我一直在非常仔细地关注这方面的研究。如果前景依旧被看好，我想我会推荐磷脂酰丝氨酸作为一种全能的抗衰老治疗方法。

磷脂酰丝氨酸天然存在于许多常见的食物中，只是含量非常少。卵磷脂虽然含有磷脂酰胆碱，但是没有充足的磷脂酰丝氨酸将身体的总体水平提高到可观的水平。我将在接下来的几段讨论卵磷脂。为了获得能改善认知的量，你需要服用补充剂形式的磷脂酰丝氨酸。

直到最近，这还是有点儿冒险的主张，由于之前磷脂酰丝氨酸补充剂是由牛脑制成的，有着轻微的病毒感染的风险。然而，今天的磷脂酰丝氨酸补充剂是用大豆做的，所以很安全。我建议每天服用 100~300

毫克，最好在餐前服用。像对 50 岁以上的人所做的调查得到的结论一样，磷脂酰丝氨酸作为补充剂的影响，可以持续到停止服用后四周的时间。所以，如果你考虑磷脂酰丝氨酸的成本（写这本书的时候大约是每100 毫克 1 美元），一旦达到显著的效果可以减少剂量，减到大约每天60~100 毫克，这个剂量对于保持大脑功能还是可以的。

因为磷脂酰丝氨酸是一种脂肪，当它在身体循环到大脑时对自由基的破坏是易受影响的。遵照本书推荐的包含诸多抗氧化营养物的抗衰老的方案，你对保持智力的投资应该是没问题的。

＜ 胆碱 ＞

胆碱是维生素系列 B 家族的成员，是制造磷脂酰胆碱（也称为卵磷脂）所必需的；它还用于制造神经递质乙酰胆碱中。在阿特金斯医疗中心，我们使用胆碱作为治疗基于雌激素紊乱、心脏病和一些神经问题的组成部分。

胆碱最近获得了"全面记忆助推器"的美誉。市场上有一种称为DMAE（有时候叫 Deaner）的胆碱补充剂，这可能是效果最好的一类胆碱。在动物试验中，DMAE 显示可以提高记忆力和学习能力，也许是通过升高在动物大脑中的磷脂酰胆碱水平达到的效果。

尽管没有多少研究表明它对于人类也会产生作用，我有几个病人坚持说 DMAE 对他们的大脑功能有所帮助。但请不要忽视了磷脂酰胆碱最好的食物来源：蛋黄。

＜ 二十二碳六烯酸（DHA）＞

脑细胞膜的另一个主要的构造单元是二十二碳六烯酸，常被称为DHA。我们知道，婴幼儿需要从食物中得到足够的 DHA，使他们迅速生长的大脑得到充分的发育。今天，有越来越多的证据表明，DHA 在生命的各个阶段都是必不可少的，从婴儿期一直延续到老年阶段。

DHA 实际上是一种从食物中得到的 ω-3 脂肪酸。如我们在第 14 章中讨论过的二十碳五烯酸（EPA）是另一种重要的 ω-3 脂肪酸，它主要存在于冷水鱼类（如鲑鱼和鳕鱼）中。饲养良好的鸡的蛋黄也是 DHA 的很好来源。如果你服用 EPA 作为补充剂，你也会得到一定数量的 DHA。你也可以尝试新的 EPA 含量较低的 DHA 胶囊。

在阿特金斯医疗中心，刚开始使用高剂量的 DHA，我们已经听到一些来自服用 500 毫克剂量的患者令人鼓舞的反馈。

＜ 乙酰左旋肉碱 ＞

氨基酸肉碱是我非常喜欢的生命营养物之一。我广泛使用它来治疗心脏病和减轻体重的代谢抵抗，作为一个可靠的消除疲劳的营养方法。

乙酰左旋肉碱（ALC）是一种超肉碱。在很多方面非常类似肉碱，但其分子结构使它更容易被吸收，而且它更加集中于改善大脑功能，还可以改善记忆力和机警度，减缓脑细胞的老化，并激发整个神经系统。大量的研究表明，乙酰左旋肉碱甚至可以减缓阿尔兹海默病和其他形式的痴呆症产生的智力衰退。它不只是针对老年人才有用，乙酰左旋肉碱可以增强每个人，甚至是二十几岁的人的智力水平。

一般而言，乙酰左旋肉碱是通过增强细胞产生能量的能力发挥作用的，它通过将脂肪分子转运到线粒体中达到上述目的，在线粒体中脂肪分子可以像燃料一样燃烧。当它在线粒体中，乙酰左旋肉碱功能也作为一种有效的抗氧化物，一旦产生自由基就将它们消灭掉。在大脑中，乙酰左旋肉碱是合成神经递质乙酰胆碱过程中的重要环节。而且，正如第 12 章讨论的，乙酰左旋肉碱还反作用于过量的皮质醇的老化影响。

身体可以自然地将肉碱转化为乙酰左旋肉碱形式，但是量非常少。想要有效地补充乙酰左旋肉碱，单纯的肉碱补充剂不会起作用，而乙酰左旋肉碱补充剂才更加有效。如果你是一个超过 40 岁的基本健康的人，每天服用 500~1000 毫克的乙酰左旋肉碱会帮助你改善脑力。作为一个额外的好处，乙酰左旋肉碱也能提高你的整体肉碱水平。提醒一下：乙酰左旋肉碱会使大脑兴奋，让你无法睡觉，所以最好在早上服用。

< 孕烯醇酮 >

在第 12 章中，我讨论了祖母激素孕烯醇酮的很多用途。在这里，我将专注于孕烯醇酮如何能逆转与年龄相关的记忆力下降和改善智力发挥方面。

孕烯醇酮通过增强神经细胞之间的神经脉冲传递来起作用。神经脉冲传递得越快越有效，大脑就会运转得更好。动物实验研究表明，即使非常小剂量的孕烯醇酮也能明显改善动物的学习能力和记忆能力。类似的结果在最近的人类研究中也有记录，标准的记忆力测验显示，孕烯醇酮已被证明可改善老年人的记忆力。在我的经验中，那些不是为了增强记忆力而服用孕烯醇酮的患者也表示感觉更清晰、更专注。专门为了增强注意力而服用孕烯醇酮的病人感觉到确实有所改善。

每天服用高达 100 毫克剂量的孕烯醇酮应该足够使你的智力功能产生向上的变化。

< B 族维生素 >

整个 B 族维生素，从维生素 B_1 到钴胺素（或叫维生素 B_{12}）对正常的脑功能都是必不可少的。在其他的作用方面，所有的 B 族维生素对神经递质的合成都是必要的，神经递质作为化学信使沿着神经在大脑细胞中传递脉冲。如果人体任何一种 B 族维生素含量过低，很可能其他的也会低。任何一种 B 族维生素非常轻微的缺失都足以引起如记忆丧失、混乱、焦虑、抑郁、睡眠紊乱等认知问题。

我相信 B 族维生素缺乏是导致阿尔茨海默病的一个原因，但这一点常常被忽视。B 族维生素一般很难从食物中吸收。正如我们变老后，吸收它们会更加困难，同时许多老年人摄入的热量不足，并且他们获取热量的途径来自于 B 族维生素含量较低的食物，这样你实际上具备了造成 B 族维生素缺乏的所有条件。

我已经在其他著作中讨论了所有的 B 族维生素的价值，下面我将详细讨论其中的两种。第一种是 50 岁以上的人最可能缺乏的钴胺素，也被称为维生素 B_{12}。第二种是叶酸，不但保护心脏也保护大脑的维生素 B。

你的维生素 B_{12} 水平会受到衰老的严重影响。这是因为从食物中吸收 B_{12}，你的胃不仅要使用通常的盐酸和胃蛋白酶，也需要一种被称为内因子的特殊物质。然而，随着年龄的增长，各种消化液包括内因子的产量会逐渐减少。如果你超过 60 岁，有一半的可能不会产生足够的内因子来吸收食物中所需的所有维生素 B_{12}。结果是伴随着"衰老症状"，缓慢隐秘地发展为维生素 B_{12} 缺乏症。严重的维生素 B_{12} 缺乏容易在血液测试中发现，因为它会导致极明显的贫血类型。轻度的维生素 B_{12} 缺乏在血液测试中是发现不了的，而且那些在正常值低端的老年人还会表现出缺乏症状。

事实上，在老年人中维生素 B_{12} 缺乏症的发病率高得惊人。最近的一项研究显示，超过 67 岁的人群约 40% 的人维生素 B_{12} 水平偏低，12%的人完全缺乏。

许多主流医生都认为自己的年老患者可能维生素 B_{12} 水平较低，所以依照惯例给他们注射维生素 B_{12}。维生素 B_{12} 缺乏症发展缓慢，通常从医生认定你是老年人之前就开始了。它造成的伤害逐渐发生，并不能总是被逆转，最好从现在就开始服用维生素 B_{12}。我向病人建议，不管他们的年龄有多大，补充维生素 B_{12} 都会使他们的大脑保持敏锐。对于 40 岁以下的患者，我建议每天服用 100 微克；40~60 岁的患者，每天服用 200 微克；60 岁以上的患者，要达到抗衰老剂量应提高到 400 微克。而且应定期检查维生素 B_{12} 水平，因为需要的剂量可能会随着年龄增长而增加。

在这本书中，我讨论了叶酸对心脏健康的重要作用（详见第 4 章），它的好处同样适用于大脑。叶酸可降低血液中损伤动脉的同型半胱氨酸水平，这不但有助于预防心脏病发作，也可以预防中风和因脑动脉硬化引起的脑循环减缓。证据是什么呢？举一个例子，阿尔兹海默病患者血液中的叶酸和维生素 B_{12} 水平都偏低，伴随血液中同型半胱氨酸水平的轻微升高。在最近的一项研究中，研究人员对照了两组年龄超过 50 岁的人的同型半胱氨酸水平，其中一组患有阿尔兹海默病而另外一组没有得过这种症状。同型半胱氨酸水平最高的人比那些水平最低的人得阿尔兹海默病的可能性高 4.5 倍。同样，叶酸水平最低的人比那些水平最高的人得阿尔兹海默病的可能性高 3.3 倍。那些维生素 B_{12} 水平最低的人得阿尔兹海默病的可能性高 4.3 倍。

B 族维生素也有助于你的听力，听力丧失是年龄超过 50 岁的人群中一个非常常见的问题，但是这个问题通常未被诊断出来。导致与年龄相关的听力损伤的生物学机制还不明确，很有可能是由于叶酸和维生素 B_{12} 缺乏造成的影响。在最近的一项针对健康老年女性的研究中，那些有听力损伤的人比听力正常的女性血液中维生素 B_{12} 和叶酸水平分别低 38% 与 31%。

正如我在第四章中所抱怨的，尽管美国食品药品监督管理局已经规定，在加工谷物食品如面包、烘烤糕点和早餐麦片中添加补充的叶酸，但是每日推荐的摄入量仍然只有区区的 800 微克。想对健康产生足够积极影响的话，我认为这个量还是太低了，基本健康的人需要获取每天至少 3~8 毫克（3000~8000 微克），那些涉及年龄问题的有听力丧失、心脏病、中风或早衰家族史的人需求量更大。

＜"智能药物"和同样的承诺 ＞

基于长寿对于人类来说变得越来越有可能，抗衰老的灵丹妙药正在被快速地研发出来。作为一个有"替代疗法"名气的医生，我几乎每天都能得到很多关于增强脑力和扭转衰老过程的新的"智能药物"或神奇的新补充剂的推荐材料。

当今最热门的新的抗衰老补充剂之一是 S- 腺苷甲硫氨酸，它广为人知的名字是 SAMe。在阿特金斯医疗中心，作为一种安全的非药物形式，我们主要使用氨基酸甲硫氨酸这种天然的形式治疗抑郁症，但是现在可能有另一个理由去开 S- 腺苷甲硫氨酸。

最近的研究表明，阿尔兹海默病患者大脑中的 S- 腺苷甲硫氨酸的水平很低。这对研究人员来说是一个意外，因为早先的研究已经表明这些患者的 S- 腺苷甲硫氨酸水平很高，但是检测的是他们血液中的水平。目前还没有任何关于 S- 腺苷甲硫氨酸补充剂是否对减缓阿尔兹海默病有所帮助的研究。S- 腺苷甲硫氨酸是否对正常的大脑衰老有所帮助呢？现在下结论还为时尚早。

除了 S- 腺苷甲硫氨酸，我熟悉很多所谓"智能药物"的研究，这些研究主要在欧洲进行，我与那里的同事有着广泛的联系。有些药物确实有优点，但我并不经常开具它们的处方，主要是因为我在本章的生命营养物对许多患者已经产生了明显效果。药物的好处一般都被其缺点、费用和难以获取而压倒：大多数这类药物在美国是很难获得的，尽管在欧洲它们有时会作为非处方药在柜台上销售。

但要留意像思吉宁（Deprenyl）、喜德镇（Hydergine）、长春西丁

（ Vinpocetin ）、吡拉西坦（ Piracetam ）这样的 "智能药物" 和其他你
自己所不能决定的药物。它们是处方药，而不是膳食补充剂，而且使用
它们是有风险的，你需要和一个熟知这些药物的医生密切合作。即使这
样，我还是坚决认为通过营养物也能达到同样的好处，而且这些营养物
具有问题少、花费小、危险低、效果好等诸多优点。

在本章中，我们可以给抗衰老食谱的前半部分即它的成分清单画一
个句号了。你现在了解了抗衰老必需的物质，及其各成分是如何运作的。
现在是时候把它们组合起来，构建一个能长时期帮助你保持健康和活力
的计划了。

第 19 章

创建抗衰老饮食

　　如何对抗衰老和所谓的"老化过程"带来的影响呢？这需要一个将饮食、必需营养物和运动方式完美结合，并能持之以恒地去坚持的计划。这个计划必须你乐意为之，并愿意使之成为自己生活的一部分，所以它必须是易于遵循并让人感到舒适的。在接下来的五章中，你将学习怎样创建自己的抗衰老计划。

　　首先，我们讨论创建抗衰老饮食的概念。在后面的章节中，我们将讨论组成抗衰老饮食的多种食物，以及能够把这些食物汇总形成个人饮食计划的原则和指导思想。在第22章中，我们会针对你关心的健康问题，添加适合你的特定生命营养补充剂。最后，我们将看到如何把所有这些元素结合起来，让你保持健康和预防老年退化性疾病。

　　但在此之前，我们先来回顾一下抗衰老食物的基础。事实上，一些读者可能刚开始阅读这本书。你也可以在这里复习前面学习到的东西，并从所学中得出的结论。

　　首先，我们讨论了一些关于衰老的基本事实，这里概述如下：

对寿命最大的威胁是动脉粥样硬化，即关键动脉被血栓堵塞。

动脉粥样硬化是我们扭曲的现代饮食的产物，已经存在了（除了少数罕见的孤立事件）大约 75 年。

动脉粥样硬化是胰岛素紊乱的其中一个后果——胰岛素紊乱是指胰岛素分泌过多，重点人群为那些以精制的糖类食物，特别是垃圾的糖类食物如白面包、糖和玉米糖浆作为主要食物的人。

胰岛素障碍紊乱导致血糖不正常地升高，这是糖尿病及其他相关疾病的特征。系统中过量的糖与身体中关键的蛋白质结合创建高级糖原化终产物，会使血糖升高并不可避免地导致早衰。

胰岛素是一种能天然地把血糖降低的激素，很容易导致动脉粥样硬化，是动脉粥样硬化产生主要的原因。

从逻辑上来说，避免葡萄糖对胰岛素两难选择的最好方法是遵循低糖饮食，即那些最不可能提高血糖和胰岛素水平的饮食。

因为糖类食物在一定程度上都是糖物质，而且非糖类食物基本不含有糖物质，低糖类食物是低糖饮食的最佳途径，这将纠正导致动脉粥样硬化的最常见的病源，正如我的病人已经反复证实的那样。

如果你体重超重，低糖类饮食会通过将主要的能量来源转变为存储的脂肪而自动减轻体重。如果你的体重属于正常或低于正常水平，有必要修正低糖类饮食，在保持体重的同时防止生产过量的胰岛素。

把上面所有的要点综合起来，你可以清楚地了解抗衰老饮食的基本要点：无论体重如何，你都必须降低饮食中精制糖类的摄入量。如果你确实需要减肥，那么低糖类的饮食是最好、最简单、最安全和在实践中最让人享受的方式。

我需要明确阐述的一点是：抗衰老饮食如同我的减肥食谱一样，都是低糖饮食。但是这不是低热量饮食，这些推荐的食物不需要你走饥饿路线，饿到自己。在抗衰老方面我们还可以做得更多，而不仅仅是限制糖类食物摄入。在前面的章节中谈到的相关事实，使我们对构成抗衰老饮食的要素有了另一个重要结论。

大多数关于衰老的理论都认为自由基是引起衰老的主要原因，营养学上的抗氧化物在预防衰老上已经被证实发挥了可靠的作用。

食物中的抗氧化物或许比作为营养补充剂的抗氧化物更有价值。蔬菜和水果中含有大量的抗氧化黄酮和其他植物化学物质，这些物质种类繁多，以至于我们还没有开始对它们进行全面鉴定。在需要额外的抗氧化物时常常需要补充剂，饮用绿茶并多吃新鲜蔬菜和低糖水果会给你提供最佳的黄酮类物质。

在同一种类的食物中，营养价值和葡萄糖含量也有很大的差别。在水果中拿香蕉举例，香蕉除了不受欢迎的糖基本上就没什么了，但蓝莓含有相对较低的糖和很高的抗氧化物。你选择的食物质量是非常重要的。

综上诉述，抗衰老饮食的第二个关键点是：你需要一种主要来自新鲜蔬菜和低糖水果的高抗氧化物的饮食，当然在必要时可以来自补充剂。

抗衰老饮食是低糖和高抗氧化物的饮食，创建这类饮食还有一个很重要的因素：我们都是不同的个体，不同的基因、不同的历史、需要解决的不同健康问题、不同的饮食口味、不同的代谢反应。因此，没有哪种饮食是适合所有人的。更重要的是，虽然饮食本身能使衰老程度产生巨大的差别，但我们有必要记住其他三个可以抗衰老的要素：激素、脑营养和锻炼。

底线：当把所有这些因素和结论结合在一起，我们就可以建立一种饮食习惯，这将有助于减缓衰老过程，让你保持最佳的精神状态和身体健康。

< 抗衰老饮食计划 >

你的抗衰老饮食是怎样的呢？这就是我们要明确的。我不能提供一个人人适用，并且保证能长命百岁的有效的阿特金斯抗衰老食谱。如同我给那些私下向我咨询的人所提供的帮助一样，我可以为你做另一件事情：教你基本的饮食原则，并帮助你选择一个最能满足你的需求和健康状况的饮食计划。

这个计划的基本原则来源于多年来我的科学研究成果和在世界各地参加的数百个医学会议中学到的知识。最重要的是，我的抗衰老原则都是基于 40 年来从治疗 60 000 多病人中获得的经验。

< 消除已有的破坏 >

我的第一个抗衰老的原理很简单，必须消除那些你所遭受的西方文化在 20 世纪犯的饮食上的错误造成的破坏。

作为第一步，你需要忘却最严重的错误，即所谓的"食物金字塔"。这种饮食欺诈被政府强加给公众的十多年里，美国人比以往任何时候都变得更胖。为什么会这样？因为食物金字塔严重地依赖最糟糕的糖类食物：以面包、面点、米饭和类似的食物形式存在的精制谷物。在我看来，这些食物都是大型食品加工厂最赚钱的食物，这不是偶然的。食物金字塔告诉你蛋白质是不利的，脂肪更糟糕。

不要管食物金字塔和它带来的不容侵犯的医学／金融利益，你需要通过将饮食中糖类食物减少到适度水平来改善自己的健康状况并达到长寿的目的。

＜ 理解糖类食物 ＞

　　为了确定适合自己的糖类水平，需要了解自己的新陈代谢情况。如果体重超重，你需要达到可减轻体重的临界糖类水平之下，并一直保持到达到理想的体重状态。然后，你需要找到维持体重的临界糖类水平并终身保持。这并不意味着你一辈子都要去节食并饱受饥饿的困扰，我不过是帮助你改变生活方式，从而使你更加健康、更有活力、更加长寿。

　　如果你的体重正常，要留意自己食用的糖类的性质。你吃的大部分糖类食物应该是既复杂又不加精制的。这是什么意思呢？

　　复杂的糖类食物基本上都是淀粉类食物，包括全谷物；蔬菜中的糖类食物包括南瓜、土豆、红薯和豆类如扁豆、豌豆和大豆等。作为奖励，豆类也是一种好的植物蛋白质来源。

　　蔬菜是合格的不加精制食物，但不是所有的谷物都如此。术语"不加精制"指的是没有经过过度处理以至于没有营养价值的全谷物。用不加精制的全谷物制作的食物来之不易，我所指的当然不是那种棕色的商业化标有"有益健康"标签的全麦面包。如果看一下成分表，你会发现这些食物依旧是由精制白面粉为主要原料制成的。我将会在随后的章节中告诉你关于全谷物的价值更多的知识，以及获得它们的最佳途径。

　　简单的糖类食物是糖：如葡萄糖、蔗糖、果糖、乳糖、麦芽糖等。糖存在于很多常见的食品中：牛奶（乳糖）、水果（果糖）、啤酒（麦芽糖）、食糖、糖果、烘焙食品如蛋糕和饼干（蔗糖），还有软饮料（玉米糖浆）。上述食物有非常高的升糖指数，这意味着它们可以很快进入血液，使胰岛素水平飙升。保持饮食中的简单低糖水平是非常重要的，简单的糖类食物不应超过每天糖类食物摄入量的15%。如果糖类食物没有超过你日常饮食的20%，这意味着简单糖类食物应该不超过20%的15%，也就是每日总量的3%。如果你一定要吃甜的东西，最好吃低糖的新鲜水果。关于如何避免简单的糖类食物在第 21 章我会解释更多，并且会提供一个最佳的水果清单。

将精制的糖类饮食，如糖、面粉和玉米糖浆控制在最低的限度，每天要少于一份。这意味着要削减如面点、面包、大米、烘焙食品等食物，更别说糖果和碳酸类软饮料了。我认为对于大多数人来说，这是饮食上的一个变革。但我必须告诉你，你认为的那些不可或缺的食物正在吞噬你的生命。成千上万遵循饮食计划的人，已经欣然放弃了这些食物，他们的体重减轻了，健康状况也得到了明显改善。你难道真的如此酷爱果冻甜甜圈，甚至愿意用 10 年的寿命来交换吗？好好想想，问问你的家人，还是改变饮食方式吧。

＜ 使血糖不稳定的糖类 ＞

当你消化食物时，简单和复杂的糖类转化为葡萄糖——身体的主要能量燃料，但转换过程以不同的速度发生。复杂的糖类食物，尤其是富含食物纤维的食物，需要一段时间才能被消化和转化。当你吃这些食物时，葡萄糖会被缓慢而稳步地释放到血液中。当血糖缓慢上升时，你的胰腺会慢慢地释放胰岛素将葡萄糖带入细胞中。这就是这些食物有较低的升糖指数的原因，因为葡萄糖进入血液中的速度很慢。

糖更容易被消化，有很高的升糖指数，这意味着一吞下它们，它们就会立刻进入血液中。胰腺会释放大量胰岛素来应对这突如其来的冲击，当胰岛素有效清除了所有多余的葡萄糖，葡萄糖水平就会急剧下降。

如果身体能正常地处理葡萄糖，并且食用混合膳食的话，吃一些简单的糖类食物对血糖的影响会相对温和些。你的身体也会有效地处理不需要的糖，使血糖和胰岛素水平逐渐地回归正常水平，对目前来说是如此。随着年龄的增长，身体在处理多余的葡萄糖时效率会越来越低。

不幸的是，近一半超过 40 岁的美国成年人不能正常应对葡萄糖问题。我的判断是基于 II 型糖尿病发病率，它约占总人口数的 8%，占年龄超过 40 岁人群的 16%。这些都是被确诊的糖尿病患者，还有许多没有被诊断出的糖尿病病例。糖代谢异常的人与糖尿病患者的比例大约是 3∶1。

如果你是葡萄糖代谢异常人群中的一员，这种可能性是相当大的，尤其是你体重超重，血糖水平像过山车般起伏波动。你就会有血糖不稳定的所有症状，包括可变的能量水平、情绪波动以及认知问题如思维不顺畅和大脑迷糊。如果这些症状在饥饿时产生，进食后解除，那么不稳定的血糖肯定是罪魁祸首。

顺便说一下，不要让传统的医生做那种简单的测量高血糖，最终告知你没问题的血液检查。知道血糖是否稳定的唯一的方法，是在一个尽职医生的指导下进行为期五个小时的全面葡萄糖不耐性检查。

血糖水平因糖类而不稳定，基本不受蛋白质的影响，食物脂肪和油脂可以使它稳定。如果不稳定的血糖是困扰你的问题，低糖类和适度的高脂肪饮食可以帮你使之恢复正常。基于上述的事实以及科学研究不断证实的食物脂肪有益健康的共识，我向那些有血糖不稳定症状的病人推荐一个占 50% 总热量是脂肪形式的饮食。当他们吃高脂肪的饮食时，都得到了改观。

＜ 脂肪的事实 ＞

抗衰老饮食的一个重要组成部分是避免了在 20 世纪被广泛食用的不健康的脂肪。如在第 14 章中详细讨论的那样，我不是说如黄油和动物脂肪那样的饱和脂肪，但传统的医生往往认为它们是不健康的。我指的是那些在各种各样的食物中出现的致命的反式脂肪酸，包括传统的医生建议你替代黄油用的人造黄油。

反式脂肪酸不是饱和脂肪，是与升高的胆固醇和心脏病发病率相联系的饮食。反式脂肪酸会降低高密度载脂蛋白胆固醇，升高低密度载脂蛋白胆固醇，增加载脂蛋白（A），并将胆固醇升高 20%~30%。此外，反式脂肪酸会降低对胰岛素的反应能力，阻断维持健康所需的必要脂肪酸的摄入。

< 选择安全食物 >

我们今天吃的大部分制备完成和加工过的食物都是为长时间地保质而设计的，而不是为了良好的营养。这些食物新鲜时存在的营养成分已经被去除了，取而代之的是防腐剂、食品色素和各种添加剂。要尽量避免这些食物，选择未经加工的食物，并留意那些"低脂肪"的食物——这些食物中的脂肪已经被糖类所取代。

要确保你吃的大部分动物食品不含激素或抗生素。尽量选择无激素、无抗生素的有机（指绿色或无公害）肉类和放养的家禽以及蛋类。我意识到这些选择总是很难执行，特别是在餐馆，但是尽量避免食用用激素或抗生素喂养的动物类食物还是可以做到的。

在今天，激素牛肉仍旧是国际贸易中一个主要的问题。欧洲国家相当明智地禁止进口这种来自美国的肉类。美国的贸易官员并不是反思这个问题，研究用这种方式处理的牛肉是多么不健康，而是用种种手段来挑衅这个禁令。这是食品商的利益在作祟，这一次的确得到了政府的公开支持，但是你必须为得到的安全放心的有机食物支付额外的费用。

同时也需要避免遭遇辐射和转基因的食物。被放射线辐射的食物保质期更长，但营养却大量流失了。放射线辐射可以破坏植物性食品中有价值的植物化学物质，并破坏所有食品中的维生素。被放射线辐射过的肉类营养成分会减少，口味也更差。在我看来，用辐射把用美味的牛里脊肉做的牛排变成烂乎乎的无味的肉疙瘩无疑是一种犯罪行为。

转基因食品是农业发展领域的新趋势，基因改造远远超出了传统的植物育种改良作物的特性。基因工程师通过将来自其他物种的基因植入另一个植物的基本基因组中，创造了具有极大潜在危险的"改良"品种。还有另外的问题，这些食物对食物过敏的人来说存在真正的危险。例如一种含有花生基因的转基因植物可能会使花生过敏者产生严重的反应。幸运的是，美国消费者对于转基因食物的接受程度仍然很低，而在欧洲有人强烈要求禁止这些产品。

＜ 多从膳食中获取 ＞

今天我们的很多食品都经过了深加工，以至于它们仅仅包含热量而没有营养。甚至许多新鲜水果和蔬菜的培育都是为了便于搬运和储存，不再具有高营养水平或良好的口味。当它们从这个国家其他地区的农场运送到超市的时候，营养价值早已流失。想想超市中的番茄，你就会明白我的意思了。

你的大部分膳食需要选择富含营养的食物，这意味着这些食物必须是加工较少的，富含维生素、矿物质和植物化学物质，而农药、激素或抗生素的含量较少甚至没有。

选择你可以找到的最新鲜的食物，最好来自本地的供应商和有机农场。当你购买当地的新鲜农产品时，营养密度的差别有时是显著的。比如，我去希腊时，那里的鸡蛋令我感到惊讶，在煎蛋时蛋黄朝上，会呈现出华丽的深橙黄色。它们太漂亮了，以至于我都舍不得吃。我一般会加上开胃酱菜一道食用，味道同样很鲜美，并且含有丰富的对大脑十分重要的营养物 DHA，这种大脑营养物 DHA 的量是那些在美国农业工厂中生产的鸡蛋含量的 10 倍。但即使在美国，如果你从当地的农民那里购买有机的、放养的鸡下的蛋，你也会获得更多的营养和更好的口味。

＜ 变化是健康的调味品 ＞

尽管我对美国食品工业有过严厉的批评，但是它的确生产了满足一年四季需求的各种各样的新鲜食物。今天，我们的饮食可以很容易实现巨大的变化。这会对我们有所帮助，其中有两点原因：

首先，每种食物都能给我们提供不同的生命营养物成分，从而提高食品营养的广泛度。我们知道，在植物类食物中的植物化学物质是非常有价值的，但我们现在还不能将它们全部鉴定。通过吃不同种类的食物，你可以充分受益于植物化学物质。其次，反复吃同样的食物已经显示会对那个食物产生不耐性，甚至会上瘾。

我的许多医生同事报告说，他们只要开一个"轮换饮食"的单子就可以帮助很多患者。在这类饮食中，病人要吃特定的食物——比如奶酪，每三天一次即可，然后等下一次食用时间。这有点儿像职业棒球比赛中轮流换投手一样，所以病人知道食用奶酪的时间。

＜ 避免食物过敏 ＞

隐藏的食物不耐受或食物过敏是我们在阿特金斯医疗中心处理过的最常见的健康问题。发现不耐受或过敏的食物，并将食物从饮食中排除是非常重要的。

食物不耐受通常是由于经常吃同样的食物引起的。有时候，食物不耐受变得固定下来，在这种不耐性被"治愈"之前需要用几个月的时间从饮食中剔除这些食物。对真正过敏的情况，可能是永久性的限制。

通过留心自己对各种食物的反应，你可以找到自己的不耐受食物。举一个常见的例子，我的许多病人在吃了一种含小麦或麦麸的谷类食物后会变得嗜睡。

如果想了解更多关于自己对于何种食物具有不耐受或过敏情况，你通常需要和从事补充医学的医生一起来完成。诊断不耐受的最好方法是通过血液样品做细胞毒性试验，然后根据检查结果来调整饮食。

〈 评估过去的饮食 〉

制订适合自己的抗衰老饮食计划的最后步骤，是用这本书中有用的信息分析你的饮食史。如果你以前吃了很多垃圾食品，回避了目前了解到的对健康有益的食物，现在你就需要调整改变了。试着通过养成不同的饮食习惯来弥补以前的饮食过量或不足之处。这是我将在接下来的几章里讨论的内容。

第 20 章

∨

抗衰老饮食的基础知识

我们在阿特金斯医疗中心一直有两个基本的膳食指南。方案很灵活，基本上可以适用于每一个病人。但第一种饮食会使体重减轻，无论吃多少食物，后一种则不然。后一种饮食适合没有明显高血糖或体重问题的人，从某种意义上说，它将作为抗衰老饮食基本原则的中心点，这是本章的主题。现在你了解了营养计划的基本组成部分，这些原则将指导你制订自己的计划。

不会引起体重减轻的饮食只适用于少数美国人，因为我们当中有一半以上的人体重超标。如果你留意这本书中的信息，未来的非减肥饮食将适用于大多数人，特别是那些足够幸运的人，他们很早就开始按照本章论述的原则去操作了。为什么说特别幸运呢？因为从早期开始，他们就开始遵循预防血糖问题、高血压和肥胖的饮食方式。有趣的是，他们会食用一个多世纪以前美国人吃的食物，那个时候还没有听说过心脏病发作的案例。

也许你想了解如果不需要减肥为什么还应该节食。因为你可能像大部分即使体重正常的美国人一样，尽管不是处于这类问题的边缘，在以后的发展过程中还是可能会出现血糖问题的严重风险。罪魁祸首就是典型的垃圾集中的美国饮食，它的精制糖类过高但是有利于健康的脂肪、油脂和蛋白质含量又太低。

举例来说，如果你是政府批准的食物金字塔"健康"饮食的忠实追随者，你更可能发展为不稳定的血糖。金字塔式的饮食要求你每天吃6~11份精制谷物如面包、面条、麦片等，食用这些垃圾食品相当于吞下两杯纯食糖。相当于每年68千克的糖或玉米糖浆，几乎每天一杯，这是部分美国人典型的日常饮食。

正如你阅读本书前几章时所知道的，没有什么能比血液中多余的葡萄糖会使身体和思维衰老得更快。遵循我教你的健康、自然、控制胰岛素的饮食习惯，你就可以长期控制血糖和胰岛素水平，预防甚至防止早衰和其他严重的健康问题。

这就是你读本书的目的。

＜ 目标：稳定的血糖 ＞

我的抗衰老饮食是基于整合在一起的双重目标。其一是采用饮食纠正每个个体独有的代谢弱点，另一个是在抗衰老变化过程中赋予饮食丰富且有价值的生命营养物。

第一个目标最好通过稳定血糖来实现。可以这样说：只有当血糖水平保持在最佳水平时你才能享受到最好的健康。你可以通过食用复杂的糖类食物或非糖类食物代替简单的糖类食物和含糖食物来达到稳定血糖的目的。这样，你可能会习惯于食用更多的蛋白质和脂肪，这可以使血糖稳定，并提供营养必需的氨基酸和脂肪酸营养，就像维生素和矿物质一样不可或缺。

抗衰老饮食的第二个目标最好通过产生自由基少而含氧化物高的饮

食来实现。为了减少可产生自由基的食物摄入，你需要在饮食中去除糖和反式脂肪酸，比如人造黄油。为了提高抗氧化能力，饮食需注重新鲜蔬菜和低糖水果，如浆果。

抗衰老饮食最美妙之处在于非常容易坚持。它是如此美味，你永远不必考虑摄入的热量，也不需要记录各部分的配比。你可以尽情享用牛排和龙虾，以及无限量的新鲜蔬菜和全谷物。

那些不健康的含糖食物，如蛋糕和饼干是一直被摒弃的，取而代之的是各种新鲜水果，以及比糖果更甜的天然低热量物质做成的甜点。我经常被患者告知，自从遵循这种饮食两个星期以后，他们就对含糖量高的食物失去了兴趣，并发现那些小吃和甜点的味道令人生厌。

在抗衰老的饮食里，你对精制的复杂糖类食物，如白米饭、面包、面条的消耗是非常有限的。你可以用富含营养且口味俱佳的全谷物如糙米和真正的全麦面包来代替这些食物。和含高糖的食物一样，一旦你开始食用全谷物，很快就会对面条失去兴趣，那是一种用精制谷物制成的无味道的食品。

＜ 抗衰老饮食的成分 ＞

抗衰老的饮食有三个组成部分：蛋白质和脂肪、复杂的糖类食物、简单的糖类食物。我们把最常见的食物进行分类，看看这些食物在整体饮食中所占的比例：

蛋白质和脂肪：肉类、家禽、蛋类、鱼类、海鲜、奶酪、坚果、种子、橄榄、鳄梨、脂肪、油脂。范围是 50%~75%。

复杂的糖类食物：蔬菜、谷物、全麦面粉产品（例如面条）和豆类（大豆）。范围为 25%~50%（较低的一端更为理想）。

简单的糖类食物：水果、果汁、糖（糖、蜂蜜、枫糖浆等）、牛奶、酸奶。该范围小于10%。含糖量低的水果（浆果、西瓜、桃子、李子、杏、猕猴桃等）应作为这类的首选。

现在让我们分别介绍一下。

蛋白质和脂肪

为了达到抗衰老饮食的理想蛋白质和脂肪比例，动物性食品如肉类、家禽、鱼类、甲壳类动物都可以随意选用。鱼罐头如沙丁油鱼、鲑鱼和金枪鱼也可以，需要注意加工的肉制品如香肠和冷盘。许多食物中含有隐藏的糖类，多以调味用的牛奶固状物或玉米糖浆的形式存在。它们也富含化学添加剂如味精和硝酸盐，正如添加了激素和抗生素的肉一样糟糕。为避免这些危险的添加剂，尽量选择"有机"肉。许多从阿根廷和新西兰进口的肉类都是符合要求的。

蛋类也是没有限制的，吃整个鸡蛋而不只是蛋白。正如我在本书中反复指出的，蛋类是完美的蛋白质食品，含有众多有益于健康的营养成分。

奶酪是不限的（除了那些节食来控制酵母过度生长的人），因为这些乳制品在加工过程中大大降低了乳糖的含量。一定要吃纯正的奶酪，而不是经过加工的像 Velveeta 奶酪（奶酪品牌）那样的食品以及含有玉米糖浆而不是牛油脂肪的美国奶酪。

牛奶和酸奶中乳糖的含量很高，乳糖是一种简单的糖，在抗衰老饮食中应保持最低限度。另外，有人不能正常消化乳糖，有人对牛奶过敏，这是削减这些食物的另一个理由。饮用牛奶每天不要超过一杯，顺便说一下，低乳糖牛奶和全脂牛奶的糖类成分含量几乎完全相同。如果你喜欢酸奶而且易于吸收，每天也不要超过一杯，而且只喝单一活性培养的品种，一杯（227克）低脂水果味酸奶含有七茶匙的糖。

奶油也是允许的，事实上我鼓励食用。奶油含有少量的乳糖，是食物脂肪很好的来源。不要使用非乳制奶油或者代用品，这些人造产品只不过是有甜味的化学物质。

所有的坚果和种子都是允许食用的。我特别推荐澳大利亚坚果，这种美味的脆脆坚果含有高脂肪和低糖类，是完美的休闲食品。其他备选的坚果是山核桃、榛子和核桃。坚果酱也是可以的，但不能含有附加的甜味剂或部分氢化植物油，这就排除了许多花生酱商品。可以查找当地的健康食品店里无添加剂的坚果酱。

脂肪和食用油是必需的，不管美国心脏病学会和医学界如何对你说，绝对不应该回避或恐惧。但是我在第 14 章谈到过的危险的反式脂肪酸除外。一定要远离那些产品包装中标注含有"部分氢化植物油"的食品。传统的医生很可能会告诉你停止进食黄油，换成健康的人造黄油。请不要相信！这完全是混淆是非。

让我们重温一下：人造黄油就是反式脂肪酸。食用的话会在身体中释放大量造成动脉损伤的自由基。黄油则不然，它不仅使食物更有营养而且味道更好，是一种相当安全的脂肪形式。包括黄油在内的所有脂肪都有助于稳定血糖。

对于沙拉和烹饪来说，像橄榄油、杏仁油、鳄梨油和坚果油这样的单聚不饱和植物油是理想的。冷压萃取的多聚不饱和植物油像核桃油、大豆油、芝麻油、葵花籽油和红花油也可以。这些油是很好的 ω－3 和 ω－6 必需脂肪酸来源。不要食用玉米油和菜籽油，因为它们的 ω－6 含量太高。

复杂的糖类

我们现在到了抗衰老饮食和阿特金斯减肥饮食不同的部分。在抗衰老饮食中，我们允许食用糖类食物，前提是要有利于健康。

从高质量的复杂糖类（如淀粉）替代饮食中的简单的糖类（如食糖）开始。简单的糖类会令血糖起伏不定，复杂的糖类可以保持血糖稳定，与蛋白质和脂肪结合的话效果会更好。

注意我谈到复杂的糖类时强调的"高质量"。白米饭、面条、面包之类的食物，从原料上讲，都是复杂的糖类食物，但它们的质量是非常低的。用来制造这些食物的谷物中的营养已经被处理得荡然无存，其中的植物化学物质和纤维已不存在，仅仅留下了精制浓缩的糖类，你的身体会迅速把它们转化为葡萄糖。然而在许多情况下，这些食物被错误地说成是保健食物品所以被大量消耗，它们往往是食物不耐受的对象。

抗衰老饮食强调在全谷物和蔬菜中高质量的复杂糖类。这些食物是美味可口的，充满抗击自由基和提供额外疗效的纤维、维生素、矿物质和植物化学物质。

在抗衰老的饮食中，绿色的食物是可以不受限制食用的，除非你有其他更好的低糖饮食。这意味着可以大量地食用各式蔬菜沙拉、花椰菜、羽衣甘蓝、布鲁塞尔芽菜、散叶甘蓝、绿豆等，可多达每天 4~6 杯。

其他蔬菜，如胡萝卜、甜菜、豌豆、南瓜的糖含量很高，但同时富含抗氧化物类胡萝卜素和其他营养物质（关于类胡萝卜素可以查阅第 10 章）。想从植物化学物质中受益而不必摄入过量的糖类，可参照第 21 章中的图表，选择那些符合上述条件的蔬菜。

含淀粉的蔬菜，豆类、玉米甚至土豆都可以是植物蛋白、必需脂肪酸、纤维素、生命营养物质和植物化学物质有用的来源。在另一方面，因为它们的淀粉含量相对较高，身体会将它们转化为葡萄糖，从而使血糖升高，特别是你不注意这个趋势的时候。因为这些食物中纤维素的含量也很高，所以导致血糖升高的速度要远低于吃等量面条那样的精制糖类食物。

我发现病人需要做些相关测试才能确定适合自身的复杂糖类水平。一般来说，如果体重正常，每天将淀粉类蔬菜，土豆、豆类和类似的食品控制在 1~2 份即可。如果你发现吃抗衰老饮食自己体重下降的话，可以再添一两份的量。低体重人群应该多吃蔬菜，这包括每天 3~4 份的复杂糖类食物。

长时间坚持改变饮食习惯后，你会找到能满足你并能保持体重和血糖在正常水平的复杂糖类食物的量。你甚至可以让自己偶尔放纵一下，但仅限于高质量的糖类食物上。例如，如果你想吃少量的面条也没关系，一定要吃用全麦或荞麦做的面条。如果你想要一些米饭，糙米肯定会更好，而且少量带皮的烤土豆要比一份炸薯条好得多。

简单的糖类

如果你体重超标，我有一个非常简单的方法来确定在你的饮食中需要有多少简单的糖类食物。简单的步骤如下：拿一张纸和一支铅笔，在纸上画一个大圆圈。这就是答案：零。

如果你体重是正常的，还是要保持最低限度的简单糖类摄入量，更别说那样高度精制的复杂糖类食物了，诸如面条、面包和糖类食品。简单的糖类食物不仅有很高的升糖指数，也是高度加工过的食品，营养价值不大，除了热量一无所有。

那么新鲜水果怎么样？它们还是有用的，但也并非像今天很多营养学家所坚信的那样是不受限制的。记住，水果中的大部分热量来自简单的糖、果糖和葡萄糖，正是食糖中的那些糖。

然而事物总有另外一面，水果是有用的纤维、维生素、矿物质和植物化学物质的来源。如果你体重正常，适量的新鲜水果是可以接受的，但你需要了解哪种水果可以相对于它们糖含量提供最多的植物化学物质及生命营养物。在第 21 章中的表 21.2 可以帮助你进行选择。你会看到各类的浆果占绝对优势，其后是瓜、桃子、李子、杏和猕猴桃。

果汁并不是良好的水果替代品，应避免选择。榨汁过程中去除了纤维并浓缩了糖。拿橘子汁来说，铺天盖地的广告称其是维生素 C、叶酸、钾和其他生命营养物的极好来源，但是糖的含量也是非常高的。一份227克的橘子汁包含超过25克的糖，超过了普通的糖块。苹果汁、葡萄汁、菠萝汁和杨梅汁甚至含有更多的糖。

在蔬菜汁中，胡萝卜汁的糖含量非常高，应避免选择，仅适合于少量添加到混合蔬菜汁中。另一方面，番茄汁有必要饮用。一份227克的番茄汁，即使是瓶装加工过的都含有产生足够效果的番茄红素。

水果罐头几乎没有任何营养价值，而且充满了添加的糖。还有如菠萝干这样的干果，在加工过程中往往被添加食糖或其他甜味剂，即使这些产品被广告宣传成是"健康的""有机的"或"天然的"。

至于其他简单的糖，简短的回答是不。详细的回答是：即使你沉迷于甜食，答案也是不；如果你没有沉迷于甜食，可以偶尔吃些简单的糖，比如每到闰年吃一点儿。你应该避免所有高热量甜品，包括食糖、蜂蜜、枫糖浆、玉米糖浆、果糖、麦芽糖（存在于啤酒中，甚至那些不含酒精的品种）和乳糖（牛奶糖）。总而言之，如果食物是某种糖类那就应该避免食用。

如果你觉得食物需要一些甜味，选择用无热量的甜味剂制成的甜点。目前最理想的两种甜味剂替代品是甜菊糖与蔗糖素。

甜菊糖是一种来自南美洲的天然植物制品，已经在世界范围内使用多年。天然甜叶菊比食糖要甜10~15倍。甜菊糖要甜得多，有的比食糖甜100~300倍，所以一点点就足够了。

蔗糖素刚刚被美国食品药品监督管理局批准使用。它由食糖衍生而来，但要比食糖甜600倍。更重要的是，蔗糖素只能被身体有限吸收，这意味着不会增加胰岛素功能的负担。

几年前，美国食品药品监督管理局在其许多误导性的"保护"美国消费者的企图中，和阿斯巴甜糖（一种产品品牌）的制造商试图迫使出版了一本甜菊食谱的出版商销毁它的书。公众的愤怒制止了他们的高压手段，但甜菊直到今天还只能在健康食品商店中作为食物添加剂来销售。

作为没有热量的甜味剂，甜菊糖和蔗糖素是比阿斯巴甜糖更好的选择。阿斯巴甜糖是许多糖类替代品中的一种人工甜味剂，常常在我的许多病人中引起副作用，尤其是每天饮用三份或以上阿斯巴甜糖饮料的患者，更难以减轻体重和有效控制血糖。

＜ 饮料 ＞

补充足够量的液体是抗衰老饮食的一个重要方面。要顺其自然，不要强迫自己，每天最少喝八杯（每杯 227 克）。纯净水是最天然的，在所有液体饮料中也是最好的。

尽量喝瓶装矿泉水，或经过有效过滤的自来水，无钠苏打水和不加甜味剂的香味矿泉水也可以。你可以用鲜榨柠檬汁、纯净水和甜菊等无热量甜味剂自己制作柠檬水。

用纯净水泡的草药茶，是替代纯净水的一个令人愉快的选择。可以选择不含咖啡因、添加甜味剂、水果和大麦麦芽的草药茶，薄荷、甘菊和覆盆子叶是最好的选择。

不含咖啡因的咖啡和茶都是允许的，最好是用含水去咖啡因加工法制作的。咖啡因会刺激胰岛素的合成，引起血糖上升然后崩溃。如果血糖极不稳定的话，常常会感到疲劳、烦躁不安和渴望获得糖。试着将咖啡因从饮食中去除两个星期，看看自己的状态。如果情绪稳定了，那就证明咖啡因肯定影响了你的血糖，所以应该尽量避免。

正如我在第 11 章中所说明的，茶是抗氧化物类黄酮非常好的来源，尤其是酚类化合物，除此之外还可以帮助预防癌症。一杯 227 克冲泡的新鲜绿茶的抗氧化能力是一份羽衣甘蓝的 4~5 倍，大部分袋装红茶的抗氧化能力几乎与之一样高。

作为抗衰老饮食的一部分，我强烈建议每天至少喝一杯新鲜冲泡的茶，事实上，我推荐一天两杯绿茶。用纯净水泡茶，如果你喜欢甜茶，可用不含热量的甜味剂如糖精、甜菊或蔗糖素。一定要注意的是，不要在茶里加牛奶或奶油。因为牛奶中的蛋白质会与茶中的酚类物质结合，使酚类物质难以被人体吸收。

苏格兰最近的一项研究证明了我的观点，也显示了流行病学研究是如何进行误导的。研究人员发现，喝咖啡的人患心脏病的概率降低了，而饮茶与高水平的心脏病发病率联系紧密，尽管茶的抗氧化物含量高得多。研究者把这种差别归因于喝咖啡的人更年轻、更富有，通常有更健康的生活方式。在这项调查中从来没有讨论的事实是，苏格兰的饮茶者通常会向茶中加牛奶或奶油和至少一茶匙糖，添加的物质会抵消茶的好处。我们从其他族群调查，如著名的荷兰人的"祖特芬调查"中了解到饮茶有益于心血管健康，并有助于预防中风和癌症。

含酒精的饮料呢？相关研究表明，每天喝一杯酒，特别是红葡萄酒，对心脏是很有好处的。如果你已经习惯每天喝一杯鸡尾酒或晚饭时饮用一杯葡萄酒，如果你的体重是正常的，血糖没有不稳定的情况，那么你一定要坚持每天继续饮用。这里有太多的假设，我发现有近一半的患者是不应该饮酒的。当你不得不饮酒时，只喝干葡萄酒，加无糖混合物以及无糖苏打的纯酒精饮料，避免喝啤酒和甜点葡萄酒。

⟨ 我应该吃多少 ⟩

在读在本章时也许你一直在想，一份饭到底是多少的量。毕竟，其他的饮食书籍都告诉你每种食物到底该吃多少，精确到了每一克。那些看过我书的人都知道我采用的是完全相反的方法。计算热量和食物的分量对你的抗衰老饮食用处不大，仅仅是保持理想体重罢了。

我的基本原则是吃的量让你感觉舒适即可。不要管这个量的具体数值，只要能吃饱并能从各种美味的食物中获得享受即可。你会发现把简单的糖类食物从你的饮食中去除，用蛋白质、脂肪、复杂的糖类来取而代之，食欲会很快得到满足，甚至根本没有必要考虑热量，更不要说计算它们的数值了，根本不存在饮食过量的问题。

控制饮食的频率和如何选择食物是一样重要的。试着从每天一顿丰盛的高蛋白质早餐开始，比如奶酪煎蛋饼。吃饱日常三餐是保持血糖稳定的关键。作为一种变化，我的许多病人发现每天吃 4~6 顿少量的饭效果会更好，包括晚上上床前的一份蛋白质小吃。一定要记住，你食物的质量才是最重要的，而不是数量。

那么什么才是适合你的食物，才是帮助你抵抗衰老让你可以更长寿更健康的食物呢？我们将在后面揭示。

第 21 章

v

抗衰老的饮食生活

本章从一个小测验开始。你知道普通的美国人一天吃多少糖吗？我想你知道答案后一定会感到惊讶：20 茶匙。相当于 20 块小糖块，大约有 200 克，接近于一茶杯。自 1983 年以来，国家的食糖消费量增加了28%，主要是以食糖、高果糖的玉米糖或其他高热量甜点的形式。在普通的美国人摄入的总热量中糖占了 16%，更糟糕的是，在十几岁的青少年中，食入的糖占总热量的 20%。

还有另外一个问题，有多少成年美国人超重呢？答案是大约有 9700万人，或者说占人口比例的 55%。

这其中有什么联系吗？如果你问美国农业部——给你看那臭名昭著的食物金字塔的那些人，那么回答肯定是“没有”。根据他们的说法，每天10 茶匙糖是没什么问题的。我不知道这是不是在食物金字塔的中建议用糖“节制”的意思。

在这一章里，我将教你抛弃食物金字塔，为了健康长寿的生活选择合适的食物。你应该抛弃的第一种食物就是糖，随后是那些构成食物金字塔基础的精制糖类食物。我们将审视一下哪些是能帮助你实现抗衰老影响应该吃的食物，哪些蔬菜和水果是你个人抗衰老饮食计划的理想选择。

＜ 理想的糖类水平 ＞

我们在这本书中反复强调，保持糖类的低摄入量是非常重要的。那么好，但是需要多低呢？既然没有任何一种饮食适用于所有的人，现在你需要去自己寻找答案。简单地说，你需要找到既能够适合自己的个人代谢又能让你保持正常体重的糖类消耗水平的最大值。

结合目前已知的美国人体重超标的统计数据，虽然这是不太可能的，我可以假设你体重正常，甚至体重过轻，或通过成功的节食来达到正常的体重。我将教你从那些会普遍产生糖尿病、心脏病和缩短寿命的食物中区分出让你健康的食物。

有体重方面问题的人更应该注意这个信息，即使你已经通过节食控制住了体重，因为为了达到理想体重并保持这种状态，你将不得不从相对数量较少的全糖类食物中找到有益健康的糖类的营养元素。

解决糖类摄入问题首先需要进行准确估算，即每日可允许的糖类摄入量数值。我敦促超重的病人去阅读《阿特金斯医生的新饮食革命》一书并遵循其中的内容，在那本书里，我提到每天的糖类摄入量的两种水平以及需要根据个人区别对待的观点。一个只适用于超重的人，我称之为减肥的临界糖类水平（CCLL），每天的糖类摄入量低于它的话就会自动减肥。另一种水平适用于所有的人，我给它取名为维持体重的临界糖类水平（CCLM），超过这个糖类的摄入水平你就会增重。

要将这个概念扩展为每个人的指导意见，我必须加上稳定血糖和容易引起衰老异常的糖原化的概念（更多内容参照第 19 章）。此外，对于那些根本不会增重的人，我必须改变专业用语为维持体重的理想糖类水平（ICLM），因为我们的目标是保持健康，而不仅仅是控制体重。

如果你体重有增加的趋势，个人维持体重的临界糖类水平应当是每天 25~90 克。你怎么得知每天的糖类摄入量是否在那个范围内呢？没错，每个人都是有差异的，如果你已经在我的低糖类饮食影响下减肥了的话，就可以根据使体重减轻的因素来判断对你最适合的水平。你的维持体重临界糖类水平比缓慢减轻体重所需的水平高大约 10 克。

如果你有很高的糖代谢不耐性并将糖类的摄入量控制在 15 克或更少，维持体重临界糖类水平可能更低，每天大概在 25~40 克之间。那些有轻度代谢不耐性的人糖类摄入量在每天 40~60 克之间。有代谢不耐性的人会发现每天 60~90 克的糖类摄入对他们是合适的。

即使你从来没有过体重问题，也不得不考虑糖类的摄入问题。要抗拒衰老的过程，你必须保持最低糖类摄入水平，从而保证最佳状态。对于你来说，这可能会增加到多达每天 90~150 克。一定要记住，你的目标不是减肥，而是预防与老化相关的健康问题。这些问题大部分与过量的糖类摄入相关，即使是正常体重的人。

这些数值仅仅是指导性的，但是如果当你每天摄入 60 克糖类的时候体重开始上升的话，那么很明显你必须把摄入量减少到保持在体重稳定的水平。相反，如果你每天摄入 60 克糖类的时候体重开始减轻，这是每天增加一两份有助于健康的糖类食物的好时机。

我建议保持低糖类摄入，即使在没有体重问题的情况下，因为稳定血糖是非常重要的抗衰老手段。因此，你需要限制糖类饮食，尤其是精制糖类食物的摄取。

＜ 平衡糖类 ＞

在抗衰老饮食中，你应该以两个标准选择食物：低糖类和高抗氧化物。这两者的平衡是非常关键的。幸运的是，许多低糖类食物富含保护动脉预防癌症的抗氧化物，比如类胡萝卜素。

当然，我们很早就知道如何衡量食物中糖类的水平。现在，我们同样也知道如何衡量抗氧化物水平。最近的一些研究已经使用了一种精确的检测技术可准确测量食物的总抗氧化能力，所以我们现在已经有工具来精确分析哪些蔬菜和水果可以达到最好的低糖类和高抗氧化物组合。

衡量抗氧化水平的开创性工作始于塔夫茨大学的美国农业部吉恩·迈耶老年人营养中心。农业部参与到这项工作中是令人非常振奋的，它提供了希望，我们的政府最终会意识到食物金字塔的荒唐，并认识到自己的科学家所做的有意义的工作指向的是另一个更加健康的方向。

在阿特金斯医疗中心，我们已经采取了措施将这一研究更进了一步。通过寻找常见蔬菜和水果的抗氧化物值和它们糖类的含量，我们可以确定抗氧化物值对糖类克数的比值。比值越高，你从每克糖类食物中获得的抗氧化保护就越大。通过这些比率，你可以用科学精确的方法来选择最适合你的食物。

让我们先从蔬菜开始。表 21.1 按照抗氧化保护下降的顺序对常见的蔬菜进行了排列，并给出了对应的抗氧化物分值。（分值是基于蔬菜的抗氧化能力与一个叫作 Trolox 的等价物的比较，这是一种水溶性维生素 E 的分离物。）表中还列出了常规用餐时一份蔬菜中的糖类含量，并提供了抗氧化物和糖类的比值。

正如你所看到的，我们在大蒜、羽衣甘蓝中得到的抗氧化保护最多，从芹菜和黄瓜中获得的最少。当查看抗氧化物和糖类的比值时，你很容易发现，一些食物有很高的抗氧化物分值和高糖类含量，因此它们的比值很低。例如玉米的抗氧化物分值是 7.2，但在一份半杯的量中有 20.6 克糖类。这使得玉米中的抗氧化物保护对糖类的比值只有 0.3 这么低。

事实上，总体而言，越是富含淀粉的蔬菜抗氧化物保护对糖类的比值就越低。例如甘薯，因其高含量的 β - 胡萝卜素被推崇为对健康大有神益的食物。真实情况如表中所示，甘薯与其他蔬菜相比抗氧化物并不是特别高，它的糖类含量却非常高。一个普通的烤甘薯糖类含量近28克，所以甘薯的抗氧化物和糖类比值只有0.15。如果你每天只能食用40克糖类，你应该三思而后行，考虑下是否要食用甘薯。最好将你的糖类允许摄入量用于那些抗氧化物和糖类比值更高的食物，如甜菜、花椰菜、红铃椒等。

你会注意到，该表只有21种经过研究科学测量的蔬菜的抗氧化物值。因为还处于早期研究阶段，所以只有少量的蔬菜被分析过。不在名单上的蔬菜并不排除在抗衰老食物之外，一定要尽量避免富含淀粉的蔬菜。不同的蔬菜总是对你有好处的，最起码能使你避免对食物产生厌倦感，也会避免食物过敏。通常食物过敏是由于人们每天只吃相同的几种食物而引起的。

表 21.1 普通蔬菜的总抗氧化能力

蔬菜	抗氧化物分值（每份菜）	糖类（克）	比值
羽衣甘蓝	24.1	3.7	6.5
大蒜（1瓣）	23.2	1.0	23.2
菠菜	17.0	3.4	5.0
布鲁塞尔豆芽	15.8	6.8	2.3
西蓝花	12.9	4.0	3.2
甜菜	11.7	5.7	2.1
红铃椒（生）	8.1	3.2	2.5
玉米	7.2	20.6	0.3
洋葱（1汤匙）	5.6	0.9	6.2

续表

蔬菜	抗氧化物分值（每份菜）	糖类（克）	比值
茄子	5.1	3.2	1.6
花椰菜	5.1	2.9	1.8
白菜	4.8	4.0	1.2
马铃薯（1整个）	4.6	51.0	0.09
甘薯	4.3	27.7	0.15
莴苣（1片叶子）	4.1	0.5	8.2
绿豆	3.9	4.9	0.8
胡萝卜	3.4	8.2	0.4
黄南瓜	2.8	3.9	0.7
冰山莴苣（1片叶子）	2.3	0.4	5.8
芹菜（生）	1.1	0.75	1.5
黄瓜（生）	1.1	1.5	0.7

注：除非另有说明，每份菜指半杯做好的菜。

数据来源： Cao G., E. Sofic, and R. L. Prior. "Antioxidant Capacity of Tea and Common Vegetables." Journal of Agricultural and Food Chemistry 44 (1996): 3426 - 31; Pennington, Jean A. T., ed. Bowes & Church's Food Values of Portions Commonly Used. 16th ed. Philadelphia: Lippincott 1994.

＜ 喜人的水果 ＞

应用于蔬菜的分析手段同样被应用于各种水果，这会准确地告诉我们哪种水果具有最高的抗氧化物对糖类的比值，如表 21.2 所示。

像蔬菜一样，那些抗氧化保护能力最高的水果也是糖类含量相对较低的。蓝莓是抗氧化值最高的水果，达到 24，但是在半杯蓝莓中只有

10.3 克糖类，因此它具有最高的比值 2.3。同香蕉对比，香蕉有 13.4 克的糖类，抗氧化物的分值有 2.1，比值是 0.2。很明显蓝莓是首选。

事实上，任何种类的浆果都是不错的选择。一盘蓝莓或草莓，淋上奶油或混合乳酪加入甜菊糖或蔗糖素，这是我非常喜欢的甜点之一。但是一定要注意：冷冻的浆果中抗氧化物几乎和新鲜的水果一样高，但是可能有添加了糖。请仔细阅读标签并选择没有添加糖的品牌。

除了浆果，你可以选择其他的低糖水果，如杏、樱桃、葡萄、桃子、李子等。香瓜和哈密瓜也是不错的选择。别忘了，从专业上讲，鳄梨和番茄也是水果。鳄梨是单聚不饱和酸的极好来源，尝试一下加利福尼亚鳄梨，它的含糖量比佛罗里达鳄梨（12~27 克）低很多。

你可能会认为，如果水果是良好的抗氧化物来源，那么浓缩的果汁是不是会更好呢，这并不完全正确。以商业葡萄汁为例，这是用黑皮紫葡萄制成的，抗氧化物水平确实非常高，主要是紫色葡萄汁中有更多的黄酮类化合物。番茄汁也比新鲜番茄具有更强的抗氧化能力。但是，橘子汁和苹果汁比新鲜水果的抗氧化物分数要低得多。

表 21.2　普通水果的总抗氧化物

水果	抗氧化物分值（每份）	糖类（克）	比值
蓝莓	24.0	10.3	2.3
黑莓	20.0	9.2	2.2
草莓	12.4	5.3	2.3
李子	8.4	8.6	1.0
橙	6.8	8.2	0.8
猕猴桃	5.5	11.3	0.5
粉红柚子	4.5	9.5	0.5

续表

水果	抗氧化物分值（每份）	糖类（克）	比值
红葡萄	3.9	7.9	0.5
绿葡萄	2.9	7.9	0.4
香蕉	2.1	13.4	0.2
苹果	1.9	10.5	0.2
番茄	1.6	2.9	0.5
梨	1.2	12.5	0.1
哈密瓜	0.9	7.8	0.1

注：每份指半杯生的水果。

数据来源：Wang, H., G. Cao, and R. L. Prior. "Total Antioxidant Capacity of Fruits." Journal of Agricultural and Food Chemistry 44 (1996): 701‑05; Prior, R. L. et al. "Antioxidant Capacity as inuenced by Total Phenolic and Anthocyanin Content, Maturity, and Variety of Vaccinium Species." Journal of Agricultural and Food Chemistry 46 (1998): 2686‑93; Pennington, Jean A. T., ed. Bowes & Church's Food Values of Portions Commonly Used. 16th ed. Philadelphia: Lippincott, 1994.

总的来说，要尽量避免摄入果汁，因为它们是高度浓缩的糖的来源，既有天然的也有人为添加的糖。商业葡萄汁，甚至是所谓的有机品牌，往往是混合苹果汁或含有添加高果糖的玉米糖浆作为甜味剂。水果中含有纤维素，可以减缓糖进入血液的速度；果汁不含有水果的纤维素，所以饮用果汁会造成血糖上下波动。

如果你想在饭后吃些甜点或点心，相对于糖果或甜饼干来说水果理所当然是最佳选择。水果的升糖指数越低意味着越能保持血糖稳定。即使如此，糖依旧是糖，应尽量保持到最低限度，所以尽量选择低糖水果。

当心含糖量较高的水果，如苹果、香蕉、油桃、橘子、梨。干果如葡萄干、椰枣、无花果和李脯，这些都是含糖非常高的，应尽量避免食用。

同样也需要留意罐头水果，特别是那些浸泡在浓糖浆中的罐头水果。

相对而言，蔬菜比水果每克糖类中有更多的抗氧化物。即使如此，如果你维持体重的理想糖类水平不是特别低，建议你使用一些日常糖类配额，每天吃一两杯水果。我们还没有确定所有有价值的植物化学物质，甚至是食物中所有的抗氧化物，所以食用尽可能多的不同种类的新鲜水果和蔬菜可以给自己提供更好的保护。

＜ 清点类胡萝卜素 ＞

我已经讨论了类胡萝卜素如 β－胡萝卜素和番茄红素对健康难以置信的重要性（更多内容参阅第 10 章）。在这里我将具体讨论常见水果和蔬菜的类胡萝卜素含量。表 21.3 列出了前 19 种类胡萝卜素含量较高的食物，并给出了类胡萝卜素对糖类的比值。

食物中类胡萝卜素的最佳来源是深绿色多叶蔬菜和橙色的食物如胡萝卜。正如你从表中看到的那样，胡萝卜的类胡萝卜素含量远远超过了糖类含量，比值为 11.3。但是，散叶甘蓝叶子是一个更好的选择，它的类胡萝卜素含量和糖类的比值是 32.4，糖类大约只有胡萝卜含量的一半，但是给你近三倍的抗氧化物保护。你会选择哪一种？我认为答案是显而易见的。

表 21.3 水果和蔬菜中的类胡萝卜素含量

食物	类胡萝卜素含量（每份）	糖类（克）	比值
羽衣甘蓝	220.0	3.7	59.5
芜菁叶子	130.2	1.6	81.4
散叶甘蓝叶子	126.2	3.9	32.4

续表

食物	类胡萝卜素含量（每份）	糖类（克）	比值
菠菜	122.9	3.4	36.1
甘薯	94.8	27.7	3.4
胡萝卜	92.5	8.2	11.3
南瓜	57.0	10.7	5.3
红铃椒（生）	46.4	3.2	14.5
瑞士甜菜	40.0	3.6	11.1
生菜（生）	39.1	0.7	55.8
番茄（生）	36.6	2.9	12.6
花椰菜	32.7	4.0	8.2
杏（生）	25.5	7.9	3.2
西葫芦	25.4	3.5	7.3
布鲁塞尔豆芽	20.5	6.8	3.0
哈密瓜（生）	16.6	6.7	2.5
绿豆	13.4	4.9	2.7
菊苣（生）	9.6	0.8	12.0
玉米	9.5	20.6	0.5

注：类胡萝卜素的数值是总的类胡萝卜素的量，包括 α-胡萝卜素、β-胡萝卜素、叶黄素、玉米黄质，番茄红素。除非另外说明，每份指半杯做好的菜或半杯生的水果。

数据来源：USDA-NCC Carotenoid Database for U.S. Foods, 1998: Pennington, Jean A. T.,ed. Bowes & Church's Food Values of Portions Commonly Used. 16th ed. Philadelphia:Lippincott, 1994.

　　类胡萝卜素含量高的食物烹调后通过打破坚固的细胞壁释放出类胡萝卜素，特别是 β-胡萝卜素，实际上会提高它的营养价值。但是为了不破坏其他营养成分，烹调蔬菜要用尽可能少的水轻微地蒸，或用橄榄油或黄油稍微煸炒即可。

　　同样的道理，由于番茄是番茄红素的最好来源，番茄烧熟的过程也是释放番茄红素的过程。番茄红素是一种极好的抗癌物，特别是对于膀胱癌。这意味着番茄汁或泥有比生番茄更多的番茄红素。此外，如果将番茄和橄榄油一起食用的话，番茄红素能更好地被身体吸收。表21.4列出了食品中番茄红素的最佳来源，并给出了番茄红素的含量对糖类的比值。注意远离调味用的番茄酱，因为它大约有三分之一的成分是糖。事实上，番茄食品都是含糖的，例如，227克的番茄汁中约含有10克糖类，你需要番茄红素补充剂作为替代品。

表 21.4 食品中的番茄红素含量

食物	1份的量	番茄红素（微克）	糖类（克）	比值
番茄浓汤	1杯	35.6	25.1	1.4
番茄汁	1杯	25.0	10.3	2.4
西瓜	1个中等薄片	14.7	11.5	1.3
番茄糊	2汤匙	13.8	6.2	2.2
浓缩番茄汤	1杯	9.7	22.4	0.4
粉红葡萄柚	半个	4.9	9.5	0.5
生番茄	1个中等的	3.7	5.7	0.6
番茄调味酱	1汤匙	2.7	4.1	0.7

数据来源：USDA—NCC Carotenoid Database for U.S. Foods. 1998: Pennington, Jean A. T.,ed. Bowes & Church's Food Values of Portions Commonly Used, 16th ed. Philadelphia:Lippincott, 1994.

　　叶黄素和玉米黄质、存在于蔬菜和鸡蛋中的类胡萝卜素，是保护视力，预防老年黄斑病变必不可少的（详见第 10 章内容）。叶黄素和玉米黄质这两种营养物在分析时难以分离，因为这两种你都需要。表 21.5 列出了高含量的叶黄素 / 玉米黄质的食物，并给出了叶黄素 / 玉米黄质与糖类的比值。

表 21.5 食物中叶黄素和玉米黄质的含量

食物	叶黄素/玉米黄质（微克）	糖类（克）	比值
羽衣甘蓝	158.0	3.7	42.7
芜菁叶子	84.4	1.6	52.7
散叶甘蓝叶子	80.9	3.9	20.7
菠菜	70.4	3.4	20.7
生菜（生）	26.3	0.7	37.5
花椰菜	22.3	4.0	5.6
西葫芦	21.2	3.5	6.1
玉米	18.0	20.6	0.9
豌豆	13.5	12.5	1.1
布鲁塞尔豆芽	12.9	6.8	1.9
绿豆	7.0	4.9	1.4
黄秋葵	3.9	5.8	0.7
橘子（生）	1.8	8.2	0.2
番茄（生）	1.3	2.9	7.1
桃（生）	0.6	4.9	0.1

续表

> 注：除非另有说明，每份是半杯做好的菜或半杯生的水果。
> 数据来源：USDA-NCC Carotenoid Database for U.S. Foods, 1998 and Jean A. T., Pennington, ed. Bowes & Church's Food Values of Portions Commonly Used, 16th ed. (Philadelphia: J. B. Lippincott Company, 1994).

＜ 水果和蔬菜的价值 ＞

补充医学的基本原则是饮食在健康方面发挥着重要作用。作为一个补充医学从业者，我从治疗数以千计的病人经验和广泛阅读来自欧洲和美国的调查研究报告中得知，那些食用新鲜水果和蔬菜的人群健康状况明显好于吃其他糖类食物的人，但是截至目前，还没有与较低的糖类摄取量进行比较的调查。

例如在 1996 年做过一项综合研究，分析了 200 多项对蔬菜和水果的消费量与癌症风险关系的研究，令人印象深刻的结论是：强有力的证据表明这些食物对癌症有很好的预防作用。一个最近令人感兴趣的研究比较了捷克和斯洛伐克、德国和以色列男子患心血管病的危险因素，捷克和斯洛伐克的冠心病死亡率很高，德国居中，以色列的死亡率很低。几个国家人群的多数传统的指标如胆固醇差不多是一样的。然而，捷克男子与以色列男子相比，类胡萝卜素水平较低。捷克男子的 β - 胡萝卜素的平均水平是 60 微克，以色列男子是 102 微克。番茄红素的数值分别是 84 微克和 223 微克。为什么会产生不同？因为捷克男子很少吃新鲜水果和蔬菜。

其他研究人员精确地研究了，吃新鲜的水果和蔬菜会使你的抗氧化水平增加到什么程度。在其中一项研究中，36 名健康人士参加了一个为期两周的饮食强化疗程，每天吃 10 份或者更多的新鲜水果和蔬菜。血液检测表明，饮食显著地提高了他们血液的抗氧化能力。一项对老年妇女的研究表明，当她们食用草莓、菠菜、红酒或维生素 C 时，抗氧化物水平就会提升，食用四个小时后，血液中的抗氧化物水平跃升了 7%~25%。

我必须指出的是，这些参与研究的对照组的人员都食用了富含糖类的食物，没有进行限制。这样问题仍然存在：这些研究证明水果蔬菜对你有好处吗？还是精制的"垃圾"糖类食物对人体是有害的？不管答案是什么，我相信我们都可以从食用有益的糖类食物和清除垃圾中获益。

< 全谷物的故事 >

有一个对阿特金斯医疗中心毫无根据的指控，就是禁止吃像面包、面条、米饭、豆类这些含糖类食物，更不用说水果和蔬菜了。在我减肥饮食的前期阶段确实如此，糖类食物确实是被禁止的。一旦体重达到可以维持的状态，确定你维持体重的临界糖类水平时，这些食物会适度地回到你的饮食中。然而，我需要再次强调，你食用的糖类食物越多就会衰老得越快。

在饮食中即使吃糖类食物也要尽量吃未加精制的全谷物。我指的是真正的全麦做的面包，而不是像很多标榜为全麦的商业面包，那些棕色的面包比强化的白面做的面包更能引起食欲。这比商业面包含糖要低一些，相当令人满意。因为全谷物带有麸皮、谷物种子的外壳，这种面包升糖指数较低，但是有更多的营养，包括所有重要的 B 族维生素。

全谷物存在一个问题，那就是含有植酸，并高浓度存在于大豆种皮中。在肠道中，植酸可以和锌、钙、镁、磷和铁结合形成植酸盐。这种植酸盐是不溶性的，所以它们会携带矿物质流失而不被身体吸收。长期来看，吃高含量的全谷类食物，像许多以素食主义者和偏重素食的人群，会导致矿物质的严重缺失。

全谷物食物和大豆中的植酸可以很容易通过深加工完全清理掉，以全麦为例，自然发酵会消除大部分的植酸，比如酸面团做的面包。替代全麦面包的另一种方式是用发芽谷物做成的面包，发芽过程中可以去除大部分的植酸。

降低全谷物中植酸的另一个方法是把它们在脱脂酸牛奶中浸泡几个小时。这与烹调大豆食物前先将大豆在水中浸泡几个小时道理类似，脱脂酸牛奶中的乳酸会分解麸皮中的植酸，浸泡和清洗可去除豆皮中的大部分植酸，从而提高消化率。

在阿特金斯医疗中心，我们经常发现食物过敏是许多慢性健康问题的成因。我们的许多患者对小麦和其他谷物如黑麦、大麦和燕麦的麸皮过敏。我把这些患者的显著改善归因于把麸皮谷物从他们的饮食中去除了，虽然我们采用其他的方法改善了他们的营养。

发现麸皮对你是否有影响最简单的方法是在一定的时间内远离含有麸皮的食物。如果你正在遵循抗衰老饮食方式，这是没有什么困难的。如果你维持体重的理想糖类水平允许你在饮食中食用更多的糖类，可用豆类、糙米、小米和其他不含麸皮的谷物代替。

未加工的全谷物通常比加工过的糖类含量低很多。例如，一杯煮熟的糙米大约含有45克糖类，相同量的白米饭有57克。你基本上很难在超市中找到很多优质的全谷物产品。以我的经验，货源充足的健康食品店中的许多产品都声称是由全谷物制作的，但实际上根本不是。当你购买全麦意大利面或荞麦面条产品时，不妨仔细阅读一下产品的成分标签。

然而事实是，人类的消化道不是为消化谷物而精心设计的。谷物中的蛋白质，尤其是麸皮是很难被消化的，即使你没有注意到这个问题。大部分谷物，特别是深加工过的谷物，是我们每天都能看到的诸如食物过敏、肠胃不适、消化不良和酵母菌过度繁殖等症状产生的原因。我希望病人多吃如土豆、山药、煮玉米、扁豆等含糖类的饮食来代替谷物饮食。

豆类食物，如扁豆、鹰嘴豆和小扁豆有相当高的糖类含量，但我觉得它们的高植物蛋白、高纤维含量以及有益的生命营养物质含量可以成为抗衰老饮食的有益补充。烹调前浸泡几小时去除豆皮中的植酸，这样更容易消化。它们也很容易让人产生饱食感，一般包含 20 克或 30 克糖类的半杯的分量就够了。

我们学到了什么呢？一旦你确定了适合自己的糖类水平，将大量新鲜的蔬菜和少量新鲜水果加入你的糖类摄入计划中。这些食物中丰富的抗氧化物比任何生命营养物补充剂都更有效。然而，生命营养物是抗衰老饮食的一个重要组成部分，所以让我们来探索如何实现这一点。

＜ 建议菜单 ＞

这是值得遵循一个月的菜单，是为指导你食用富含抗氧化物的抗衰老的饮食而设计的。膳食提供了相当多的抗氧化物：维生素 C、番茄红素、类胡萝卜素、硒、维生素 E、叶黄素、玉米黄质、谷胱甘肽，等等。这些食物对于挑战衰老的生活方式很有好处，同时它们的味道也相当可口。

＜ 菜单和食谱 ＞

下面的菜单并不意味着要严格遵循执行，它们只是给抗衰老饮食者提供了有益健康的想法以及令人愉悦选择的思路。

你可以替换任何蛋白质食物，如肉、家禽、海鲜和野味以及蔬菜。你可以尽情使用大蒜、洋葱、青蒜、叶葱和青葱。

最佳食物搭配可参照阿特金斯比值。

可随意选用天然调味品和药草。

（未来的研究会证明它们是非常有价值的，相关内容可查阅我们的网站报告。）

你会发现阿特金斯认可的饮食可以给你的食谱更多的选择余地，可定期查阅我们的网站。

菜 单

第 1 天

早 餐	午 餐	晚 餐
奶酪煎蛋菠菜和蘑菇 咸肉 番茄酱	茴香沙拉配牛排和坚果	烤羊腿 花椰菜和瑞士甜菜浓汤 加大蒜、橄榄油 黄瓜和红洋葱沙拉 蓝莓和奶油

第 2 天

早 餐	午 餐	晚 餐
花椰菜煎蛋饼 葡萄柚	鸡肉芝士沙拉	烤旗鱼 萝卜泥配大蒜酱 花椰菜浓汤加大蒜和 橄榄油

第 3 天

早 餐	午 餐	晚 餐
奶油干酪熏鲑鱼卷 葱白 鲜榨番茄汁	主厨沙拉配肉类和奶酪 无酵母高纤维脆面包	烤猪里脊 花椰菜 烤红薯

第 4 天

早 餐	午 餐	晚 餐
本尼迪克鸡蛋菠菜（不加 英格兰松饼） 鲜榨果蔬汁	鲑鱼汉堡 花椰菜罗马诺干酪和 奶油浓汤	丁骨牛排加橄榄油炒蘑 菇，洋葱，蒜 荷兰豆 奶油草莓

第5天		
早　餐	午　餐	晚　餐
意大利乳清干酪加入肉桂、代糖和核桃 新鲜香肠 桃片	香蒜鸡加绿叶什锦沙拉 无酵母高纤维脆面包	牛油蒜蓉焗石斑鱼 橄榄油炒布鲁塞尔豆芽 绿叶沙拉

第6天		
早　餐	午　餐	晚　餐
瑞士干酪和菠菜叶卷鲜烤火腿片 混合浆果	咸肉蓝芝士汉堡 炸薯条 绿叶沙拉	小牛排 大蒜和橄榄油炒羽衣甘蓝 新鲜意大利莫则雷勒干酪 草莓蘸低糖巧克力奶油冻

第7天		
早　餐	午　餐	晚　餐
早餐比萨饼★	土耳其红烧葱、花椰菜、荷兰豆、芝麻油、鲜姜、酱油和芝麻红烧火鸡	美式炭烤排骨 烤红薯 奶油菠菜

第8天		
早　餐	午　餐	晚　餐
酸奶油和新鲜茴香沙丁鱼 鲜榨番茄汁	牛排沙拉，加橄榄、鳄梨、洋葱、奶酪和调味品	热融莫则雷勒干酪 洋葱汤 卤汁烤火鸡 黄油荷兰豆

第 9 天

早 餐	午 餐	晚 餐
火腿、莴苣、番茄三明治和热融干酪 蜜瓜	加火腿丁、罗克福尔羊乳干酪丁和青葱的莴苣菜沙拉	白菜、胡萝卜、荷兰豆、花椰菜、芹菜、芝麻油、芝麻爆炒香辣虾

第 10 天

早 餐	午 餐	晚 餐
煎鸡蛋 咸肉 无酵母高纤维脆面包	亚洲牛肉沙拉★	加大蒜泥龙虾 大蒜和橄榄油烤什锦蔬菜

第 11 天

早 餐	午 餐	晚 餐
用低糖烘烤混合物制成的薄煎饼，用黄油、低糖糖浆、草莓和生奶油制作	配以新鲜蔬菜的布法罗羊肉串 萝卜"薯条"★	烤肉面包 大蒜和橄榄油炒羽衣甘蓝 萝卜泥

第 12 天

早 餐	午 餐	晚 餐
西式蛋卷 甜瓜	鳄梨馅的蟹沙拉 迷迭香蘑菇汤★	鹿肉 大蒜和橄榄油炒卷心菜 炖番茄

第 13 天

早 餐	午 餐	晚 餐
鸡蛋干酪和咸肉三明治加低糖烤面包片	四季豆、干番茄和山羊奶酪★	烤羊肩 大蒜和橄榄油炒花椰菜

第 14 天

早　餐	午　餐	晚　餐
鱼子酱和酸奶油 鲜榨混合蔬菜汁	生菜海鲜沙拉，用橄榄油和醋调味	烤科尼什填鸡★ 花椰菜 绿色沙拉

第 15 天

早　餐	午　餐	晚　餐
加利福尼亚早餐卷饼★	烤鸡肉、葱、煮鸡蛋、咸肉、新鲜蓝奶酪做的菠菜沙拉	用豆腐、红辣椒、花椰菜、胡萝卜、生姜和碎橘皮做的橘姜豆腐

第 16 天

早　餐	午　餐	晚　餐
野生蘑菇和格鲁耶尔干酪煎蛋	地中海沙拉，混合蔬菜、意大利干酪、熏火腿、晒干的番茄、青椒、橄榄和大蒜，用橄榄油和醋调味	帕尔玛干酪鸡，配烤茄子和新鲜番茄酱

第 17 天

早　餐	午　餐	晚　餐
白斩鲑沙拉 加拿大熏猪肉 哈密瓜	鲁本三明治，用低糖的玉米粉圆饼制作 熏猪肉皮	烤鸭 烤茄子 鲜番茄酱拌意大利面

第 18 天

早　餐	午　餐	晚　餐
黑莓奶酪薄饼	亚洲牛肉沙拉	纸包红鲷鱼★ 玉米棒子 绿色沙拉

第 19 天

早　餐	午　餐	晚　餐
混合蔬菜炒鸡蛋 新鲜香肠 鲜榨番茄汁	勃艮第红烩牛肉★	芹菜、韭菜、白菜、柠檬烤石斑鱼

第 20 天

早　餐	午　餐	晚　餐
加拿大熏肉和荷兰酱水煮荷包蛋 甜瓜	鸡、虾和金枪鱼在芝麻菜上的三式沙拉	牛里脊肉和蔬菜第戎★

第 21 天

早　餐	午　餐	晚　餐
油炸绿番茄★	辣味鸡块★	配芥末和沙拉酱扒金枪鱼 低糖面包烤蒜 烤黄南瓜

第 22 天

早　餐	午　餐	晚　餐
蓝莓烤饼★ 干酪	鸡肉沙拉，加蒲公英嫩叶、芥菜、菊苣、羊奶干酪、大豆和低胆固醇的调味汁	烤鲑鱼 烤野蘑菇和番茄配新鲜香菜

第 23 天

早　餐	午　餐	晚　餐
奶油和蓝莓做的低糖牛奶冰激凌搅和饮料 蘸芥末的鸡蛋	牙买加风干牛肉★ 橄榄油炒荷兰豆和大蒜	烤猪排 南瓜配大蒜黄油 芦笋和奶酪酱

第 24 天

早 餐	午 餐	晚 餐
用咸牛肉萝卜泥配煎蛋★ 李子	土耳其鸡腿 羽衣甘蓝和大葱炒大蒜和黄油	意大利砂锅鸡★ 布鲁塞尔豆芽

第 25 天

早 餐	午 餐	晚 餐
菠萝和意大利乳清干酪薄烤饼★	鸡肉法士达，配混合蔬菜、酸奶和瓜卡莫里酱	配蔬菜的肉串或鱼串 烘烤普罗旺斯蔬菜杂烩★

第 26 天

早 餐	午 餐	晚 餐
炒鸡蛋，加奶酪、番茄、葱和蘑菇 奶油混合浆果	加秋葵的阿尔迪亚炸鸡★	菲力牛排 萝卜泥与大蒜黄油 胡萝卜丝汤

第 27 天

早 餐	午 餐	晚 餐
混合新鲜草莓和奶油的麦片粥	芦笋青蒜汤★ 旋转烤鸡	泰国风味烤牛肉★

第 28 天

早 餐	午 餐	晚 餐
混合浆果和坚果的软干酪 熏香肠	夹牛肉、小牛肉或猪肉、无糖番茄酱、甜椒、洋葱，淋上热融的莫则雷勒干酪的甜面包 无酵母高纤维的脆面包	加牛至、柠檬和刺山柑的烤鸡肉 奶油胡瓜

食 谱

早餐比萨饼 （供 **4** 人餐）

1½ 杯低糖面包粉

1 汤匙加 1½ 茶匙松面剂

1 茶匙活性干酵母

3 汤匙橄榄油

6 汤匙水

1/2 杯低糖的意大利番茄罗勒酱

1/2 杯磨碎的干酪

① 烤箱预热到 210 摄氏度。在一个碗里，搅拌面包粉、松面剂和酵母，打匀。搅拌时加入橄榄油和水，每次 1 汤匙，直到面团团在一起。揉 3~5 分钟，直到面团光滑均匀。

② 把面团揉成长方形，在烤饼干用的铝箔片上把面团擀成 6 毫米厚、20 厘米乘以 25 厘米大小，将边折起，将番茄罗勒酱涂上面团，把干酪均匀地撒在面团上。

③ 放入烤箱烤 15 分钟，直到底部变脆，切成四块。

亚洲牛肉沙拉 （供 **4** 人餐）

腌料和调料：

3 瓣大蒜，切碎

4 个绿色的洋葱，切碎

1/4 杯酱油

2 汤匙橄榄油

2 汤匙米酒醋

2 茶匙芝麻油

1/4 茶匙咖喱粉

1/4 茶匙生姜粉

1700 克上腰里脊牛肉，与纹理相交地切成 3 毫米厚的长条

6 杯混合蔬菜叶子沙拉

1 个红铃椒，切成薄片

227 克（1 罐）荸荠，排水沥干

❶ 将腌料配料在碗里搅拌均匀，一半倒入密封的塑料袋，加入牛排放冰箱至少 3 小时。储备剩下的腌料。

❷ 烤或煎一下牛排，拌蔬菜叶子沙拉、红铃椒和荸荠，添加剩余的腌料。

萝卜"薯条" （供 4 人餐）

4 个萝卜去皮 　　　　　　　　　　　　盐

1 汤匙花生油或橄榄油

❶ 把烤箱架放在烤箱 1/3 的位置上，预热烤箱到 220 摄氏度。

❷ 将萝卜切为 1.2 厘米的长条，放在不粘的饼干盘上，淋上油。轻拌均匀后，将萝卜条排成一排，撒盐。

❸ 烤萝卜条，翻转几次，直到焦黄和柔软，约 30 分钟后可食用。

迷迭香蘑菇汤 （供 6 人餐）

3 汤匙迷迭香大蒜酥油 　　　　　　　1 听（410 克）鸡汤加 1.5 听水

1 个中等大小洋葱，切碎 　　　　　　1 茶匙切碎的新鲜迷迭香，或 1/2 茶

2 瓣大蒜 　　　　　　　　　　　　　匙盐和胡椒

570 克蘑菇，切片 　　　　　　　　　酸奶油（可选）

2 汤匙低糖类的混合烤粉

❶ 酥油在大平底锅里用中火加热，加洋葱炒 10 分钟，直到洋葱呈金黄色。添加大蒜炒 1 分钟以上，加入蘑菇炒 8 分钟，直到变软。加入烤粉搅拌至溶解。

❷ 慢慢加入鸡汤、水和迷迭香。加热煮沸，然后减到小火煮 10 分钟。让

汤缓慢冷却。把一半的汤在搅拌机中做成浓汤并倒回锅里，用盐和胡椒调味。喜欢的话可以用一枝新鲜的迷迭香并浇一圈奶油进行装饰。

四季豆、干番茄和山羊奶酪 （供 **4** 人餐）

450 克四季豆，剪切成 2.5 厘米长的段

2 汤匙特级初榨橄榄油

1/2 杯青蒜，切成薄片

2 瓣大蒜，切碎

1/2 杯白葡萄酒

2 汤匙抹油的晒干番茄，沥干并切碎

2 茶匙切碎的新鲜百里香或 1 茶匙干盐和胡椒

110 克软山羊奶酪，弄碎

① 在一个较大的深锅里，把加盐的水煮沸。添加四季豆煮至变软，约 5 分钟。沥干用冷水冲洗冷却。

② 在同一个锅里，橄榄油加热到中高的热度。加入青蒜和大蒜，炒至变软，约 3 分钟。加入葡萄酒、番茄和百里香加热沸腾。煮 1 分钟加入四季豆。加入盐和胡椒调味。

③ 放入山羊奶酪加热并搅拌。立即食用。

烤科尼什填鸡 （供 **4** 人餐）

4 只科尼什雏鸡

盐和胡椒

110 克猪肉香肠，去皮

3 汤匙黄油

2 根葱切碎

2/3 杯蘑菇片

60 克奶油干酪

3 片弄碎的低胆固醇高纤维的油炸土豆片

1/2 杯低盐鸡汤，混合 1/2 杯水

❶ 烤箱预热 200 摄氏度。在一个大的烤盘里设一个架子。清洗鸡并拍干，在鸡肉内外撒盐和胡椒。

❷ 将香肠放在一个中型平底锅里，用中火加热，变为棕色。把香肠放在纸巾上，然后擦干。在锅中加热化的黄油 1 汤匙，爆香青葱直到半透明，约 5 分钟。加入蘑菇再煮 5 分钟。稍凉后，再将香肠放入炒锅。加入奶油干酪和油炸土豆片，拌匀。

❸ 把上面做成的填充物分开塞入鸡体内，用厨房专用线将鸡腿捆紧，把鸡放在架子上。并把热化剩余的黄油刷在鸡身上。烤 20~25 分钟。在烤盘的底部倒入一半的加水鸡汤。烤 20~25 分钟，或用温度计插入中间填充物，温度达到 90 摄氏度为止。

❹ 从架子上取下鸡，撇去烤盘中的油脂，倒入剩下的肉汤混合物。在炉子上用中火烤 5 分钟，搅拌直到汁浓。

加利福尼亚早餐卷饼 （供 **4** 人餐）

4 个低糖玉米粉圆饼	6 个大鸡蛋
1 汤匙芥籽油	一撮辣椒粉
1/2 个绿洋葱，切碎	2 汤匙切碎的香菜
110 克绿辣椒，切碎	1/4 杯墨西哥风味的萨尔萨调味汁
1 个番茄，去皮和籽，切块	1/2 杯碎切达奶酪
1/4 茶匙盐	
1/4 茶匙胡椒粉	

❶ 烤箱预热到 170 摄氏度，将玉米粉圆饼包铝箔在烤箱加热 5~10 分钟。

❷ 同时，将油倒入长柄浅锅用中高火加热。加入洋葱、辣椒、番茄、盐、胡椒粉炒 3 分钟。将混合物拨在锅边。

❸ 在一个小碗里，把鸡蛋和胡椒粉打匀，添加到锅里煎 1~2 分钟，搅拌直到它形成软的奶油状凝块，把蔬菜混合物搅入蛋中。

❹ 将混合物放在加热的玉米饼上。圆饼上撒香菜，加 1 汤匙调味汁、2 汤匙奶酪。将圆饼卷为筒状。

纸包红鲷鱼

1 个小辣椒，切成条

4 个绿色的洋葱，切成 5 厘米的长条

2 大汤匙切碎的晒干番茄

4 条红鲷鱼，每条 230 克

1/2 茶匙干牛至

1/2 茶匙干罗勒

盐和胡椒

4 汤匙橄榄油

❶ 烤箱预热到 210 摄氏度。剪 4 块 30 厘米见方的铝箔纸。把每一个方形铝箔纸对折，然后再打开。红辣椒、洋葱和晒干的番茄在碗里拌匀，将做好的蔬菜混合物中的 1/4 放在方形箔纸上，距离折缝 2.5 厘米左右。

❷ 红鲷鱼鱼片撒上牛至、罗勒、盐和胡椒粉。每份蔬菜堆上面放一份鱼片。淋上橄榄油后裹紧成鱼包并密封。（鱼包可以提前几个小时做好并冷藏。）

❸ 把鱼包放在烤饼浅盘上，在烤箱中烤 15 分钟。打开鱼包直接放在餐盘中食用。

勃艮第红烩牛肉 （供 **6** 人餐）

1/2 杯低糖烘焙粉	2 瓣大蒜，切碎
1360 克牛颈肉或牛腿肉，切成块	2 杯干红葡萄酒
110 克熏肉片	1 罐低盐牛肉汤，再加 1 罐水
1 汤匙油	1 片月桂树叶
1 个中等大小洋葱切碎	1/2 茶匙干百里香
1 个胡萝卜，切碎	1 汤匙黄油
1 根芹菜茎，切碎	230 克蘑菇

❶ 把烘焙粉铺在盘子上，将牛肉块撒在烘焙粉中，拍去多余的烘焙粉。在一个大的荷兰炖锅中将熏肉炒脆。盛出熏肉，冷却后弄碎放在一边。

❷ 把油加在肉上。在炉子上将牛肉烤成褐色转移到盘子上。在炖锅中加入洋葱、胡萝卜、芹菜和大蒜煮 8 分钟，直到软化。添加葡萄酒，并加热到大火。熬到液体减少到 1 杯的量，约 5 分钟。

❸ 将牛肉和烤出的汁倒入荷兰炖锅里。加入香叶牛肉清汤和水，月桂树叶和百里香。改用小火煮，锅半盖，微火慢炖 1 小时 30 分钟，直到牛肉炖烂。

❹ 在平底锅里烧化黄油。中火炒蘑菇至金黄，约 5 分钟。炖肉中加入蘑菇和熏肉。取出月桂树叶。

牛里脊肉和蔬菜第戎 （供 **4** 人餐）

调料：	1/4 杯第戎芥末
1/2 杯橄榄油	1/4 杯香醋

1 瓣大蒜，切碎	1 汤匙橄榄油
1/2 包糖的替代品	1/2 茶匙盐
1/2 茶匙干罗勒	1/4 茶匙胡椒粉
1/4 茶匙胡椒粉	230~280 克混合蔬菜沙拉
700 克牛里脊肉	阿特金斯烤碎面包

❶ 将调料一起搅拌，直到成奶油状，放一边待用。

❷ 把牛肉切成 2.5~4 厘米的片。在大平底锅中加入油，烧热后分两批加牛肉，旺火炒 2~3 分钟，直到外面不再是粉红色。将肉盛出并加入盐和胡椒粉调味。

❸ 加 1/2 杯沙拉调料拌蔬菜沙拉，蔬菜摆到盘子上，牛肉和碎面包放在蔬菜上，配剩下的沙拉调料食用。

油炸绿番茄 （供 4 人餐）

4 个中等大小的绿色（生）番茄	1/4 茶匙胡椒粉
1/3 杯石磨玉米粉	3 汤匙植物油或酥油（酥油口味和松脆性更好）
1/3 杯低胆固醇烤粉	
1/2 茶匙盐	塔塔酱或蛋黄酱

❶ 番茄切片，1.2 厘米宽即可。在盘子上将玉米粉、盐、胡椒粉、烤粉混合。将番茄片覆以混合粉。

❷ 放在一个大的长柄浅不粘锅中低火将油加热。把番茄的一面炒 8~10 分钟，直到呈金黄色。在架子上沥干油或者用厨房纸将油吸去，与塔塔酱或蛋黄酱一起搭配食用。

辣味鸡块 （供 **4** 人餐）

1/4 杯橄榄油

700 克鸡大腿肉，带皮骨，切成 2 厘米大小的块

1 个红青椒，切块

1 个小洋葱，切碎

3 瓣大蒜，切碎

1½ 茶匙孜然

430 克鸡汤

430 克低糖番茄酱

1 汤匙辣椒粉

1 整罐（280 克）番茄和青椒，粉碎

1/2 茶匙干牛至

1/8 茶匙盐

1/8 茶匙胡椒粉

1/4 杯切片成熟橄榄

2 茶匙香菜

鳄梨 1 个，切丁

1/2 杯碎切达奶酪

❶ 在荷兰炖锅或大的重炖锅里，中高火加热 3 汤匙橄榄油，将鸡肉炒至金黄色，约 8 分钟。

❷ 把鸡块取出盛到碗中，加热剩余油。炒青椒、洋葱、大蒜和孜然约 5 分钟，直到洋葱变软。添加鸡汤、番茄酱、番茄和辣椒、牛至、盐、胡椒粉拌匀。将鸡肉放入搅拌均匀，盖盖子，小火煮 15 分钟。

❸ 加橄榄搅拌，煮 15 分钟，加入香菜。放在碗里，撒上鳄梨和奶酪。

蓝莓烤饼

2 杯低糖烤粉

2 茶匙发酵粉

1 大汤匙新鲜柠檬汁

1/2 茶匙盐

2 包糖替代品

2 杯新鲜蓝莓

1 杯酸奶油

2 个鸡蛋

3 汤匙黄油，热化并冷却

❶ 烤箱预热到 170 摄氏度。在一个碗里将烤粉、发酵粉、柠檬汁、盐和糖的替代品混合均匀，加入蓝莓轻轻搅拌。

❷ 在另一个碗里，将奶油、鸡蛋、黄油一起搅拌，和干粉混合在一起。

❸ 在一个没有涂油的烤盘上，将面团拍成 20 厘米的圆饼，把它切成 8 块。烘烤 55 分钟，如有必要，25 分钟后用铝箔纸盖起来，直至呈金黄色。

牙买加风干牛肉　　　　　　　　　　　　　　　　　　　　（供 8 人餐）

4 个小辣椒

2 茶匙多香果粉

1/2 茶匙肉桂

1/8 茶匙新鲜磨碎的肉豆蔻

1½ 茶匙辣椒粉

1 茶匙盐

1/2 茶匙胡椒粉

4 根葱，要白色的部分和 5 厘米长的绿色部分，切成 1.2 厘米长的段

2 汤匙醋

1 汤匙植物油

4 块去骨牛排（每个约 230 克），2.5 厘米左右厚

❶ 戴橡胶手套，将辣椒尖切除，沿纵向把它们切成两半，去籽和筋，把辣椒切成小块。

❷ 把辣椒、多香果粉、肉桂、肉豆蔻、辣椒粉、盐、胡椒粉、葱放入食品加工机，处理 20 秒。用橡皮刮刀将碗边东西刮入碗中，加醋和油搅拌成糊状，约 20 秒。品尝下味道，如果需要的话可添加 1/2 茶匙（或更多）保留的辣椒籽和筋来提高辣味。

❸ 将牛排两边刷 1½ 汤匙的"牛肉干"混合物。盖上保鲜膜冷藏 2~4 小时。

❹ 在烹饪前半小时，从冰箱取出牛排，准备好烤肉架将小烤炉加热。将

牛排的一面烤焦结成硬壳状，约 5 分钟。翻面再烤 4~5 分钟，至三分至五分熟。

❺ 用水将剩余的"牛肉干"糊冲稀成调味汁一样的浓度，加热和牛排一起食用。

咸牛肉萝卜泥　　　　　　　　　　　　　　　　　　　（供 4 人餐）

3 杯吃剩下的腌牛肉，切丁　　　　　　1/2 杯浓脂奶油

2 杯煮熟的萝卜丁　　　　　　　　　　3 汤匙植物油或黄油

1/2 杯切碎的洋葱

❶ 把牛肉和萝卜放在碗里，加入洋葱和浓脂奶油搅拌。

❷ 在一个大的不粘长柄浅锅中用中低火将油加热 1 分钟。添加牛肉萝卜泥煮至底部形成硬壳状，约 10 分钟。翻过来，将另一边烧成棕色。如果喜欢的话，可以和煎鸡蛋一起食用。

意大利砂锅鸡　　　　　　　　　　　　　　　　　　　（供 4 人餐）

3 汤匙特级初榨橄榄油　　　　　　　　2 茶匙干迷迭香

1 只油炸鸡（1300~1600 克），　　　 1/2 杯干白葡萄酒

切成 8 块　　　　　　　　　　　　　 3/4 茶匙盐

1 个小洋葱，切成薄片　　　　　　　　1/4 茶匙碎红辣椒皮

2 瓣大蒜，切碎　　　　　　　　　　　1½ 杯罐装番茄，沥干并粗切

❶ 在炒锅里，用中高火加热油。分两批将鸡肉放入锅中煎，有鸡皮的一面朝下，直到焦黄，大约需 8 分钟。把鸡肉盛到盘子里，往浅锅中加

大蒜和迷迭香，约需 4 分钟。加入葡萄酒加热至煮沸，搅拌，把粘在锅底的部分铲起，加入盐和辣椒皮。

❷ 把鸡肉重新放到锅里，有皮的一边朝上，加入盘子中的汤汁。煮至所有的葡萄酒挥发干净，约 2 分钟后，将鸡肉翻转一次。添加番茄，把鸡肉翻到有皮的一面朝上。把锅盖上，小火慢炖，直到鸡肉熟透，大约需 30 分钟。

❸ 将鸡肉取出放入食用盘，加热烹饪将锅中汤收汁，煮约 2 分钟会变得黏稠，用调羹将浓汁淋在鸡肉上。

菠萝和意大利乳清干酪薄烤饼 （供 4 人餐）

3 个大鸡蛋

3 汤匙低糖烤粉，加盐

1/3 杯浓脂奶油

3/4 杯意大利乳清干酪

1/4 杯新鲜菠萝，切块

1 小包人造甜味剂

1½ 汤匙黄油

❶ 在碗里，加入鸡蛋、烤粉和盐混合，打匀，逐渐打成奶油样面糊。放在旁边 5 分钟。

❷ 把意大利乳清干酪用细筛子搓成细条，加入菠萝和人造甜味剂，备用。

❸ 在一个小的不粘锅中烧化黄油，倒入 2 汤匙奶油面糊到浅锅中，倾斜平底锅使面糊摊开把锅底部覆盖，烧至金黄色，然后翻过来再烧 1 分钟。把煎饼移到盘子里，剩下的面糊重复上面的步骤。

❹ 乳清干酪与菠萝混合物铺在薄饼上，卷起来食用。

烘烤普罗旺斯蔬菜杂烩 （供 **6** 人餐）

1/3 杯橄榄油

4 瓣大蒜，切碎

1 茶匙盐

1/2 茶匙干迷迭香

1/2 茶匙干百里香

1/4 茶匙胡椒粉

1 个小茄子（约 570 克），切成 2.5
厘米的方块

1 个中等的西葫芦，切成 2.5 厘米
的方块

1 个黄色的南瓜，切成 2.5 厘米的
方块

1 个小红辣椒，切成 1.2 厘米的方块

1 个小番茄，切成 1.2 厘米的方块

1 个小洋葱，切成薄片

❶ 烤箱预热到 230 摄氏度。把所有的配料放在 25 厘米乘以 38 厘米的
烘烤盘上。将蔬菜搅拌使其均匀上油。

❷ 将烘烤盘用铝箔纸包好，烤 15 分钟。揭开铝箔纸再烤 30 分钟，不时
搅拌一下，直到蔬菜鲜嫩焦黄。

加秋葵的阿尔迪亚炸鸡 （供 **4** 人餐）

4 茶匙植物油

900 克鸡大腿（带皮骨），切成 3.5
厘米大小

820 克（2 罐）阿尔迪亚式炖番茄，
不沥干，切碎

4 瓣大蒜，切碎

1 杯低盐鸡汤

1/2 茶匙盐

1/2 茶匙碎红辣椒

570 克冻切秋葵，解冻

4 汤匙水

3 汤匙低糖类烘烤粉

1/2 茶匙红辣椒酱

❶ 在一个大的长柄不粘锅中将油加热。加入鸡肉煎至焦黄，直到全变为

焦黄，约 5 分钟。加入番茄、大蒜、鸡汤、盐和红辣椒，加热直至沸腾。盖上锅小火煮至鸡肉熟透，大约 12 分钟。添加黄秋葵。盖上盖子焖大约 3 分钟。

❷ 把水和烘烤粉在一个小碗里搅拌均匀。加入炖鸡的锅中再炖大约 2 分钟，直到浓稠。加入红辣椒酱。

芦笋青蒜汤 （供 4 人餐）

2 汤匙黄油

1 根青蒜（白色部分），纵向切成两半，洗净并切碎

340 克芦笋，切成 1.2 厘米的段

2 杯鸡汤

1/3 杯浓脂奶油

盐

黑胡椒粉

❶ 在一个大平底锅中用中高火将黄油加热，直到泡沫消退。加入青蒜煸炒搅拌，大约 2 分钟。加入芦笋煎炒搅拌 1 分钟。

❷ 加入鸡汤烧至沸腾。减至小火，盖上锅盖，煮至芦笋变软，约 8~10 分钟。

❸ 把汤放在食物处理器里。加入奶油、盐和黑胡椒粉，搅拌 1 分钟。搅成酱直到均匀光滑。立即食用。

泰国风味烤牛肉 （供 4 人餐）

4 块腰部背脊牛排或 2 块去骨牛上腰里脊肉，2.5 厘米厚，修剪整齐

6 汤匙清淡的低糖红烧酱油

2 个小洋葱，切成 1.2 厘米宽的片

4 汤匙奶油无糖花生酱

1/4~1/2 茶匙红辣椒片

4 大汤匙低糖类红烧酱油

4 汤匙水

❶ 准备好烧烤架或烧烤炉。将红烧酱油刷在牛排两面，中高的炭火铁架烧烤牛排和洋葱，不时翻转，烧到三五分熟需要 15~18 分钟，上腰里脊肉熟的时间长一点。

❷ 烧牛排的同时制作花生调料。把花生酱和红辣椒混合一小碗。用叉子逐渐加入 4 大勺红烧酱油和水，搅拌直到均匀光滑。

❸ 把牛排斜刀切成厚片，同洋葱片和花生调料一起食用。

第 22 章

∨

抗衰老的生命营养物计划

　　在生命营养物补充剂的竞技场领域每天都能看到新的突破和发展，这让人感到无比欣慰。对生命营养物的认真研究现在是司空见惯的了，这对于我和许多从事补充医学的同事来说是一种鼓舞。医疗机构现在更加难以无视这些无可辩驳的研究成果，据统计数据显示，药品不良反应直接导致了每年有超过十万人死亡这个事实，其实间接导致的死亡可能更多。

　　生命营养物补充剂不仅没有药物的不良反应，而且对于维持并改善健康状况的重要作用日益突出。如同所有的突破和发展所证实的结果一样，这项研究领域确实是很有发展前途的。

　　抗衰老计划可以帮助你在受到最低损伤的情况下实现长寿预期目标。生命营养物计划对此会有所帮助。但正如没有哪一种饮食适用于所有的人一样，生命营养物的需求也是因人而异的。此外，这些需求在不同年龄段也会有所不同。所以在这一章中，我会提供适用于成年人的基本的维生素和矿物质营养配方，并提供解决特殊健康问题的生命营养物建议，这相当于提供了一个适合大多数人的灵活的补充剂方案。

同样需要注意的是，没有必要单独购买或服用单一的补充物。许多享有盛誉的制造商目前都在生产这些复合配方，这些配方都经过精心设计且包含多种基本生命营养物，剂量足以产生效果。这其中就有我为阿特金斯医疗中心的病人们专门准备的治疗特定健康问题，如骨质疏松症、高血压等病症的配方。因此，你最好选择一种能提供最大范围和剂量的补充剂，然后再补充其他适合自己身体健康状况的单体生命营养物。

＜ 基本的生命营养物 ＞

表 22.1 中的配方是为成年人设计的一种基本的维生素 / 矿物质营养配方，下面依次加以说明。

表 22.1　基本维生素 / 矿物质营养配方

营养素	每日摄入量
天然 β -胡萝卜	3000～6000 国际单位
维生素	1500～3000 国际单位
维生素B$_1$	30～60毫克
维生素B$_2$	24～48毫克
烟酸	15～30毫克
烟酰胺	30～60毫克
泛酸	75～150毫克
泛硫乙胺	75～150毫克
维生素B$_6$	30～60毫克
叶酸	2000～4000微克

续表

营养素	每日摄入量
生物素	225～450微克
维生素B$_{12}$	180～240微克
维生素D	500～1000毫克
维生素 D$_2$	90～180 国际单位
维生素E	150～300 国际单位
铜	600～1200微克
镁	50～100毫克
钙	200～400毫克
胆碱	300～600毫克
肌醇	240～480毫克
对氨基苯甲酸	300～600毫克
锰	12～24毫克
锌	24～48毫克
柑橘生物类黄酮	450～600毫克
铬	150～300微克
硒	120～240微克
N-乙酰半胱氨酸	60～120毫克
钼	30～60微克
硫酸氧钒	45～90微克
二十八烷醇	450～900微克
还原型谷胱甘肽	15～30毫克

首先，在选择某种复合维生素／矿物质补充剂量的时候，记住不要理会那些过时的和毫无意义的所谓法规——比如美国食品药品监督管理局对于补充剂中叶酸含量不能超过 800 微克的限制。为了获取达到最佳健康状态所需的 3~4 毫克叶酸，你可以服用额外的非处方叶酸补充剂，或者要求你的医生加大药量。

许多制造商提供低于最小钙需求量的配方，如果你选择了这样的配方，日常钙摄入量较低的话，你应该加上 500 毫克的钙片作为基本程序的一部分。为了获得最佳效果，可选择柠檬酸钙或乳酸钙补充剂。

此外，当你选择维生素 E 补充剂时，要选择那些天然的种类。

最后，除了每日的维生素和矿物质剂量外，建议每天补充必需脂肪酸补充剂。在第 14 章中我们详细讨论过必需脂肪酸，最佳剂量是每种 400 毫克的琉璃苣油（GLA）、鱼油（EPA 和 DHA）和亚麻籽油（ALA），每日服用两到三次，总共每种 800~1200 毫克。许多制造商都生产包括上述三种形式的复合必需油脂配方。

作为一个前言，看一看表 22.1 列出的基本的营养配方。这旨在帮助你维持基本的健康和预防许多可预防的老年疾病。

＜ 生命营养物解决方法 ＞

除了基本的配方，你还需要服用营养补充剂解决特定的健康问题。参照下面的方法可以实现这一点，特别的补充剂配方加上能够预防／治疗十个主要的健康问题的剂量。

增加这些补充剂的剂量以达到方法中建议的更高剂量。把你平时生命营养物配方中的量从方案中更大的量中减除，差额就是应该添加的生命营养物的量值。

＜ 心血管健康 ＞

来自于饮食和补充剂抗氧化物，对于预防心脏病和保护冠状动脉是非常重要的。你还需要保持高水平的叶酸，这有助于清除损害动脉的同型半胱氨酸。

为了使你达到正常的同型半胱氨酸水平，首先需要进行诊断。同型半胱氨酸的血液测试是很容易做到的，诊断方法是线性的，即在血液中同型半胱氨酸水平越高，即使在"正常"范围内，对必要的维生素的需求就更为紧迫。大多数人读数为 8 微摩尔 / 升时，应该服用补充剂，读数超过 12 微摩尔 / 升的人必须服用补充剂。

可以降低同型半胱氨酸水平的是三种 B 族维生素。我向病人推荐的这三种剂量都是非常安全的：100 毫克的维生素 B_6，2000 毫克的维生素 B_{12} 和 10 毫克的叶酸。最近的一项研究表明，一个仅含 5 毫克叶酸和 500 微克维生素 B_{12} 的方案，在近 1/3 的情况下不能降低同型半胱氨酸水平。关于心脏健康和同型半胱氨酸的更多内容见第 4 章。

正如书中所讨论的那样，除了完善你的同型半胱氨酸水平，表 22.2 中的生命营养物对你心脏整体健康最佳化也是有价值的，可以将它们纳入我们的生命营养物配方中。

表 22.2 用于心血管健康的生命营养物

营养物	每日摄入量
镁	400～800毫克
辅酶Q_{10}	60～120毫克
左旋肉碱	1000～2000毫克
牛磺酸	500～1000毫克

续表

营养物	每日摄入量
维生素E	400～800 国际单位
维生素C	1000～3000毫克
精油配方	3600～7200毫克
混合生育酚	100～200毫克
铬	200～400微克
天然β-胡萝卜素	25000 国际单位
银杏	240～480毫克
B族维生素	25～50毫克
叶酸	3～6毫克

＜ 高胆固醇 ＞

正如我在这本书中详细讨论过的，你的总胆固醇水平并不能准确表明患心脏病或中风的风险。高密度载脂蛋白胆固醇与甘油三酯的比值才更为可靠。在我的经验中，几乎从不需要用降脂类的药物降低你的低密度载脂蛋白胆固醇，提高高密度载脂蛋白胆固醇，从而提高高密度载脂蛋白胆固醇与甘油三酯的比值。

表 22.3 中生命营养物与低糖类饮食相结合，会很容易降低你的总胆固醇水平。为了确保这个计划对你真正有所帮助，最好与医生一起定期监测血脂水平。

表 22.3 用于高总胆固醇水平的生命营养物

营养物	每日摄入量
泛硫乙胺	600 ~ 1200 毫克
烟酸肌醇	500 ~ 1500 毫克
铬	300 ~ 600 微克
精油配方	7200 毫克
维生素C	1000 ~ 5000 毫克
混合纤维素补充剂	10 克
卵磷脂颗粒	2 ~ 3 汤匙
纤维糖（草药提取物）	100 ~ 200 毫克
琉璃苣油（GLA）	1200 ~ 3600 毫克
大蒜	2400 ~ 4000 毫克
γ–谷维素	300 ~ 600 毫克
混合生育酚	200 ~ 400 毫克
天然 β–胡萝卜素	25 000 ~ 50 000 国际单位

为了改善甘油三酯与高密度载脂蛋白胆固醇的比例，须遵循高胆固醇配方并添加：左旋肉碱，每天 1500 ~ 3000 毫克；来自鱼油的 EPA／DHA，每天 1200 ~ 2400 毫克；铬每天 400 ~ 800 微克；硫酸氧钒，每天 15 ~ 30 毫克。

< 高血压 >

到目前为止，研究人员依旧无法得知为什么有些人会患有高血压症，但这是事实，而且血压随着年龄的增长有升高的趋势。作为抗衰老计划的组成部分，必须克服这种情况，最好的方法就是通过食用低糖饮食，可参照表 22.4 列出的生命营养物摄入量。

表 22.4 用于高血压的生命营养物

营养物	每日摄入量
牛磺酸	1500~3000毫克
镁	500~1000毫克
山楂	240~480毫克
天冬氨酸钾	400~800毫克
维生素B$_6$	100~200毫克
精油配方	3600~7200毫克
大蒜	2400~3200毫克
辅酶Q$_{10}$	100~200毫克
左旋肉碱	500~1000毫克
铬	300~600微克

< 血糖失衡 >

我认为血糖失衡是西方社会最严重的营养疾病，在许多发展中国家也是如此，我相信你肯定会意识到我的这个观点。糖尿病的发病率在世界范围内正在呈爆炸性增长的趋势，数十亿的新病例会在未来几十年出现。糖尿病不仅因其自身的危害成为一种主要的疾病，也是冠心病、中风、肾脏病及其他严重并发症的一个主要危险因素。关于血糖、胰岛素和发展成糖尿病阶段的完整论述内容见第 5 章。

在这里，我给了两个配方，以预防多种前驱糖尿病的血糖失衡和可导致血糖失衡这种疾病本身。表 22.5 列出了可以帮助保持血糖平衡和改善以及预防前驱糖尿病和早期 II 型糖尿病的生命营养物。表 22.6 适用于那些需要把血糖降到正常水平以及正在服用糖尿病类药物的人群。

表 22.5 用于前驱糖尿病的生命营养物

营养物	每日摄入量
铬	200~600微克
锌	50~100毫克
镁	300~600毫克
硫辛酸	150~300毫克
辅酶Q_{10}	45~90毫克
生物素	2~4毫克
精油配方	7200毫克
硒	100~200微克
维生素B_6	75~150毫克

表 22.6 用于糖尿病的生命营养物

营养物	每日摄入量
铬	500~1000微克
硫酸氧钒	30~60毫克
辅酶Q_{10}	90~180毫克
生物素	7.5~15毫克
肌醇	800~1600毫克

续表

营养物	每日摄入量
锌	90～180毫克
烟酰胺	30～600毫克
脱氢表雄酮	20～40毫克

〈 超重和肥胖 〉

有超过一半的美国成年人体重偏重，超过四分之一的美国儿童体重偏重。从长远来看，这些数据将造成常见的代价极其昂贵的健康问题，生产力和生活乐趣的丧失，甚至可以导致早亡。

如我在第5章中所讨论的，体重严重超重实际上是胰岛素抵抗的表现，为了抵制这种趋势，你最好采用低糖类、高蛋白质的饮食策略，这对于我那些为数众多的病人和数以百万计遵循《阿特金斯医生的新饮食革命》一书建议的人来说是行之有效的。饮食本身就可以减肥，但是，结合表22.7中生命营养物的内容，你可以打开阻塞的代谢途径并促进减肥。

表 22.7 用于减肥的生命营养物

营养物	每日摄入量
铬	400～800微克
左旋肉碱	1000～2000毫克
辅酶Q_{10}	75～150毫克
谷氨酸	2～4克
苯丙氨酸	750～1500毫克
胆碱	750～1500毫克
肌醇	1000～2000毫克

续表

营养物	每日摄入量
蛋氨酸	400～800毫克
硫辛酸	100～300毫克

＜ 脑营养 ＞

保持你的大脑活力是抗衰老过程的重要组成部分，本书的第 18 章内容都用于讨论在这方面起作用的生命营养素。表 22.8 给你提供了开始激发大脑能力的基本配方。

表 22.8 大脑的生命营养物

营养物	每日摄入量
硫胺素	50～100毫克
叶酸	3～6毫克
磷脂酰丝氨酸	200～400毫克
磷脂酰胆碱	200～400毫克
银杏（标准化提取物）	120～240毫克
乙酰左旋肉碱	100～200毫克
二十八烷醇	10～20毫克
维生素B_{12}	1000～2000微克
维生素B_6	30～60毫克

＜ 更年期综合征 ＞

与医学界信奉的教条相反，治疗更年期的不适不需要使用激素替代疗法。正如我在第 13 章中所讨论的，有更安全的方法来取代激素替代疗法，而且这种方法没有副作用。事实上，在表 22.9 中列出的生命营养物在这个时候对女性是非常有帮助的，尤其是当她需要最佳的营养时。

我必须再次强调，表 22.9 中推荐的大剂量叶酸最好通过医生的处方获得。但是那些需要收缩子宫肌瘤、防止乳腺癌复发或处理子宫内膜异位症以及纤维囊性乳腺病的妇女，需要保持相应的剂量，叶酸补充剂量每天低于 600 微克。

另外，推荐孕烯醇酮和脱氢表雄酮是基于大多数女人需要的剂量，你应该与医生合作，以确定你目前的血液水平，并确定能够把你的水平恢复到 30 岁时的剂量。

表 22.9 用于更年期综合征的生命营养物

营养物	每日摄入量
叶酸	20～60毫克
硼	6～18毫克
孕烯醇酮	30～60毫克
脱氢表雄酮	20～40毫克
精油配方	3600～7200毫克
维生素E	400～1200 国际单位
维生素B$_6$	150～300毫克
γ-谷维素	150～450毫克
B族维生素复合物	50～100毫克
铬	200～600微克

< 预防和治疗骨质疏松症 >

骨质疏松症是指骨骼脆弱，容易损伤。这是一种易于缓解甚至可预防的疾病。综合锻炼、服用天然激素和生命营养物可以有效地应对这类可致人残疾的疾病。总的来说，表 22.10 中的生命营养物和运动结合将有助于预防和治疗骨质疏松症，效果如医生常开具的有效药物一样。选择钙补充剂时，尽量选择柠檬酸钙或乳酸钙做的补充剂，它们更容易被吸收。至于叶酸和激素脱氢表雄酮、孕烯醇酮的剂量，与更年期症状同样的建议也适用于这里。

表 22.10 用于骨质疏松症的生命营养物

营养物	每日摄入量
叶酸	20～60毫克
硼	6～12毫克
钙	800～1600毫克
维生素D	400～800 国际单位
镁	400～800毫克
维生素K	150～300微克
硅	100～300毫克
赖氨酸	500～1000毫克
B族维生素复合物	500～1000毫克
依普黄酮	300～600毫克

＜ 前列腺保护 ＞

一个正常的男人到了 60 岁的时候，很可能会出现良性的前列腺增大症状，也称为良性前列腺肥大。在这种情况下，前列腺变得肿大从而阻碍尿流，会使排尿变得困难导致频繁上洗手间。频繁地起夜会干扰正常睡眠，这会导致你生长激素合成降低，同时会使第二天产生疲倦感。

对于良性前列腺增生的标准药物治疗开始于强烈的药物，这往往有副作用。这种治疗会使并发症频发，往往做不必要的外科手术，导致病人大小便失禁以及阳痿等。表 22.11 中的生命营养物补充方法要温和得多，而且对于支持男性生殖健康也是极有好处的。在你的症状有明显的改善之前，至少需要有一个为期三个月的营养物补充计划。

表 22.11 用于男性生殖健康的生命营养物

营养物	每日摄入量
锯棕榈（标准提取物）	250～500毫克
非洲臀果木提取物（标准化提物）	100～200毫克
谷氨酸	50～100毫克
甘氨酸	250～500毫克
丙氨酸	250～500毫克
锰	20～40毫克
精油配方	3600～7200毫克
锌	50～100毫克

通过本章和前一章中所列的表格，你有了可以武装自己对抗衰老的工具。在最后一章，我们需要总结一下，然后让我们前进战斗吧。

第 23 章

$\vee$

总结

如果你能遵循我在这本书中介绍的抗衰老的步骤并去实践的话，你将会更加长寿和健康。这是我根据多年的临床经验并结合最新的研究成果的结晶。这些抗衰老方法并不神秘，而且简单易行。使用基本的饮食更容易被认知，便于遵循实施。我所推荐的生命营养物及其他抗衰老的建议都是建立在被验证过的医学基础上的，适用于任何人，我相信你可以从中受益。

抗衰老领域的研究发展是日新月异和令人惊喜的。事实上，它的发展如此之快以至于传统医生可能还没有意识到最新的发展状况，所以可能并不了解我所阐述的所有抗衰老观点。你可以和那些有良知、博学、思想开明的医生合作，来实现你的抗衰老目标。以下是关于实施的一些想法。

＜ 与医生合作 ＞

当我谈到如何使用实验室测试来确定你的血脂水平、胰岛素水平和激素水平时，你自己可能会想：“我需要一个医生来做这些检测。”你的想法是完全正确的。只有医生能做你需要的这种测试并对检测的结果进行分析，许多化验工作也必须在医生的指导下完成。

为了从我讨论的抗衰老概念中了解更多，你不仅需要了解自己的身体是如何工作的，还需要与医生一起通过改变饮食方式，使用生命营养物和改变生活方式来验证取得的预期效果。

如果你能找到一个医生，并能参照本书中的信息去操作，那就再好不过了。但是这样的医生是很少见的，大部分的人都属于像创新医学促进会〔简称 FAIM，电话：(877) 634-3246 网址：www.faim.org〕和美国医学院〔简称 ACAM，电话：(800) 532-3688 网址：www.acam.org〕这样的组织。你可以联系这些组织，让它们向你提供其成员的名单。

如果你遇到一个从事补充医学的开明医生，在他的帮助下健康状况得到改善的话，你可以与我联系，这样我就可以把这个医生的名字放在我们的推荐名单中。

＜ 改变健康的世界 ＞

我把这本书献给我的追随者们是有原因的，我相信要改变今天的医学真正需要的是一群信徒或者支持者，如某些称自己为"Atkids"的人一样。你不要认为这是我自卖自夸，请记住我已经奉献了我的生命，让那些与我有交集之人的生活变得更加美好。我们需要的是能够改变医学界的人们，能确保健康真谛的民众运动，而不是深入人心的医学界主流宣传。

我给大家最有说服力的证明就是这本书的目标：更长久的健康生命计划所获得的成功。如果你愿意帮助我们实现社会的必要改变，希望让我们对你有所了解。你可以访问我们的网站 www.atkinscenter.com 或致电阿特金斯医疗中心（号码是 888-ATKINS-8）。我们想知道你是怎么按照抗衰老的生活方式去实施的，告诉我们你的情况、经历和意见。

＜ 最后的话 ＞

今天在抗衰老医学领域的突破来得如此频繁，因此，我在写这本书的最后时刻还在添加新的内容。我所研讨的高质量的研究是我所能找到的最新的成果，但这本书在你拿到手中之前还需要短时间来印刷，这期间无疑会有改变你的生活的新的科学成果产生。如果在这个迷人的领域有新的发展成果，我会在网站和通信《阿特金斯医生的健康革命》中向你们加以介绍。

通信由于互联网的兴起而发生了根本性的变革，所以我不仅仅是作为一个作者，写书并希望人们能够读到它，还把书中的信息记在心中。让今天的作者和读者可以有一个真正的互动关系。我期待你的意见和建议，并希望在工作人员的帮助下能够为你排忧解难。我希望你成为成功挑战衰老人群中的一员，成为他人的榜样。这样的话，让我们大家更健康、更长寿的运动将必然取得胜利。

附录

常见食物的升糖指数

　　升糖指数测量吃特定食物的时候对你血糖的影响。升糖指数高的食物比指数低的食物更容易升高你的血糖值。测量升糖指数的标准是葡萄糖，它的升糖指数数值定为100。升糖指数的概念仅适用于高糖类食物，高蛋白质或脂肪不会大幅度提高你的血糖，或者根本没有影响。升糖指数是选择抗衰老食物的一个有效工具，找到指数值较低的食物即可。需要注意的是，升糖指数没有将哪种食物能多快地升高你的血糖的诸多因素考虑进去。如果你在吃完一顿富含高蛋白的大餐后将葡萄（升糖指数45）作为饭后甜点，那么葡萄中的果糖会缓慢地进入你的身体，同样会提升你的血糖指数。

常见食品的升糖指数			
食品	指数	食品	指数
麦芽糖	110	意大利面	50
葡萄糖	100	燕麦粥	49

续表

食品	指数	食品	指数
烤马铃薯	98	葡萄	45
胡萝卜	92	柑橘	40
蜂蜜	87	苹果	39
玉米片	80	番茄	38
全麦面包	72	鹰嘴豆	36
白米饭	72	利马豆	36
白面包	69	酸奶	36
碎麦片	67	全乳	34
糙米	66	梨	34
葡萄干	64	脱脂牛奶	32
甜菜	64	肾豆	29
香蕉	62	扁豆	29
玉米	59	葡萄柚	26
青豌豆	51	李子	25
土豆片	51	樱桃	23
甘薯	51	花生	13

图书在版编目（CIP）数据

抗衰老饮食：阿特金斯医生的营养饮食计划 /（美）
罗伯特·C.阿特金斯著；仝雅青译. -- 北京：北京联
合出版公司，2021.6（2024.3 重印）
ISBN 978-7-5596-4839-6

Ⅰ.①抗… Ⅱ.①罗… ②仝… Ⅲ.①抗衰老—食物
养生 Ⅳ.①R459.3

中国版本图书馆 CIP 数据核字（2020）第 256065 号

北京市版权局著作权合同登记 图字：01-2016-6105

抗衰老饮食：阿特金斯医生的营养饮食计划

作　　者：[美] 罗伯特·C.阿特金斯
译　　者：仝雅青
出 品 人：赵红仕
出版监制：刘　凯　马春华
选题策划：联合低音
责任编辑：闻　静
封面设计：尚書堂·叫獸
内文排版：聯合書莊

关注联合低音

北京联合出版公司出版
（北京市西城区德外大街 83 号楼 9 层　100088）
北京联合天畅文化传播公司发行
北京美图印务有限公司印刷　新华书店经销
字数 200 千字　889 毫米 × 1194 毫米　1/16　18.5 印张
2021 年 6 月第 1 版　2024 年 3 月第 6 次印刷
ISBN 978-7-5596-4839-6
定价：62.00 元